Culture persane et médecine ayurvédique en Asie du Sud

Islamic Philosophy, Theology and Science

TEXTS AND STUDIES

Edited by

Hans Daiber
Anna Akasoy
Emilie Savage-Smith

VOLUME 102

The titles published in this series are listed at *brill.com/ipts*

Culture persane et médecine ayurvédique en Asie du Sud

par

Fabrizio Speziale

BRILL

LEIDEN | BOSTON

Illustration de couverture : Le *pātanayantra* (en bas à droite, *patāljantra* en caractères persans) et d'autres appareils alchimiques indiens (§ 1.8, p. 70). *Haft aḥbāb*, ms. Londres, Wellcome Trust Library, pers. 611, f. 51a.

Library of Congress Cataloging-in-Publication Data

Names: Speziale, Fabrizio, 1968- author.
Title: Culture persane et medecine ayurvedique en Asie du Sud / par Fabrizio Speziale.
Description: Leiden ; Boston : Brill, [2018] | Series: Islamic philosophy, theology and science ; volume 102 | Includes bibliographical references and index.
Identifiers: LCCN 2017058380 (print) | LCCN 2017060332 (ebook) | ISBN 9789004352766 (E-book) | ISBN 9789004352759 (hardback : alk. paper)
Subjects: LCSH: Transcultural medical care–South Asia. | Iranian–Medicine–South Asia. | Medicine, Ayurvedic–History–South Asia.
Classification: LCC RA418.5.T73 (ebook) | LCC RA418.5.T73 S66 2018 (print) | DDC 362.10954–dc23
LC record available at https://lccn.loc.gov/2017058380

Typeface for the Latin, Greek, and Cyrillic scripts: "Brill". See and download: brill.com/brill-typeface.

ISSN 0169-8729
ISBN 978-90-04-35275-9 (hardback)
ISBN 978-90-04-35276-6 (e-book)

Table des matières

Avant-propos et remerciements

La finalisation de cet ouvrage n'a été possible qu'après plusieurs années de recherche et de missions dans différents pays, qui m'ont permis de repérer et d'étudier les sources en persan sur la culture ayurvédique. Bien que les programmes de numérisation de sources soient en train de révolutionner le travail des chercheurs dans de nombreuses disciplines, l'accès aux manuscrits persans conservés dans les différentes bibliothèques et collections d'Asie du Sud s'inscrit toujours dans la longue durée. En outre, les éditions de sources médicales et scientifiques indo-persanes, notamment des ouvrages persans sur l'Āyurveda, sont très rares, à la différence des éditions de textes ayurvédiques en sanskrit. Des copies manuscrites de ces ouvrages persans sont conservées dans d'autres pays, notamment dans les bibliothèques iraniennes et dans plusieurs collections occidentales. L'analyse de ce corpus de textes n'a été possible que grâce à des bourses d'études et à la contribution de différentes institutions que je tiens à remercier pour leur soutien.

J'ai pu étudier et obtenir des reproductions de plusieurs ouvrages lorsque j'ai été pensionnaire de l'*Indian Council for Cultural Relations*, de New Delhi, entre 1999 et 2000, et pendant d'autres missions de recherche en Inde au cours des années suivantes. Ce qui apparaît au début comme des textes isolés prend rapidement la dimension d'un corpus articulé qui éclaire sous un jour inattendu la culture médicale persane. Les séjours de recherche réalisés en Iran, entre les années 2005 et 2008, grâce à l'Institut Français de Recherche en Iran (IFRI) de Téhéran, m'ont permis d'explorer les riches collections de manuscrits médicaux des bibliothèques iraniennes. Le soutien de l'IFRI m'a également permis d'élaborer et de lancer le projet intitulé *Perso-Indica. An Analytical Survey of Persian Works on Indian Learned Traditions*, notamment pour ce qui est du financement des premières étapes du développement de la base de données et du répertoire en ligne. En 2010, j'ai été recruté sur une chaire du CNRS en études iraniennes, à l'université Sorbonne nouvelle – Paris 3. Les crédits de la chaire m'ont permis de développer le projet *Perso-Indica* et d'acquérir les copies numériques de plusieurs manuscrits médicaux examinés dans cet ouvrage. Le soutien du Programme franco-allemand en sciences humaines et sociales, financé par l'Agence nationale de la recherche et la Deutsche Forschungsgemeinschaft (ANR-DFG « Pers-Ind », 2014–2017), a permis un grand avancement du projet *Perso-Indica*.

Je remercie vivement Carl W. Ernst, Eva Orthmann, Svevo D'Onofrio et tous les autres collègues qui collaborent au projet *Perso-Indica* pour les nombreux échanges que nous avons eus au sujet de la traduction et de la réception des sources indiennes dans la culture persane. Ces échanges m'ont permis d'approfondir et de comparer des aspects importants du contexte historique, intellectuel et multidisciplinaire dans lequel s'insèrent la production et la circulation des textes étudiés dans cet ouvrage. La série de colloques et de journées d'études qui ont eu lieu dans le cadre de ce projet, dans les universités de Paris, de Bonn et de New Delhi, a permis d'explorer, sous différentes perspectives, les pratiques associées à l'interaction entre les cultures persane et hindoue en Asie du Sud[1].

Je souhaite remercier Francis Zimmermann, Dominik et Dagmar Wujastyk pour leurs commentaires et pour leurs suggestions concernant la culture ayurvédique et certains aspects de la représentation de cette culture qui émergent de l'analyse des sources persanes. Je remercie Marc Gaborieau pour ses précieuses remarques sur cet ouvrage. Je suis reconnaissant à Asad Q. Ahmed pour les discussions fécondes au sujet de l'histoire de la culture scientifique dans le monde musulman à l'époque postabbasside. Je souhaite en outre remercier plusieurs collègues et chercheurs pour leur aide précieuse dans l'acquisition des copies de certaines sources manuscrites, en particulier Owen Cornwall, Farid Ghassemlou et Živa Vesel. Je remercie Ḥakīm Ẓill al-Raḥmān, directeur de la *Ibn Sina Academy of Medieval Medicine and Sciences* d'Aligarh, pour m'avoir permis de consulter les manuscrits de l'Académie. Je souhaite aussi remercier Pegah Shahbaz et Muhammad Sadr, pour leur aide à la lecture de certains passages difficilement déchiffrables sur quelques manuscrits persans. Je remercie Nicolas Filicic et Clément Therme d'avoir relu le manuscrit français de cet ouvrage. Je souhaite enfin remercier la Wellcome Library de Londres, la Free Library de Philadelphie et la Biblioteca Nazionale Marciana de Venise pour les illustrations.

Cet ouvrage est une version révisée de la monographie de recherche présentée à l'École pratique des hautes études (EPHE), à Paris, en septembre 2014, en vue de l'obtention de l'habilitation à diriger des recherches. Les contenus du chapitre 1.10 font l'objet de deux articles parus en anglais (Speziale 2014a, 2014b). Au cours des dernières années, j'ai présenté certaines des thématiques

1 *The First Perso-Indica Conference. Translating and Writing Indic Learning in Persian*, Sorbonne Nouvelle, Paris, 30–31 mai 2012; *The Second Perso-Indica Conference. The Persianisation of Indian Learning: Texts, Approaches and Forms of Expression*, Friedrich-Wilhelm University, Bonn, 7–8 février 2014; *The Third Perso-Indica Conference. The Sultanate Period and the Early Mughal Empire*, University of Delhi, New Delhi, 3–4 septembre 2015; *The Fourth Perso-Indica Conference. Translation and the Languages of Islam: Indo-Persian* tarjuma *in a Comparative Perspective*, Centre d'Études de l'Inde et de l'Asie du Sud, EHESS, Paris, 8–9 décembre 2016. Voir aussi: www.perso-indica.net.

évoquées dans cet ouvrage à l'occasion de colloques et de conférences dans des universités et des institutions de recherche à Leyde, Bochum, Marburg, Cambridge, Bonn, Montréal, Lausanne, New Delhi, Berkeley et Davis. Je souhaite remercier les collègues présents pour leurs questions et leurs commentaires qui m'ont permis d'enrichir la réflexion sur certains des aspects abordés dans cette recherche, notamment à propos de l'interaction avec la culture hindoue. Enfin, au cours des deux dernières années, j'ai abordé plusieurs problématiques évoquées dans cet ouvrage à l'occasion de mon séminaire de recherche à l'université Sorbonne nouvelle, dans le cadre du master en études iraniennes, et je souhaite remercier les étudiants pour leur attention et leurs questions.

Liste des figures

Liste des tableaux

Introduction

1 Thématiques abordées et structure de l'ouvrage

Cet ouvrage traite des formes d'interaction entre la culture persane d'Asie du Sud et le monde scientifique indien, en particulier dans les domaines du savoir et des pratiques médicales. Il s'agit d'offrir une nouvelle vision de l'histoire des traductions et des études scientifiques dans la culture musulmane – notamment en ce qui concerne l'apport des savoirs non musulmans –, une vision permettant de sortir des axiomes centrés sur la culture gréco-arabe qui ont largement dominé les études sur ce sujet. À cet effet, cet ouvrage étudie l'histoire de la transmission du savoir ayurvédique en Asie du Sud, à partir du XIVe siècle, en se basant principalement sur les ouvrages rédigés sur ce sujet dans les langues de la culture musulmane. L'analyse des raisons et des modalités de la production des traités en persan sur la médecine ayurvédique constitue le cœur de ce travail. En même temps, cette recherche porte sur les contacts entre les cultures médicales indienne et persane qui n'ont pas seulement eu lieu au travers des sources textuelles, mais également sous d'autres formes telles que les rapports pédagogiques entre maîtres et disciples hindous et musulmans.

La production d'ouvrages en langue persane sur les traditions et les sciences des hindous compte parmi les grands mouvements de transfert de savoir qui ont eu lieu entre les différentes cultures asiatiques. Ce courant d'études voit le jour en Asie du Sud après l'instauration du sultanat de Delhi (début du XIIIe siècle) et perdure jusqu'au XIXe siècle. Pendant cette période, de nombreux ouvrages, qui abordent différents aspects des traditions savantes et des savoirs pratiques des hindous, ou décrivent l'environnement naturel de l'Asie du Sud, sont composés en persan. Ces textes sont pour partie des traductions ou des adaptations d'ouvrages antérieurs composés en sanskrit ou dans d'autres langues indiennes, mais nombre d'entre eux sont également des traités originaux écrits directement en persan. En ce qui concerne le domaine médical, il s'agit du processus de traduction le plus important, d'une tradition non musulmane vers la culture musulmane, depuis l'assimilation du savoir grec en langue arabe.

L'examen des contextes et des groupes culturels, sociaux et politiques dans lesquels, et pour lesquels, ces études ont été produites, permet de préciser plusieurs aspects de la fonction de ces traités ainsi que les facteurs sous-jacents à la formation de ce corpus d'ouvrages en persan. La domination musulmane en Asie du Sud s'établit en partie à travers une grande entreprise

 | DOI: 10.1163/9789004352766_002

de connaissance, qui se matérialise par la rédaction d'importantes études sur la culture intellectuelle et matérielle du monde indien. Les musulmans se forgent progressivement une connaissance et une vision de la complexité de l'Inde, de ses diverses religions, langues et castes. Les études persanes sur la culture et les sciences indiennes constituent l'un des aspects du processus de transformation politique, économique, culturel et social de l'Asie du Sud qui se déroule sous la domination musulmane. Au cours de la première modernité (XVIe–XVIIIe siècle), le contrôle du sous-continent permet aux Moghols de devenir les plus riches souverains du monde musulman, et la connaissance de l'Inde devient l'un des éléments de langage de la célébration du pouvoir moghol, ainsi qu'un instrument culturel de la stratégie politique indianisante de certains membres de la dynastie. L'un des ouvrages les plus emblématiques de ce phénomène est l'*Āʾīn-i Akbarī* (Institution d'Akbar) d'Abū al-Fażl ʿAllāmī (m. 1011/1602), une longue description, en persan, de l'empire moghol sous Akbar (r. 1556–1605), incluant une section sur les religions, la philosophie, la cosmogonie, les sciences et les rituels des hindous.

Certaines problématiques de base envisagées par cette recherche sont en lien avec la reconstruction comparative de l'histoire des savoirs et des pratiques scientifiques dans la culture musulmane. Les historiens de la médecine dans le monde musulman ont souvent présenté l'époque postmédiévale comme une période de déclin rapide, caractérisée par des productions de second plan qui ne sont que des copies stériles de classiques arabes écrits avant le XIIIe siècle, c'est-à-dire les textes qui ont eu une grande résonance jusque dans le monde latin, comme les ouvrages d'al-Rāzī (Rhazès, m. 313/925) et d'Ibn Sīnā (Avicenne, m. 428/1037). Il s'agit d'une reconstruction centrée autour de grandes figures et d'idoles de la tradition, qui crée les mythes de « l'âge d'or » et du « déclin » du savoir, catégories abstraites et réductrices qui conduisent à restreindre une grande partie de l'histoire des traductions scientifiques en Islam à celle de ses rapports avec la culture occidentale[1].

Une des questions soulevées par cet ouvrage est de savoir si les modèles et la chronologie utilisés par les historiens de la médecine et des sciences arabes rendent compte du contexte indo-persan ou bien s'il est nécessaire de repenser certains de ces postulats afin de mettre en lumière la scène multiculturelle de la production scientifique persane en Asie du Sud. Les sources analysées dans les chapitres suivants indiquent que les approches centrées sur la culture arabe n'offrent pas un cadre satisfaisant pour comprendre les spécificités du milieu indo-persan, à commencer par la thèse selon laquelle la culture médicale post-

1 Sur ces questions et sur la construction de la théorie du déclin, voir Speziale 2010a, p. 7–11.

abbasside se borne à une exégèse des œuvres classiques arabes, et en particulier des ouvrages considérés comme «classiques» car traduits en latin, ou l'idée que la nouveauté majeure ayant circulé sur la scène médicale musulmane d'époque postabbasside consiste en quelques traductions arabes et persanes des traités de Paracelse (m. 1541) et d'Oswald Croll (m. 1609). Dans cet ouvrage, l'on adoptera un paradigme interprétatif qui s'écarte des schèmes centrés sur la production en arabe de l'époque médiévale, où le rôle de la traduction scientifique est analysé essentiellement par rapport aux contacts avec le savoir grec qui a précédé, et avec le monde latin qui a suivi[2].

Sur plan comparatif, il est nécessaire de préciser que, lorsque les savants européens sont en train de traduire et d'étudier les sciences grecques et les textes arabes, les auteurs musulmans d'Asie du Sud, en plus d'étudier les sciences gréco-arabes, ont déjà commencé à traduire le savoir indien et s'efforcent de l'intégrer dans la culture scientifique persane. Quelques années avant la mort de Jean de Tournemire (m. avant 1396), auteur d'un commentaire du livre (IXe) sur la pathologie du *Liber ad Almansorem* (*Kitāb al-Manṣūrī fī al-ṭibb*) d'al-Rāzī, Šihāb al-Dīn Nāgawrī propose de modifier la vision de la pathologie humorale gréco-arabe pour y intégrer le facteur étiologique le plus important de la pensée ayurvédique[3]. En 1473, alors que la traduction latine du *Qānūn fī al-ṭibb* d'Ibn Sīnā est imprimée à Milan et à Strasbourg[4], l'*Aṣṭāṅgahṛdayasaṃhitā* de Vāgbhaṭa est traduit du sanskrit en persan pour le sultan Maḥmud Begrā du Gujarat. Pendant qu'Andrea Alpago (m. 1521) se trouve à Damas et travaille, entre autres, à la révision de la traduction latine de l'ouvrage d'Ibn Sīnā, dans l'Inde du nord est composé le *Maʿdan al-šifāʾ-i Sikandar-šāhī*, l'un des traités persans sur l'Āyurveda les plus influents, tandis que peu après, en 1520, apparaît déjà le troisième *faras-nāma* persan abordant la médecine vétérinaire ayurvédique[5]. D'ailleurs, le nombre de traités en arabe et en persan sur la science européenne parus avant le milieu du XIXe siècle est insignifiant par rapport à la masse des ouvrages persans sur les savoirs indiens produits à la même période.

2 Sur les limites conceptuelles et historiques imposées dans l'histoire des sciences par la perspective gréco-centrée, ou hellénophile, voir notamment l'article de Pingree 1992.

3 Sur Jean de Tournemire, maître régent de la faculté de médecine de Montpellier et médecin à la cour papale d'Avignon, voir Wickersheimer 1979, p. 494–495.

4 Voir Klebs 1938, p. 68.

5 Andrea Alpago passe trente années à Damas, entre 1487 et 1517, en tant que médecin au consulat de Venise, et il étudie avec le médecin damascène Ibn al-Makkī (m. 1531), voir Levi Della Vida 1960.

Centrer le débat sur le rapport et la comparaison avec la culture scientifique occidentale contribue à consolider des thématiques créant une dichotomie entre l'attitude «statique» de la culture musulmane (et en général asiatique), et la tendance «évolutive» de la science occidentale, une dichotomie qui rétrécit la perspective et contribue à déformer la vision de la fonction d'autres formes de changement. On peut citer comme exemples, les domaines de l'anatomie et de la pathologie, qui sont souvent considérés comme des emblèmes du conservatisme et de la paralysie intellectuelle de la culture médicale orientale, discours qui, à l'époque coloniale, joue un rôle central dans les logiques de modernisation des cultures ayurvédique et *yūnānī*[6]. Une réponse fréquente à ce type de discours, donnée par certains intellectuels et chercheurs musulmans, depuis Jamāl al-Dīn al-Afġānī (m. 1314/1897), a été de revendiquer l'origine musulmane de plusieurs découvertes de la science moderne occidentale : cet effort de légitimation scientifique renforce en fait la subordination au paradigme de la culture occidentale et à ses critères d'évolution. Tandis que d'autres disciplines des sciences humaines ont abandonné depuis longtemps des logiques comparatives de ce type, les études sur l'histoire des sciences dans le monde musulman ont eu plus de difficultés à s'affranchir de ces modalités d'analyse.

Par conséquent, se demander si la science moderne aurait pu être produite en Chine ou dans le monde musulman serait une question peu pertinente, voire un obstacle, pour comprendre les transformations de la culture scientifique persane dans l'espace indien[7]. Cette question présuppose et prend en compte une seule forme d'évolution de la pensée scientifique, celle de la culture moderne occidentale, et efface, ou minimise, les autres formes et modalités de changement qui ont eu lieu au cours de la même période. En fait, plus on continue à se focaliser sur ce type de questions et plus on contribue à retarder la recherche dans de nouveaux domaines. Pour des raisons analogues, il convient de mener une réflexion critique sur les motifs des logiques actuelles qui promeuvent de plus en plus l'assimilation des cultures ayurvédique et

6 *Yūnānī ṭibb*, «médecine grecque», est la dénomination adoptée à l'époque coloniale, en Inde, pour désigner la médecine avicennienne pratiquée par les médecins musulmans, Speziale 2005.

7 Dans l'histoire des sciences du monde arabo-musulman, un long débat sur la 'question de Needham' a été suscité par l'ouvrage de Toby Huff, voir Huff 1993. Plusieurs chercheurs ont répondu à cet ouvrage, à commencer par George Saliba qui souligne les limites de l'équation «science moderne = culture occidentale», voir Saliba 1999, 2002, 2007.

yūnānī à des nouvelles catégories issues de la culture occidentale, telles que 'médecine holistique', 'médecine psychosomatique' ou 'système médical'[8].

La question centrale pour l'histoire des traditions scientifiques de l'Asie du Sud est de montrer comment les notions et les pratiques d'un *śāstra* (science) de la tradition hindoue, l'Āyurveda, peuvent être transposées dans les termes et les concepts d'un *'ilm* (science) de la culture musulmane, le *ṭibb* (médecine). Dans quelle mesure cela doit-il faire évoluer le regard que nous portons sur ces deux cultures scientifiques considérées parfois comme des traditions peu susceptibles d'évoluer par le contact avec des savoirs allogènes – avant l'hybridation modernisatrice de l'époque coloniale ? L'aspect le plus intéressant de la comparaison n'est pas de comprendre comment l'histoire d'un savoir scientifique oriental s'intègre dans des critères évolutifs globaux, issus de la culture occidentale, mais, au contraire, de considérer les nouveaux regards sur ces critères qui émergent de l'analyse élaborée à partir d'histoires et de stratégies scientifiques diverses.

L'approche adoptée dans cette recherche relativise la pertinence d'une lecture classiciste et non évolutive de la production scientifique, c'est-à-dire d'une vision où les textes sont considérés uniquement comme des moyens de reproduire et de transmettre les sciences et les pratiques des anciens. Elle privilégie une lecture plus historicisée et horizontale du savoir qui voit les textes comme des moyens d'adapter et d'intégrer des connaissances dans des contextes historiques et sociaux spécifiques, notamment dans le domaine d'une science appliquée à la société comme l'est la médecine. Sur le plan de la géographie intellectuelle et sociale du monde musulman, elle déplace le point d'observation du centre à l'une des périphéries, opération qui contribue à former une image moins fragmentaire de la façon dont la culture scientifique musulmane a évolué, après le XIIIe siècle, et s'inscrit en lien avec d'autres cultures scientifiques asiatiques. Sortir du discours centré uniquement sur la production en arabe contribue donc à réintégrer de façon plus cohérente l'histoire tardive des ouvrages scientifiques des auteurs musulmans à l'intérieur de l'histoire globale du savoir et des études scientifiques.

La reconstruction occidentale de l'histoire des cultures asiatiques est en rapport étroit, sous des formes et dans des contextes divers, avec l'écriture de l'histoire même de l'Occident et de son rôle dans la civilisation humaine. Ainsi, les schèmes interprétatifs élaborés par les anglais à l'époque coloniale divisent l'histoire de l'Inde en trois périodes, celle de la grande civilisation

8 La définition de *medical system* en particulier est largement employée aujourd'hui dans les institutions *yūnānī* en Inde.

indienne, dont le développement fut arrêté par l'arrivée au pouvoir des musulmans ouvrant une période de soi-disant décadence, suivie par la phase de modernisation et de progrès déterminés par la colonisation britannique[9]. Ce type de discours réduit le rôle de la culture musulmane à celui d'un élément destructeur servant à justifier la modernisation occidentale mais, en même temps, il instaure une relation antithétique entre les cultures hindoue et musulmane qui efface la fonction pluriséculaire jouée par la langue persane comme moyen d'expression des sciences indiennes. Comme l'écrit Thomas Wise, dans son *Commentary on the Hindu System of Medicine*, imprimé pour la première fois à Calcutta, en 1845 :

> Another cause which produced the neglect of the Hindu Medical Science on the part of the Muhammadan conquerors of Hindustán, is that they were so prepossessed in favor [sic.] of their own system of medicine, as to have little respect for that of a vanquished people[10].

Si, d'un côté, les historiens des sciences du monde musulman ont prêté très peu d'attention à ce mouvement d'études, de l'autre côté, la production des traités persans sur la médecine ayurvédique et le phénomène de persanisation de segments du savoir ayurvédique, restent des thématiques très peu connues par les chercheurs qui travaillent sur l'histoire des sciences dans le monde indien non musulman. L'analyse de ce courant d'études implique deux questions parallèles pour l'historiographie des traditions scientifiques asiatiques : quelle est la place de ces textes dans les cultures scientifiques musulmane et persane ? Et, par ailleurs, quel est le rôle de ces traités persans dans l'histoire des études médicales ayurvédiques ? Dans quelle mesure l'interaction avec la culture scientifique persane suscite-t-elle la naissance de nouvelles formes de connaissance et d'hybridation de la médecine ayurvédique ?

L'ambition d'étudier l'histoire de la médecine ayurvédique et des savants indiens, en se basant presque entièrement sur les sources persanes et ourdoues, pourrait sembler délicate sinon téméraire. Cependant, dans cet ouvrage, on essaiera de démontrer que ce travail est non seulement possible mais aussi indispensable, compte tenu de la quantité et de la diversité des sources sur le sujet. En réalité, l'intérêt de cette opération est assez analogue à l'intérêt

9 Voir Arnold 2000, p. 3–4.

10 Wise 1860, p. iv. Une version plus récente de cette vision se retrouve dans l'ouvrage de Guy Mazars qui écrit : « Il faut dire qu'un coup très grave avait été porté par les invasions musulmanes à l'appétit de découverte et à l'élan ancien de la recherche scientifique en Inde », Mazars 1995, p. 16.

d'une étude de la culture médicale musulmane qui procèderait au décentrement d'une vision basée principalement sur les sources arabes. L'examen des catalogues publiés de manuscrits, et des sources imprimées, indique que, dans l'ensemble, les écrits en persan et en ourdou sur la culture médicale ayurvédique, constituent un corpus qui dépasse probablement la centaine d'ouvrages, si l'on compte aussi les traités sur la médecine vétérinaire, les chapitres médicaux dans les texte sur la sexologie, les sources biographiques, ainsi que les descriptions présentes dans les textes hétérogènes. D'ailleurs, la médecine n'est pas le seul domaine de l'histoire de la culture hindoue dans lequel il faudrait davantage prendre en compte le rôle joué par la production en persan[11]. On montrera en particulier que les textes persans ne constituent pas simplement un moyen de « traduction » du savoir médical indien, ils deviennent un nouveau moyen d'« expression » de la culture ayurvédique, et notamment de celle qui a été assimilée par les savants musulmans. La fonction distincte jouée à cette époque par les langues impliquées dans la traduction constitue évidemment l'un des premiers facteurs à prendre en compte dans ce contexte. Le sanskrit reste une langue élitiste, réservée aux savants et aux sciences hindoues et difficilement accessible aux musulmans. Le persan est, en revanche, une langue capable de véhiculer différentes connaissances scientifiques, y compris celles de la science moderne occidentale, et dont l'apprentissage par les élites indiennes, à partir de l'époque moghole, est également encouragé pour des raisons politiques et administratives.

Le développement des savoirs et des pratiques scientifiques dans la culture musulmane entretient des liens significatifs et complexes avec la traduction. La traduction et les contacts avec les sciences non musulmanes constituent un facteur déterminant de la formation des études scientifiques en islam à l'époque abbasside, et un prisme privilégié à travers lequel il est possible d'étudier leur évolution dans la culture de langue persane en Asie du Sud. Dès lors, il est nécessaire de considérer de façon plus précise comment l'activité de traduction se manifeste et s'articule dans l'espace des échanges entre les médecins musulmans et hindous. Pour reconstruire les différentes formes d'interaction qui ont eu lieu entre la médecine indienne et la tradition persane, le concept de traduction ne doit pas être perçu dans son acception restreinte, c'est-à-dire comme la traduction de textes rédigés dans des langues différentes[12]. Le courant d'études analysé dans cet ouvrage est également un pro-

11 Par exemple, à l'époque des États princiers, les sources historiques et les chroniques en persan constituent des sources incontournables pour étudier l'écriture de l'histoire de plusieurs dynasties hindoues.

12 Voir à ce sujet Flood 2009, p. 8–9.

cessus de traduction entre différentes cultures et pratiques scientifiques, qui sont transmises par des groupes de savants, souvent oralement, dans le cadre d'une relation entre enseignant et disciple.

Les matériaux présentés dans cette recherche concernent un phénomène de production matérielle et intellectuelle qui, en principe, lie de façon directe (a) des sources indiennes à (b) leur traduction en persan. Cependant, on essayera souvent d'éviter de conceptualiser (a) et (b) comme des éléments liés par un rapport de conséquence directe non influencé par d'autres facteurs. On s'efforcera plutôt de montrer que (a) et (b) sont seulement les points initiaux et finaux d'un processus composite, où d'autres éléments sont aussi à prendre en compte pour déchiffrer la façon dont le savoir véhiculé par (a) est transformé et transféré dans (b). Pour répondre à ces questions, on adoptera certains critères d'analyse utilisés dans les études sur la traduction et sur l'histoire de cette pratique[13] ; en particulier, le concept selon lequel la traduction implique également un processus actif de construction du savoir qui est traduit. L'analyse de certaines thématiques abordées dans les sources médicales indo-persanes doit en particulier prendre en compte d'importants éléments extratextuels du discours, c'est-à-dire des perspectives, des notions et des interprétations qui, pour différentes raisons, ne sont pas toujours explicitées clairement par les textes ou par la traduction, mais font partie à la fois de l'univers scientifique partagé par les auteurs et les lecteurs de ces ouvrages, et du message adressé par les premiers aux seconds.

La traduction du savoir indien sera analysée comme une pratique associée à l'incorporation, à l'appropriation et à la transformation du savoir qui est traduit. Le but prioritaire de cette activité est l'adaptation de la culture persane «réceptrice» au contexte naturel et social de la culture indienne «source». Dans le milieu médical, la traduction des sources locales est d'abord une opération fonctionnelle d'assimilation et d'appropriation de la riche pharmacopée ayurvédique. L'indianisation des connaissances médicales des musulmans ne doit pas être considérée simplement comme la conséquence finale de ces études. Au début, elle représente la forme de changement et de renouvellement du savoir qui est activement recherchée par les savants musulmans. Il faut souligner que la traduction n'est pas uniquement un moyen pour comprendre l'autre. Elle est également un moyen pour se faire comprendre dans le milieu multilinguistique de la société indienne, comme dans le cas des interactions professionnelles avec les pharmaciens et les herboristes des bazars.

---

13 Voir en particulier Bassnett 1980 ; Schulte – Biguenet 1992 ; Nair 2002.

La traduction implique la transformation des objets et des pratiques culturels et scientifiques qui entrent en contact. La transformation se réalise soit au niveau de l'acte de la traduction, soit au niveau de la diffusion, de l'interprétation et de l'utilisation des connaissances et des pratiques qui sont transférées. La rencontre avec la culture indienne change les centres d'intérêt habituels des médecins musulmans et cela se traduit par un renouvellement important des connaissances qui circulent dans la littérature médicale persane ; en particulier dans le domaine de la pharmacologie, où une importante dynamique de recherche et d'écriture sur la *materia medica* indienne voit le jour. La découverte par les musulmans du savoir médical indien est une activité qui s'associe étroitement aux nécessités de renouvellement de la tradition médicale avicennienne qui, en Asie du Sud, se trouve confrontée aux limites des connaissances thérapeutiques transmises par les traités de la tradition arabe. La traduction permet à la culture avicennienne d'évoluer et de se consolider dans un nouvel espace géographique et, de manière concomitante, contribue à en transformer certains aspects par rapport à l'héritage de la culture médicale des mondes arabe et iranien.

En ce qui concerne la transformation du savoir ayurvédique, le mouvement d'études évoqué dans cet ouvrage ressemble davantage à la formation d'une variante de l'Āyurveda adaptée à la culture et aux lecteurs persans, qu'à une transposition fidèle des formes d'expressions de la pensée indienne. Les traités persans appliquent de nouvelles catégories linguistiques et cognitives à l'analyse des matériaux abordés par la traduction. L'interprétation basée sur les critères de la culture réceptrice s'ajoute ainsi, et parfois remplace, les critères de la culture traduite. Le but principal des médecins musulmans qui écrivent sur ce sujet en persan n'est pas vraiment d'étudier ou de s'approprier un *śāstra* de la tradition indienne, mais plutôt de traduire et de transformer le *śāstra* dans les catégories d'un *ʿilm* (science) et d'un *fann* (art) de la tradition musulmane. La traduction des contenus n'implique pas toujours l'intégration des formes d'expression et d'organisation du savoir qui, à l'origine, véhiculent ces contenus. En revanche, plusieurs des nouveaux traités persans sur l'Āyurveda essaient de se conformer à des styles et à des principes d'exposition du savoir typiques de la littérature scientifique persane de leur époque. Dans ce contexte, l'appropriation, l'adaptation et la transformation doivent être considérées comme des dynamiques opérant de façon réciproque et non pas comme des phénomènes univoques. La traduction en persan permet la création d'une nouvelle modalité d'affirmation et de diffusion de la culture médicale indienne. L'indianisation de la tradition avicennienne est ainsi accompagnée par un processus symétrique de persanisation de la culture ayurvédique qui permet à cette dernière de s'affirmer en dehors de l'univers hindou. En parallèle, l'apprentissage du persan permet à des nombreux savants et médecins hindous de s'approprier des connaissances scientifiques de la culture persane et musulmane.

Il faut pourtant apporter une précision au sujet des interactions entre les deux écoles médicales. En ce qui concerne le développement de la culture ayurvédique, on constate que certains éléments sont absents des ouvrages anciens et apparaissent seulement dans les textes sanskrits plus tardifs, composés le plus souvent après l'arrivée des musulmans en Asie du Sud, notamment l'analyse du pouls et l'iatrochimie. La présente recherche n'aborde pas la question de la rédaction des textes ayurvédiques en sanskrit. Néanmoins, précisons que l'hypothèse selon laquelle ces deux thématiques, le diagnostic du pouls et l'iatrochimie, se développent dans les textes sanskrits sous l'influence de la médecine musulmane, ne semble pas cohérente du point de vue des sources persanes sur le sujet. Les deux écoles conceptualisent ces thématiques de façon différente et, même sur le plan lexical, on ne retrouve pas de traces attestant d'un tel transfert d'idées et de pratiques. Lorsque les savants musulmans traduisent en persan les matériaux indiens sur ces deux sujets, ils les regardent toujours comme un savoir étranger et non comme des connaissances ayant une origine commune avec les leurs.

Plusieurs parties de cet ouvrage analysent l'image de la culture ayurvédique renvoyée par des sources rédigées dans les langues de la tradition musulmane, ce qui rend nécessaire de préciser quelques aspects de base des différents types de sources concernées. Les traités analysés dans cette recherche ont été composés principalement en deux langues, le persan et l'ourdou. Sur le plan thématique, on peut distinguer deux types d'ouvrages principaux. La partie la plus importante est constituée par les textes médicaux et scientifiques qui permettent en premier lieu de reconstruire les objets, les formes et les phases de ces études. Une deuxième catégorie de textes regroupe des ouvrages à caractère historique et biographique (*taḏkirat*) qui permettent de reconstituer plus en détail les interactions des médecins hindous avec la culture musulmane d'Asie du Sud et les contacts scientifiques entre les savants des deux groupes (§ 2.2, 2.3). En ce qui concerne le genre des *taḏkirat* des savants, ce sont principalement les textes en ourdou de l'époque coloniale, plutôt que les textes en persan, qui offrent les matériaux les plus intéressants pour l'étude du milieu médical hindou. Concernant les sources dans d'autres langues, d'importantes données sur les institutions pédagogiques persanes, au XIXe siècle, se retrouvent dans les rapports sur l'éducation indigène de l'administration coloniale britannique (§ 2.3.4).

La première partie de cet ouvrage étudie les formes d'écriture, de traduction et d'adaptation du savoir indien ainsi que les facteurs à la base du développement de ce mouvement d'études. Elle revient sur la question de la traduction dans le monde scientifique musulman et analyse le rôle des traductions en persan par rapport à celui d'autres mouvements de traduction (§ 1.1 et 1.3). Une autre problématique abordée dans cette partie est le rapport avec le mécénat des cours et la dimension politique de ces études, un phénomène qui connaît une évolution sensible au cours du temps (§ 1.5). Le chapitre suivant aborde le rôle joué par le savoir médical pratique dans la formation de ces études (§ 1.6). Les deux chapitres suivants analysent des thématiques liées : les formes d'adaptation et de changement des connaissances médicales qui affectent les deux cultures impliquées dans le processus de traduction, puis les genres et les styles des textes persans produits et la façon dont ils restructurent l'exposition et l'enseignement du savoir ayurvédique (§ 1.7, 1.8). On verra ensuite les modalités de traduction et la question de la formation d'un lexique technique pour la médecine ayurvédique dans les ouvrages persans (§ 1.9). Le chapitre suivant approfondit la question de la traduction persane des concepts fondamentaux de la doctrine physiologique et pathologique de la médecine indienne et les ambiguïtés conceptuelles levées par la traduction basée sur les analogies lexicales. On verra également comment ces échanges mènent un savant musulman du XIVe siècle à proposer une révision de la doctrine gréco-arabe des quatre humeurs, basée sur l'intégration de la perspective indienne (§ 1.10). Le chapitre suivant revient sur les rapports avec les domaines de la religion et de la magie et sur l'utilisation des traditions prophétiques musulmanes en tant que moyen d'islamisation du savoir traduit (§ 1.11). Le dernier chapitre analyse les formes et les raisons des réactions critiques qui se manifestent parmi les savants musulmans (§ 1.12).

La deuxième partie de l'ouvrage étudie l'histoire des savants, de la pédagogie scientifique et des institutions. D'abord, elle essaie de préciser certaines caractéristiques distinctives du groupe des savants musulmans qui écrivent sur l'Āyurveda, notamment par rapport aux autres tendances de la production scientifique aux mêmes époques (§ 2.1). Par la suite, elle analyse la fonction de l'enseignement privé et la façon dont se structurent les rapports pédagogiques entre les maîtres et les élèves des deux écoles et religions (§ 2.2). Le chapitre suivant traite des formes d'interaction entre les savants hindous et la culture scientifique persane (§ 2.3). D'abord, il s'interroge sur la contribution que les sources persanes et ourdoues peuvent apporter à la connaissance de l'histoire des médecins hindous, notamment à partir du XVIIe siècle. Il envisage ensuite le rôle des savants hindous dans certaines institutions musulmanes. Il analyse l'emploi des médecins ayurvédiques dans les cours islamiques (un phénomène qui se développe aussi dans la direction opposée) et dans les hôpitaux établis par les musulmans en Asie du Sud. Enfin, il décrit la formation des hindous dans les madrasa persanes, une pratique qui reste très courante jusqu'au XIXe siècle. La dernière partie se focalise sur les caractéristiques des textes scientifiques persans composés par les savants non musulmans en Asie du Sud, et sur l'éventail des connaissances et des pratiques scientifiques qui sont véhiculées par ces écrits.

La troisième partie de l'ouvrage aborde la thématique des phases et des lieux de production des études persanes sur la médecine indienne. Projeter et situer de façon plus précise ce corpus d'ouvrages dans le temps et l'espace contribue à en définir plusieurs caractéristiques, à identifier les spécificités de certaines périodes et le rapport entre les histoires locales et l'histoire globale de ce courant d'études. Sur le plan historique et géographique il ne s'agit pas d'un courant homogène ; on ne discerne pas de concentration sur une époque, ou sur une région spécifique. Au contraire, plusieurs lieux de production émergent à différentes périodes. Au cours du XVIe siècle, le changement de certains facteurs sociaux et politiques, détermine également une phase temporaire de diminution de ces études. C'est donc à partir de plusieurs histoires locales qu'on essaiera de reconstruire une première vision d'ensemble de cette production, en Asie du Sud. Le chapitre 3.1 analyse la première phase de ces études avec les traités parus dans les sultanats de l'époque prémoghole, à partir notamment du début du XIVe siècle. Le chapitre suivant (§ 3.2) revient sur les caractéristiques des élites médicales musulmanes dans les sultanats indépendants du Deccan (XVe–XVIIe siècle). Le chapitre 3.3 analyse les changements qui se produisent dans l'espace moghol jusqu'à l'époque d'Awrangzeb (r. 1657–1707) ; le suivant (§ 3.4) explore la période des derniers Moghols et des États princiers, qui est caractérisée par la rédaction des traités persans les plus approfondis sur la *materia medica* indienne. Le dernier chapitre met en évidence les études dans une branche spécifique du savoir, la médecine vétérinaire, dont l'interaction avec le monde indien présente des analogies mais aussi des spécificités importantes par rapport au reste de la production en persan sur la culture ayurvédique (§ 3.5). La conclusion de l'ouvrage discute les facteurs qui déterminent progressivement le déclin de ce courant d'études, au cours des époques coloniale et postcoloniale (§ 4).

II L'état de la question : l'oubli et la reconstitution d'un domaine d'études

Le mouvement de traduction des sources indiennes en persan a longtemps suscité un intérêt limité par rapport à celui accordé à d'autres mouvements de transfert de savoir réalisés entre différentes civilisations, comme dans le cas des traductions du grec vers l'arabe. Pourtant, au début de l'époque coloniale, entre la deuxième moitié du XVIIIe siècle et le début du siècle suivant, les administrateurs et les érudits britanniques au Bengale ont régulièrement recours aux sources persanes sur l'Inde. Les premières recherches philologiques sur ces textes paraissent entre la deuxième moitié du XIXe siècle et le début du XXe siècle. L'une de toutes premières concerne notamment le *Maʿdan al-šifāʾ-i Sikandar-šāhī*, compilé au début du XVIe siècle[14]. Certaines de ces recherches sont parues en français, notamment les premières études sur le prince moghol Dārā Šikōh (m. 1659), réalisées par Louis Massignon (1883–1962) en collaboration avec d'autres chercheurs, parmi lesquels Clément Huart (1854–1926)[15]. Au nombre des premières études sur l'indianisation et l'hybridation des croyances et des pratiques religieuses des musulmans en Asie du Sud, il faut rappeler l'ouvrage sur les fêtes religieuses de Garcin de Tassy (1794–1878)[16].

Toutefois, ces quelques travaux n'aboutissent pas à la constitution d'une solide tradition de recherche occidentale dans ce domaine. L'historiographie coloniale britannique impose une vision faisant de l'hégémonie politique et culturelle musulmane en Asie du Sud l'une des principales raisons du « déclin » du savoir indien à l'époque prémoderne. Cette vision, rarement remise en question par les historiens, a été largement assimilée par les mouvements religieux réformistes indiens, et elle demeure encore très enracinée de nos jours tant en Asie du Sud que dans la culture occidentale. À cet égard, les prises de position du prix Nobel de littérature Vidiadhar Surajprasad Naipaul (n. 1932) sur les effets néfastes de l'hégémonie musulmane en Asie du Sud sont tout à fait emblématiques. Parallèlement, l'idée selon laquelle l'islam et l'hindouisme constituent des civilisations complètement différentes, est une vision qui traverse l'histoire de la pensée musulmane, depuis l'ouvrage sur l'Inde du savant al-Bīrūnī au XIe siècle jusqu'aux positions de Muḥammad ʿAlī Jinnāḥ au milieu du XXe siècle, qui reprend cette idée à son compte pour justifier la création du Pakistan comme entité musulmane séparée d'un sous-continent désormais renvoyé à sa seule « hindouité »[17]. Un exemple récent de la façon dont ce mouvement d'études est analysé (et minimisé – quand toutefois

14 Haas 1876.

15 Voir Huart – Massignon 1926 ; Massignon – Kassim 1926 ; Khan 1928, 1929 ; voir aussi Ḥaqq 1929 ; Habibullah 1938. Sur Clément Huart, voir Calmard 2004.

16 Garcin de Tassy 1831, voir aussi Gaborieau 2000.

17 Voir à ce sujet, Gaborieau 1985.

il est reconnu) apparaît dans un article de Sujit Mukherjee qui présente les traductions en persan comme le produit de la « curiosité » de certains Moghols[18].

Ce n'est que très progressivement que sont apparues de nouvelles études et perspectives sur ces questions. À partir des années 1950, l'Iran a vu la publication de plusieurs ouvrages interrogeant de façon plus approfondie les textes persans sur la culture hindoue. Selon N.S. Gorekar, l'attention pour l'histoire et la culture de l'Asie du Sud a été stimulée dans les cercles iraniens par les visites en Iran de certains personnages indiens, Rabindranath Tagore (m. 1941), Jawaharlal Nerhu (m. 1964) et Sarvepalli Radhakrishnan (m. 1975)[19]. Parmi les auteurs de ces travaux il faut rappeler en particulier Muḥammad Rižā Jalālī Nā'īnī, Fatḥullāh Mujtabā'ī, Dāriyūš Šāyegān, ainsi que les deux chercheurs indiens qui ont collaboré avec Jalālī Nā'īnī, Tārā Cand et Narayan Shankar Shukla. Ces travaux ont rendu accessibles d'importantes sources primaires, notamment grâce à la réalisation d'éditions critiques des traductions persanes des *Upaniṣad*, du *Mahābhārata*, de la *Bhagavadgītā* et du *Yogavāsiṣṭha*, réalisées en Inde aux XVIe–XVIIe siècles[20]. Plusieurs de ces travaux se sont focalisés sur les traductions réalisées pour Dārā Šikōh l'une des figures emblématiques de ce mouvement d'études. Ces études ont souvent privilégié le travail d'édition de sources persanes, en particulier sur la religion et les épopées hindoues, et ont rarement pris en compte des thématiques concernant la production à caractère scientifique.

La dernière décennie a été marquée par l'émergence d'une série d'analyses historiques et philologiques, à la fois plus précises et plus systématiques, des thématiques et de l'évolution de ce mouvement intellectuel. Carl W. Ernst a présenté la première vision d'ensemble de l'histoire des ouvrages en persan sur les savoirs indiens, proposant également une classification des périodes

18 Mukherjee 2002, p. 26.

19 Gorekar 1970, p. 97–98. Après la révolution iranienne, les relations politiques et culturelles entre Iran et Inde ont progressé en particulier à partir des années 1990, voir Naaz 2001. Cela a permis la mise en œuvre d'importants programmes iraniens visant à cataloguer et à microfilmer les collections indiennes de manuscrits persans et arabes. Il est aussi intéressant de noter qu'aujourd'hui le yoga est toujours permis en Iran et pratiqué par de nombreuses personnes, même dans une ville comme Machhad, tandis que dans d'autres pays musulmans, comme la Malaise et l'Indonésie, sa pratique a été interdite par des *fatwā*, Moaveni 2008 ; Paci 2013.

20 Voir en particulier : Jalālī Nā'īnī 1956, 1980 ; Jalālī Nā'īnī – Čand 1961 ; Čand – Jalālī Nā'īnī 1963 ; Jalālī Nā'īnī – Shukla 1979–1981 ; Mujtabā'ī 1976, 2008 ; Šāyegān 1977, 2003–2004.

de ce mouvement et de leurs tendances dominantes[21]. Les recherches de Carl Ernst ont également apporté des lectures innovantes au sujet des traductions des traités sur le yoga et de leur réception dans le monde musulman, ainsi que de l'interprétation « illuminationiste » (*išrāqī*) de la philosophie du Vedānta[22]. Quelques thèses de doctorat et articles parus au cours des dernières années témoignent d'un intérêt grandissant pour ces thématiques et pour les questions qu'elles soulèvent dans la déconstruction et la réécriture de l'histoire religieuse et intellectuelle de l'Asie du Sud, au cours de la première modernité. Les travaux de Heike Franke, Rajeev Kinra, Svevo D'Onofrio, Audrey Truschke, Supriya Gandhi, Najaf Haider et Muzaffar Alam, ont notamment exploré plusieurs aspects des formes de contact et de traduction, textuelles, religieuses, culturelles et sociales, entre la culture persane-musulmane et le monde hindou[23]. Il faut également rappeler le premier groupe d'articles parus dans *Perso-Indica. An Analytical Survey of Persian Works on Indian Learned Traditions*, une publication destinée dans l'avenir à apporter une contribution significative à l'étude de ce corpus de textes[24].

Dans le cadre des contacts et des traductions scientifiques, certains chercheurs indiens ont analysé des sources persanes sur la médecine indienne. Azeez Pasha a traduit des paragraphes du *Maʿdan al-šifāʾ-i Sikandar-šāhī* dans des articles parus à Hyderabad dans les années 1960 et 1970[25]. Abdul Bari a étudié la traduction persane du *Madanavinoda*, et un groupe des chercheurs de l'*Indian Institute of History of Medicine* de Hyderabad a traduit le premier chapitre d'un ouvrage rédigé pour le Niẓām de Hyderabad, et a présenté plusieurs textes en ourdou sur la médecine et les *vaidya* indiens[26]. Plus récemment, Walter Hakala a présenté une étude approfondie de la *Qaṣīda dar luġāt-i hindī* de Yūsuf ibn Muḥammad[27]. Dans des travaux précédents, j'ai étudié plusieurs aspects des dynamiques intellectuelles et matérielles à la base de l'écriture des textes persans sur les sciences des hindous, ainsi que les formes d'intégration et d'adaptation du savoir employées dans ces ouvrages[28]. Une contribution

21 Ernst 2003a.

22 Ernst 2003b, 2005, 2010.

23 Voir Franke 2005, 2011; D'Onofrio 2010; Truschke 2011, 2012; Gandhi 2011; Haider 2011; Alam 2012; Kinra 2015.

24 Voir www.perso-indica.net.

25 Pasha 1964, 1971, 1972.

26 Abdul Bari 2003; Husain – Prasad – Narayan 2003; Husain – Bhatnagar – Ali 1998, 1999; Husain – Bhatnagar 2002; voir aussi Zahoori 1964.

27 Hakala 2015.

28 Speziale 2006, 2010b, 2010c, 2014a, 2014b.

importante à l'étude des contacts dans la direction inverse, a été apportée par des spécialistes de l'histoire des sciences indiennes qui se sont intéressés à l'intégration d'éléments d'origine persane dans les textes d'astronomie en sanskrit, un sujet qui a été étudié notamment par les travaux de David Pingree et de Rajeswara Sarma[29]. En ce qui concerne la médecine, Jan Meulenbeld a récemment traduit le *Hikmatprakāśa* de Mahādevadeva, composé en 1773–1774, qui est habituellement considéré comme l'un des rares traités monographiques en sanskrit sur la médecine de la tradition persane[30]. En ce qui concerne la littérature à caractère non scientifique, quelques travaux ont exploré le patronage de textes sanskrits et l'activité de leurs auteurs dans les cours de souverains musulmans[31].

Dans le domaine des arts et de la culture matérielle, une importante contribution à l'étude des contacts entre les mondes hindou et musulman a été apportée par le volume de Finbarr B. Flood[32], dont l'analyse se concentre sur les premiers siècles de la présence musulmane dans le sous-continent indien. En outre, il faut rappeler les éditions critiques de deux textes persans de l'époque pré-moghole sur la musique indienne qui ont été réalisées par Shahab Saramdee, ainsi que le travail plus récent de Fallahzadeh et Hassanabadi sur le traité de Ras Baras (XVIIe siècle)[33]. Plusieurs travaux ont analysé l'utilisation du persan et de l'ourdou par les élites culturelles hindoues et les non musulmans de l'Asie du Sud, au cours de la première modernité et de l'époque coloniale, et notamment en ce qui concerne la production poétique[34]. Dans le domaine scientifique, quelques textes sur les mathématiques composés par des savants hindous, au cours du XIXe siècle, ont été présentés par Razaullah Ansari[35].

De nombreuses études ont parallèlement contribué à affiner la compréhension de plusieurs aspects importants du contexte politique, intellectuel, religieux et social dans lequel se développe le mouvement de traduction en persan des sources indiennes. Ce renouvellement de l'historiographie sur les sociétés persanophones de l'Asie du Sud a des implications importantes pour

29 Pingree 1978, 1996, 1997, 2000 ; Sarma 1989, 1998, 1999, 2000, 2002.

30 Meulenbeld 2012a, 2012b, 2013.

31 Voir Chaudhuri 1942 ; Patkar 1938, et le travail plus récent d'Audrey Truschke sur la cour moghole, Truschke 2012, p. 29–180. Sur le panégyrique en braj bhāṣā de Keśavadāsa, dédié au moghol Jahāngīr (r. 1605–1627), voir Cavaliere 2010.

32 Flood 2009.

33 Sarmadee 1978, 1999 ; Fallahzadeh – Hassanabadi 2012.

34 Saksena s.d. ; Uṯmānī 1984 ; ʿAbd Allāh 1992 ; Alam – Subrahmanyam 2004 ; Pellò 2008, 2012, 2014 ; Kinra 2015.

35 Ansari 2005.

les thématiques de cette recherche. Plusieurs ouvrages collectifs se sont en effet attelés à l'étude de la culture indo-persane et des relations entre islam et hindouisme, et ce suivant des optiques disciplinaires variées touchant à la fois à l'histoire sociale, à l'histoire des religions et à l'histoire des arts et des sciences[36]. D'autres études ont, par ailleurs, ouvert de nouvelles et prometteuses perspectives sur la fonction politique et l'impact culturel et social de la langue persane en Asie du Sud, et notamment les études de Muzaffar Alam et de Juan Cole[37].

La destruction des temples hindous par les souverains musulmans, qui devient l'un des aspects les plus délicats des rapports entre hindous et musulmans, a fait l'objet de recherches récentes qui offrent des lectures nouvelles de ces événements et de leur contexte politique et militaire[38]. Ces recherches présentent des éléments de réflexion importants afin d'interpréter des aspects apparemment antithétiques de la politique religieuse et culturelle de certains souverains musulmans auxquels ont été dédiés des traités sur les sciences indiennes. Enfin, plusieurs historiens et anthropologues ont étudié l'indianisation de l'islam en Asie du Sud et les interactions entre religiosité hindoue et musulmane. Les questions abordées par ces études (notamment les interactions au niveau des traditions et des groupes mystiques, l'identité croisée islamo-hindoue de certaines figures sacrées, les contaminations des croyances et des pratiques religieuses), ont fait émerger des lectures très originales de l'espace religieux et culturel et de ses frontières, en islam indien[39]. L'étude des phénomènes d'hybridation qui touchent les groupes et les pratiques religieuses des deux cultures offre d'ailleurs d'importants éléments de comparaison pour l'étude des dynamiques analogues qui se vérifient dans le domaine des interactions scientifiques.

---

36 Delvoye 1994 ; Alam – Delvoye – Gaborieau 2000 ; Gilmartin – Lawrence 2002 ; Waseem 2003 ; Hermann – Speziale 2010.

37 Alam 1998, 2003 ; Cole 2002.

38 Voir Eaton 2002 ; Thapar 2004.

39 Friedmann 1986 ; Alam 1989 ; Servan-Schreiber 1995, 1999 ; Assayag 1995 ; Dahnhardt 2002 ; Stewart 2002 ; Bouillier – Khan 2009 ; Bouillier 2010 ; Deák 2010.

CHAPITRE 1

Médecine indienne et culture musulmane : traduction et persanisation du savoir

1.1 Prélude : les traductions de l'époque abbasside, continuité ou rupture ?

Le premier chapitre de cet ouvrage étudie les continuités et les ruptures entre le mouvement de traduction en arabe de l'époque abbasside (seconde moitié du VIIIe–Xe siècle)[1] et la production intellectuelle en langue persane, en Asie du Sud. On s'interrogera notamment sur les modalités et les limites de l'influence des modèles et des textes de l'époque abbasside sur les études persanes postérieures. L'entreprise de traduction de la période abbasside marque le début des études scientifiques dans le monde musulman et elle est dominée par la réception des sources grecques. Néanmoins, à cette époque, la culture musulmane entre également en contact avec des textes et des notions scientifiques d'origine indienne, comme le système décimal et les fonctions sinus et cosinus en trigonométrie. En ce qui concerne les contacts entre le monde iranien et la culture scientifique indienne, ceux-ci remontent à la période sassanide ; et, à l'époque abbasside, des matériaux scientifiques indiens sont transmis en arabe par l'intermédiaire du moyen persan[2]. L'attention sélective portée aux matériaux scientifiques et philosophiques constitue une caractéristique centrale de l'orientation intellectuelle du mouvement de traduction et des modèles de patronage qui s'affirment à la période abbasside. La culture abbasside ne s'intéresse pas aux traditions religieuses et épiques des Grecs, mais aux savoirs scientifiques et techniques nécessaires à la construction d'un empire, et aux éléments philosophiques utiles au développement de la théologie islamique.

1 À ce sujet voir l'étude de Dimitri Gutas qui analyse notamment le rapport entre l'idéologie impériale abbasside et l'entreprise de traduction des sources grecques vers l'arabe, Gutas 2002.

2 Gutas 2002, p. 31–35, 43–54 ; voir aussi Ibn al-Nadīm 1970, vol. 2, p. 575. Sur la présence de médecins indiens à Gundishapur et à Suse, voir Dols 1987, p. 368, 378. C'est à l'époque sassanide que remonte le célèbre récit du voyage en Inde de Burzoe, un médecin de l'époque de Khosro Ier (r. 531–579), qui traduit le *Pañcatantra* en pehlevi, sur Burzoe voir Khaleghi-Motlagh 1989.

 | DOI: 10.1163/9789004352766_003

Le patronage et l'influence de la médecine indienne dans le contexte culturel abbasside sont liés au mécénat des Barmécides, et en particulier de Yaḥyā ibn Ḫālid, le vizir du calife Hārūn al-Rašīd (r. 786–809). Les Barmécides sont une famille influente originaire de Balkh (Afghanistan) qui, à l'origine, était bouddhiste et, par la suite, se convertit à l'islam[3]. Selon un récit reprenant le thème du voyage vers l'Inde à la recherche du savoir, que l'on trouve déjà dans l'épisode de Burzoe, Yaḥyā ibn Ḫālid envoie un émissaire en Inde à la recherche d'herbes médicinales[4]. L'histoire de la médecine de Rahbar Fārūqī, composée à Hyderabad pendant la 'renaissance' de la médecine *yūnānī* à l'époque coloniale, offre un témoignage de la perception de ce personnage par les savants musulmans de l'Inde. Fārūqī, dont la perspective historique est basée sur la centralité de l'interdépendance entre le savoir et le patronage royal, présente Yaḥyā ibn Ḫālid comme le premier à avoir attiré l'attention des musulmans sur l'importance de la médecine indienne[5]. On peut se demander quel a été l'impact de la chute des Barmécides, soudainement éclipsés de la scène politique abbasside au tout début du IXe siècle, sur le patronage de la médecine ayurvédique. Est-ce que cet événement, survenu peu après le début du mouvement de traduction, a contribué à réduire le rôle de l'élément indien et a ouvert la voie à l'hégémonie de l'école grecque et des traducteurs chrétiens, dans le domaine des études médicales ?

Les traductions des textes sanskrits vers l'arabe ont été réalisées grâce à la présence à Bagdad de savants indiens, dont notamment Manka et Ibn Dhan, médecins et traducteurs[6]. Dans les biographies de médecins d'Ibn abī Uṣaybiʿa (m. 668/1269–1270), Manka est présenté à travers un épisode typique de ce genre de textes, celui du médecin qui traite un souverain, en l'occurrence le calife Hārūn al-Rašīd, alors qu'il a contracté une maladie que les autres médecins n'ont pas su guérir[7]. Parmi les traductions de Manka il y a celle du *Suśrutasaṃhitā* qui est réalisée à la requête de Yaḥyā ibn Ḫālid[8]. Ibn Dhan al-Hindī, qui traduit l'*Aṣṭāṅgahṛdayasaṃhitā* de Vāgbhaṭa et le *Siddhasāra*

3 Sur les Barmécides, voir en particulier l'étude de Van Bladel 2011 ; voir aussi Abbas 1988.

4 Voir Ibn al-Nadīm 1970, vol. 2, p. 826–827 ; voir aussi Dols 1987, p. 383–384 ; Verma 1992, p. 468.

5 Fārūqī 1420/1999, p. 15–16 (1e éd. 1356/1937).

6 Ibn al-Nadīm (m. 385/995 ou 388/998) mentionne explicitement Manka et Ibn Dhan comme les deux traducteurs responsables des traductions à partir du sanskrit, Ibn al-Nadīm 1970, vol. 2, p. 589–590.

7 Ibn abī Uṣaybiʿa, 1992, vol. 2, p. 93–94.

8 Ibn al-Nadīm 1970, vol. 2, p. 710 ; Fārūqī 1420/1999, p. 17. Ibn al-Nadīm, et ensuite Ibn abī Uṣaybiʿa, rapportent que Manka est associé aussi au groupe d'Isḥāq ibn Sulaymān ibn ʿAlī al-

de Ravigupta, a vécu à Bagdad à la même époque de Manka. Il est aussi en liaison avec les Barmécides et il est nommé responsable de l'hôpital fondé par Yaḥyā ibn Ḫālid, où Manka effectue la traduction du *Suśrutasaṃhitā*[9]. Sāliḥ ibn Bahla al-Hindī est un autre médecin indien qui opère à Bagdad à cette époque. On raconte qu'il guérit un cousin de Hārūn al-Rašīd, victime d'une crise d'apoplexie. Cependant, Sāliḥ ibn Bahla n'est pas mentionné parmi les traducteurs[10].

Certaines versions arabes ne sont pas réalisées à partir de l'original sanskrit mais à partir de traductions intermédiaires en persan, ou dans une autre langue iranienne[11], comme c'est le cas de la version arabe du *Carakasaṃhitā*[12]. Manka traduit en persan le *Kitāb al-sumūm* de Cānyaka, un traité sur les poisons; la version persane est ensuite adaptée en arabe par des traducteurs musulmans[13]. Parmi les autres traductions des sources indiennes réalisées à cette époque on trouve des textes sur la pathologie et la thérapeutique des maladies, sur le diagnostic, la pharmacopée et sur le traitement des femmes[14]. Des traductions de sources sanskrites sont réalisées également dans d'autres domaines scienti-

---

Hāšimī, un noble de la cour abbasside, voir Ibn al-Nadīm 1970, vol. 2, p. 589; Ibn abī Uṣaybiʿa, 1992, vol. 2, p. 93; Van Bladel 2011, p. 82.

9 Ibn al-Nadīm 1970, vol. 2, p. 590, 710; Fārūqī 1420/1999, p. 16–17; Van Bladel 2011, p. 76. Sur l'hôpital des Barmécides à Bagdad voir en particulier l'article de Michael Dols et les observations de Francesca Romani sur l'article de Dols, Dols 1987; Romani 2002. Voir aussi l'article plus récent de Shefer-Mossensohn et Abou Hershkovitz qui reviennent sur l'hypothèse de Dols, sans cependant apporter de nouvelles preuves, Shefer-Mossensohn – Abou Hershkovitz 2013.

10 Ibn abī Uṣaybiʿa, 1992, vol. 2, p. 94–97. Selon certains il se convertit à l'islam, événement qui cependant ne semble pas être mentionné par les sources plus anciennes, Fārūqī 1420/1999, p. 18. Sāliḥ ibn Bahla fait partie des médecins mentionnés dans le *majlis* (assemblée) à la cour du calife al-Ma'mūn (r. 813–833), d'après la *Risāla al-ḏahabiyya*, un traité médical attribué à l'imam ʿAlī al-Riḍā (m. 203/818), mais probablement rédigé par Muḥammad ibn Jumhūr, voir Speziale – Giurini 2009, p. 66.

11 Van Bladel a avancé l'hypothèse selon laquelle le persan (*al-fārsī*) évoqué dans les sources serait en fait le bactrien, Van Bladel 2011, p. 78–79.

12 Ibn al-Nadīm 1970, vol. 2, p. 710. Manka est parfois considéré comme l'auteur de la traduction persane, voir Fārūqī 1420/1999, p. 17; voir aussi Verma 1992, p. 473.

13 Une traduction arabe fut réalisée par ʿAbbās ibn Saʿīd al-Jawharī, à l'époque du calife al-Ma'mūn (r. 813–833), dont on conserve plusieurs copies manuscrites, voir Ibn abī Uṣaybiʿa, 1992, vol. 2, p. 93; Fārūqī 1420/1999, p. 23; Sezgin 1970, p. 197; Verma 1992, p. 474. On peut se demander si Manka connaît l'arabe ou pas. Selon Ibn abī Uṣaybiʿa il connaît la langue indienne et le persan, mais il écrit ensuite que Manka est le responsable des traductions de l'indien vers le persan et l'arabe.

14 Sur l'ensemble de ces ouvrages médicaux voir Ibn al-Nadīm 1970, vol. 2, p. 710, voir aussi

fiques, notamment les mathématiques, l'astronomie et les sciences occultes[15]. Cependant, la grande majorité des traductions de textes médicaux et scientifiques indiens de la période abbasside n'a pas été conservée. On connaît leur existence à travers les témoignages d'autres auteurs, comme le bibliographe et libraire Ibn al-Nadīm (m. 385/995 ou 388/998) qui vivait à Bagdad au cours du dernier siècle du mouvement de traduction et a vraisemblablement vu les traductions du sanskrit qu'il mentionne dans son catalogue (*fihrist*).

À partir du milieu du IXe siècle, quelques ouvrages médicaux arabes consacrés principalement au savoir grec incluent des descriptions des connaissances indiennes. Par la suite, la composition d'ouvrages mixtes constituera l'une des caractéristiques de la production médicale persane en Asie du Sud. Le *Firdaws al-ḥikma*, composé vers 850 par ʿAlī ibn Sahl Rabban al-Ṭabarī, un chrétien syriaque converti à l'islam, est le plus ancien et le plus important de ces textes arabes. Il est considéré comme le premier traité médical original en arabe, et sa dernière partie traite de la médecine indienne. Cette section, divisée en trente-six chapitres, aborde différentes questions parmi lesquelles l'origine de la science médicale selon les indiens, les principes de la discipline et la doctrine des humeurs, l'hygiène, l'alimentation, la pathologie et les méthodes de traitement. Pour la rédaction de cette partie, al-Ṭabarī se sert des versions arabes des sources indiennes qui sont déjà disponibles à son époque, comme les traductions du *Carakasaṃhitā* et du *Suśrutasaṃhitā*. Au début du discours sur la médecine indienne, il remarque qu'il existe des points sur lesquels les médecins indiens et grecs (*al-rūm*) s'accordent, mais aussi des questions sur lesquelles leurs visions sont opposées (*muḫālafat*) ; une problématique qui redevient à la mode dans les textes persans de l'époque postabbasside[16]. Muḥammad ibn Zakariyā al-Rāzī (m. 313/925), un élève de al-Ṭabarī, mentionne plusieurs versions arabes de textes indiens dans le *Kitāb al-ḥāwī* et dans d'autres écrits[17]. Le dictionnaire des médicaments *Kitāb al-abniya ʿan ḥaqāʾiq al-adwiya*, composé en persan aux alentours de 975 par Muwaffaq ibn ʿAlī al-

p. 645 ; Fārūqī 1420/1999, p. 21–23 ; Sezgin 1970, vol. 2, p. 187–202 ; Verma 1992, p. 473–475 ; Nadwī 1993, p. 148–152, 156.

15 Ibn al-Nadīm 1970, vol. 2, p. 644–645, 726, 736, voir aussi p. 826 sqq. pour un traité sur la religion des Indiens composé apparemment pour Yaḥyā ibn Ḫālid ; sur ce sujet, voir aussi Van Bladel 2011, p. 75 ; Nadwī 1993, p. 153–156. Ibn al-Nadīm cite un texte sur la chiromancie indienne, ou *sāmudrika*, sujet sur lequel plusieurs traductions furent également réalisées en persan en Asie du Sud, Ibn al-Nadīm 1970, vol. 2, p. 736 ; Speziale 2010b, p. 425–426.

16 Ṭabarī 1996, vol. 2, p. 570 (arabe), p. 572 (traduction ourdou).

17 Sur le *Kitāb al-ḥāwī* voir l'étude approfondie de Kahl 2015, p. 7–28, 71–159.

Harawī, comprend des médicaments indiens. Quelques références à des éléments indiens se retrouvent jusque dans le *Qānūn fī al-ṭibb* d'Ibn Sīnā (m. 428/1037). Pourtant, après ces quelques auteurs, la discussion de matériaux indiens cesse de se développer dans les textes médicaux arabes.

Entre les traductions d'époque abbasside de textes médicaux sanskrits et les premiers écrits persans sur la médecine indienne, rédigés en Asie du Sud (qui datent du XIVe siècle), s'écoule une longue période caractérisée par l'absence de nouvelles traductions et de nouveaux ouvrages à ce propos. Le processus de traduction des sources médicales indiennes vers les langues de la civilisation musulmane, notamment l'arabe et le persan, est donc un phénomène discontinu sur le plan temporel. Les premiers efforts de l'époque abbasside ne donnent pas naissance à un courant d'études durable qui s'impose et se transmet aux générations successives des savants musulmans. Le *Firdaws al-ḥikma* constitue un cas unique et non pas un modèle pour les textes suivants. L'assimilation de matériaux indiens est ensuite marginalisée pendant plusieurs siècles durant lesquels la culture médicale musulmane se développe essentiellement à travers l'appropriation et l'élaboration de la composante grecque.

La discontinuité entre les deux mouvements de traduction n'est pas uniquement historique, mais concerne également la transmission et les modalités de production des textes. Les traductions de la période abbasside n'ont, pour l'essentiel, que peu d'impact sur les textes indo-persans de l'époque postérieure. Aucun des ouvrages persans connus sur l'Āyurveda composés par la suite en Asie du Sud ne semble être basé sur les versions arabes de l'époque abbasside. La raison principale en est vraisemblablement que les copies des traductions faites par Manka et Ibn Dhan à la fin du VIIIe siècle, ne sont déjà plus accessibles aux savants indo-musulmans qui écrivent cinq siècles plus tard. On peut remarquer que même la section sur la médecine indienne du *Firdaws al-ḥikma* n'a pas fait l'objet de traductions ou de commentaires persans en Asie du Sud[18]. Le même discours vaut pour une autre traduction arabe de l'époque abbasside conservée jusqu'à aujourd'hui, le *Kitāb al-sumūm* de Cānyaka, dont on ne connaît pas de traduction persane réalisée en Asie du Sud[19]. D'ailleurs, ce n'est pas uniquement le cas des ouvrages médicaux, si l'on considère la

18 Il est possible que certains médecins indo-musulmans aient eu accès à l'ouvrage de al-Ṭabarī dans sa version arabe, même si l'on ne connaît aujourd'hui qu'un seul manuscrit arabe du *Firdaws al-ḥikma* conservé en Inde, dans la bibliothèque de Rampur, voir Sezgin 1970, p. 231. Néanmoins, il faut noter que les collections des manuscrits médicaux arabes de plusieurs bibliothèques d'Asie sud n'ont pas fait l'objet de catalogues publiés.

19 Sezgin 1970, p. 197.

diffusion assez limitée que connaît, avant l'époque coloniale, le *Kitāb taḥqīq mā li'l-Hind*, l'encyclopédie médiévale arabe sur l'Inde d'al-Bīrūnī (m. après 442/1050)[20].

L'une des différences principales entre les deux mouvements concerne leur durée. Dans l'ensemble, le mouvement de traduction vers l'arabe de l'époque abbasside se développe et se tarit sur une période assez restreinte d'environ deux siècles. La traduction des textes médicaux sanskrits est cantonnée à la toute première phase du mouvement de traduction abbasside, lorsqu'à Bagdad exercent Manka et Ibn Dhan, qui traduisent les ouvrages canoniques de l'école ayurvédique. En revanche, dans la culture musulmane de l'Asie du Sud, la production de textes en persan sur la médecine indienne est un processus beaucoup plus long qui se termine seulement au cours de l'époque coloniale. L'ampleur de ce mouvement constitue l'un des facteurs permettant aux études réalisées en Asie du Sud de jouir progressivement d'une influence plus grande et plus durable sur la culture médicale persane que celle qu'avaient exercée les traductions des sources indiennes de l'époque abbasside sur la culture médicale musulmane.

Les facteurs expliquant la fin des deux mouvements de traductions sont aussi très différents et entièrement liés à la particularité de chaque contexte scientifique et culturel dans lesquels ils se produisent. Selon Dimitri Gutas, à la fin du xᵉ siècle, le rôle de la traduction de textes grecs en arabe décline lorsque commencent à paraître les textes originaux en arabe[21]. La réception et l'élaboration du savoir médical grec dans la culture littéraire arabe est donc un processus qui *grosso modo* peut être décomposé en deux étapes principales. La première est caractérisée par le rôle des traductions qui rendent les textes d'Hippocrate, de Galien et d'autres médecins de culture grecque accessibles aux savants de langue arabe. La deuxième est marquée par la production de nouveaux traités, comme les manuels d'al-Rāzī et d'Ibn Sīnā (m. 1037) qui recomposent les matériaux des textes grecs et deviennent progressivement plus importants que les traductions.

En revanche, la production persane de l'Asie du Sud ne présente pas ce type de développement en deux étapes. Dès les premiers écrits sur la médecine ayurvédique, on trouve des chapitres et des discussions inclus dans des textes mixtes. L'intégration du savoir indien dans la culture textuelle persane se structure selon des modalités qui inversent ce type de tendance et le rôle attribué aux différents genres de textes. En ce qui concerne la production de

20 Voir Ernst 2003a, p. 177–178.

21 Gutas 2002, p. 178–182.

textes arabes sur la médecine indienne à l'époque abbasside, on remarque qu'elle semble plutôt se limiter à la phase des traductions, sans arriver jusqu'à celle de l'écriture de nouvelles monographies par les médecins musulmans, comme ce fut le cas pour l'élaboration du savoir grec.

Une autre différence entre ces deux mouvements concerne le rôle des traducteurs. Le mouvement de l'époque abbasside est marqué par le rôle central joué par les groupes de traducteurs non musulmans, comme les savants chrétiens pour la traduction des sources grecques, et les médecins indiens pour les ouvrages sanskrits. En revanche, en Asie du Sud il n'y a pas de formations de groupes ou de familles non-musulmanes de traducteurs spécialisés dans ce domaine. Dans les études persanes portant sur les savoirs scientifiques indiens réalisées en Asie du Sud, les traducteurs hindous n'occupent pas un rôle comparable à celui que les traducteurs non-musulmans ont occupé à l'époque abbasside. Autre différence fondamentale : la production d'Asie du Sud n'est pas un phénomène directement lié à une dynastie, comme à la période abbasside. Comme le montre Dimitri Gutas, le mouvement de traduction d'époque abbasside doit être lu comme un élément de l'idéologie impériale de cette dynastie, dont le modèle remonte à l'époque sassanide[22]. En revanche, le facteur politique ne joue pas de rôle continu dans la production de textes persans sur l'Āyurveda, question sur laquelle on reviendra en détail (§ 1.5).

Les deux mouvements de traductions se réalisent à des époques très différentes de l'évolution de la culture scientifique musulmane. À l'époque abbasside, l'assimilation du savoir non musulman s'insère dans un contexte marqué par l'absence d'une tradition scientifique plus ancienne et la traduction devient ainsi un élément incontournable de la construction de l'identité doctrinale de l'école scientifique musulmane. Les conditions intellectuelles de la culture musulmane de l'Asie du Sud sont bien différentes. Les médecins musulmans de l'Asie du Sud sont des savants imprégnés de la culture scientifique hellénistique, un élément désormais central de leur vision et de leur connaissance de l'autre. C'est donc l'héritage grec du mouvement de traduction abbasside, et non pas ses éléments indiens, qui ont une influence sur les modalités de traduction en persan qui se développent en Asie du Sud. Comme on le verra dans les chapitres de la première partie, c'est à travers le prisme conceptuel du savoir grec que les médecins musulmans traduisent, interprètent et critiquent le savoir scientifique indien. Les catégories employées sont donc elles-mêmes le produit d'une traduction plus ancienne, qui, plusieurs siècles après

22 Gutas 2002, p. 36–123.

la cristallisation de son lexique, doit s'adapter pour véhiculer une nouvelle activité de traduction. Sous plusieurs aspects, le mouvement de traduction de sources médicales indiennes en persan doit être principalement lu comme un processus de mise à jour du savoir 'ancien' des médecins grecs, à travers l'appropriation du savoir et des remèdes 'nouveaux' des médecins indiens. À cet égard, il est plus proche du processus de modernisation de la médecine *yūnānī* qui se déroule à l'époque coloniale, et dont il anticipe certaines thématiques, que du premier processus de traduction de l'époque abbasside.

Ces différences indiquent que les schèmes conceptuels utilisés pour examiner et interpréter le mouvement de traduction de l'époque abbasside ne peuvent pas constituer des catégories appropriées et pertinentes pour l'étude des traductions indo-persanes. Pourtant, il faut également observer que, à l'époque abbasside, sont pour la première fois définies un certain nombre de modalités d'interaction qui se retrouvent par la suite en Asie du Sud, à partir de l'intégration des médecins non-musulmans dans les institutions musulmanes. La période abbasside constitue ainsi le premier modèle musulman de patronage de savoir non-musulman, dont l'orientation intellectuelle, centrée sur les études scientifiques, demeure très actuelle jusqu'à l'époque des sultanats pré-moghols. On peut également remarquer que l'utilisation de langues intermédiaires entre la langue source et la langue cible, constitue une modalité de traduction déjà très développée à l'époque abbasside. Evidemment, il n'y a pas d'influences directes entre ces phénomènes. Pourtant, la réactualisation de certains modèles paraît aussi indiquer le caractère non aléatoire de certaines approches utilisées pour traduire et intégrer le savoir de l'autre dans la culture musulmane.

1.2 La culture médicale musulmane en Asie du Sud

Les chapitres suivants de la première partie ont pour objectif d'analyser différents aspects des contextes scientifique, linguistique, politique et religieux dans lesquels se développent les études persanes sur l'Āyurveda et les contacts entre les deux écoles médicales. D'abord, il convient d'appréhender l'objet de cette recherche à différentes échelles. Plusieurs éléments qui contribuent à donner leur forme à des aspects importants de ces contacts sont d'ailleurs en relation étroite avec les facteurs politiques et culturels qui structurent le reste de la production scientifique indo-musulmane. Les textes en persan et en ourdou sur la médecine indienne ne constituent qu'une partie de la littérature médicale des musulmans en Asie du Sud. La majorité de ces textes porte sur la tradition médicale avicennienne, l'école qui est introduite par les musulmans en Asie du Sud, et non pas sur la médecine ayurvédique[23]. Il faut donc introduire certaines caractéristiques générales du contexte des études scientifiques et médicales musulmanes en Asie du Sud, et du rapport entre les différents courants d'études.

D'abord, il faut considérer certains facteurs à la base de la formation de la physionomie composite de la culture médicale musulmane de l'Asie du Sud, et de son développement jusqu'à l'époque moderne. Le milieu médical musulman de l'Asie du Sud, et particulièrement son élite, se développe comme un espace cosmopolite où opèrent des savants de différentes origines. Parmi les auteurs d'ouvrages sur la médecine avicennienne, on note de manière récurrente la présence de savants musulmans étrangers. Durant plusieurs siècles, de nombreux médecins originaires d'autres régions du monde musulman émigrent vers les villes indiennes. Ils sont plus particulièrement attirés par le patronage qui leur est réservé. Les souverains et les nobles indo-musulmans emploient dans leurs cours des médecins musulmans (*ḥakīm*, pl. *ḥukamāʾ*), mais aussi des *vaidya* (médecin) indiens et des médecins européens; ils soutiennent la production de textes scientifiques en persan, et édifient des hôpitaux dans plusieurs villes indiennes.

Le persan devient la langue la plus utilisée pour l'écriture de textes scientifiques et médicaux dans la culture musulmane de l'Asie du Sud. D'ailleurs, il faut considérer que jusqu'au XIXe siècle, on trouve beaucoup plus de savants et de lecteurs persanophones en Asie du Sud qu'en Iran safavide et postsafavide[24]. Les premiers écrits persans sur la médecine, parus en Asie du Sud, datent du XIIIe siècle; la production de ces ouvrages s'accroît au cours des siècles suivants et perdure jusqu'à la fin du XIXe siècle. Pourtant, la culture scientifique indo-musulmane n'est pas un espace monolingue. Certains médecins musulmans écrivent également des traités médicaux en arabe, notamment à partir de l'époque moghole, bien que sur un plan quantitatif la production de textes médicaux en arabe, en Asie du Sud, demeure considérablement moins importante que celle en persan. Enfin, l'époque coloniale voit l'affirmation de l'ourdou qui prend progressivement la place du persan, y compris en ce qui concerne les contacts avec la médecine et les médecins indiens[25]. Dans l'ensemble, les ouvrages sur les médecines avicennienne et indienne composés

23 Voir Speziale 2009b.

24 La population de l'Inde moghole était nettement supérieure à celle des territoires des Safavides, voir Cole 2002, p. 16, 18.

25 À propos des textes en ourdou sur la médecine ayurvédique composés durant la période coloniale, voir Speziale 2010b, p. 435–439.

en Asie du Sud, en persan, en arabe et en ourdou, constituent l'un des corpus de textes médicaux les plus riches produits dans le monde musulman.

La culture médicale musulmane de l'Asie du Sud se développe donc à une époque plus tardive que dans d'autres régions du monde islamique. La persistance du rapport avec les élites au pouvoir a constitué un facteur important pour la continuité de ces études et de leurs réseaux de savants. Les principautés indiennes qui émergent à partir du XVIIIe siècle avec le déclin des Moghols, continuent à soutenir les médecins avicenniens et leurs ouvrages. Sous les derniers Niẓāms de Hyderabad, à partir de la fin du XIXe siècle, le modèle classique du mécénat de cour est abandonné et la médecine traditionnelle est intégrée dans les départements modernes de l'État[26]. En Inde britannique, la perte de la position privilégiée dont les médecins avicenniens avaient joui durant sept siècles sous le règne des musulmans, est suivie par la naissance d'institutions et de collèges privés, souvent empruntés aux modèles coloniaux. Le soutien accordé à la médecine traditionnelle jusqu'à une époque très tardive, ainsi que les reformes opérées à l'époque coloniale, comptent certainement parmi les facteurs qui ont permis à la tradition médicale avicennienne de perdurer en Asie du Sud, alors que, dans la majorité du monde arabe et musulman, elle est en train de disparaître, en raison de la compétition du savoir moderne occidental.

1.3 Les mouvements de traduction

La définition et la position d'un objet d'étude peuvent varier en relation avec la perspective et avec l'échelle d'observation du phénomène ; cette problématique soulève quelques éléments de réflexion qui sous-tendent les thématiques de cet ouvrage. À cet égard, la question centrale est de savoir comment contextualiser et situer le mouvement d'écriture de sources persanes sur les savoirs indiens par rapport à d'autres courants culturels du même type. Quels sont les macro-processus de ce type au sein desquels s'insère ce mouvement ? Comment s'y intègre-t-il et quels sont les autres mouvements similaires contemporains des textes analysés dans cette recherche ? Quelles sont les variations de l'image du phénomène, ou peut-être les images alternatives, qu'il faut prendre en compte pour reconstituer une vision plus globale de ses rapports avec l'histoire des différentes cultures concernées par la traduction ?

---

26 Voir Attewell 2007 ; Speziale 2012a.

Dans une perspective macro-historique, ce mouvement peut être étudié comme un moment du processus plus ample de traduction de sources indiennes (et plus en général des sources non musulmanes) vers les langues de la civilisation musulmane. Il s'agit donc d'un processus qui débute avec les traductions arabes produites dans la Bagdad abbasside et qui, après une phase d'inactivité, reprend avec les ouvrages rédigés en Asie du Sud en persan et ensuite en ourdou. Par rapport aux langues de la culture iranienne, le transfert de matériaux indiens doit être plutôt vu comme un phénomène qui remonte déjà à l'Iran sassanide. Après une longue période de stagnation, ce mouvement recommence avec les ouvrages en persan de l'Inde. En outre, sur un plan synchronique, il faut considérer que ce processus en Asie du Sud, et plus généralement dans le monde musulman persanophone, s'insère dans une activité plus large de traduction scientifique en persan, réalisée aussi à partir d'autres langues, notamment l'arabe, et ensuite également les langues européennes. Dans le cadre plus vaste de la culture musulmane de l'Asie du Sud, ce processus a été entouré par d'autres importantes activités de traduction, par exemple de l'arabe et du persan vers le bengali, l'ourdou et vers d'autres langues vernaculaires.

Des considérations analogues émergent lorsqu'on déplace la perspective et que l'on regarde le phénomène du point de vue de la culture et des langues indiennes. Dans ce contexte, les textes persans sur les savoirs indiens peuvent être vus comme un élément du macro-processus de traduction de textes du sanskrit vers d'autres langues asiatiques (moyen perse, arabe, persan, chinois, tibétain, etc.) et indiennes (bengali, gujarati, hindi, etc.), qui commence déjà avant l'arrivée des musulmans dans le sous-continent indien et se poursuit à l'époque de la rédaction des ouvrages persans. En outre, au cours du XVIIIe et du XIXe siècle, la rédaction de ces ouvrages est contemporaine de la composition et de la traduction (en anglais) de textes persans pour les Britanniques, qui, à son tour, constitue une nouvelle phase dans l'histoire de l'utilisation des langues de la culture musulmane par les européens.

Définir et étudier la fonction, l'évolution et les différentes implications du phénomène de traduction constitue un point central de cet ouvrage et implique donc de ne pas conceptualiser ce phénomène comme une opération isolée et déconnectée d'autres activités de traduction. Déplacer la perspective sert aussi à montrer que l'écriture de textes persans sur les traditions indiennes ne constitue pas une activité unique ou accidentelle, mais au contraire qu'elle fait partie de dynamiques diachroniques et synchroniques plus globales du même type. En même temps, ce processus d'écriture contribue à déterminer l'évolution, ou la reprise, de ces dynamiques. Il s'agit d'une activité qui se déroule dans le contexte multilingue et multiculturel de la société indienne, un aspect qui suggère d'ailleurs qu'un phénomène de ce type aurait difficilement pu voir le jour à la même époque dans d'autres régions du monde musulman de langues arabe et persane. On entend par là des régions plus centrales, mais caractérisées par un niveau de diversité et de compétition scientifique moindre que l'Asie du Sud, où coexistent différentes écoles médicales qui produisent différents genres de textes, dans différentes langues.

Il faut donc prendre en compte les logiques de concurrence et de compétition entre les différentes activités de traduction et les différentes langues. La traduction scientifique reflète inévitablement des stratégies de compétition entre les différentes tendances et écoles qui essayent d'affirmer leur présence dans le panorama des études et de la culture persanes. En particulier, en ce qui concerne la médecine et les sciences, il convient de prendre en considération la compétition entre les différentes activités de traduction vers le persan de sources arabes, de sources indiennes, mais aussi de connaissances modernes occidentales qui incluent des critiques des sciences traditionnelles indiennes. Dans une perspective plus large, notons la compétition entre le persan et les langues vernaculaires indiennes. Il s'agit d'un facteur déterminant pour examiner les limites du développement des traductions vers le persan dans certaines régions et à certaines périodes. Par exemple, la cour des sultans du Bengale, en particulier à l'époque d'Ḥusayn Šāh (r. 1494–1519), soutient le bengali. En conséquence, des sources hindoues sont traduites du sanskrit vers cette langue[27]. De même, certains sultans du Deccan favorisent des langues locales, notamment le dakhni et le télougou. En même temps, ces souverains musulmans du Bengale et du Deccan ne donnent pas une grande impulsion à la traduction de sources sanskrites en persan.

1.3.1 *Les traductions persanes de textes arabes et la question du « classicisme arabe »*

En ce qui concerne la culture médicale, il faut ajouter quelques observations sur l'autre processus important de traduction qui a lieu au cours de la première modernité, à savoir la traduction en persan de textes arabes. Cette question est particulièrement importante pour examiner de façon plus précise la vision de l'influence du classicisme arabe sur la production médicale de l'époque postabbasside, dans le contexte de la culture musulmane et persane de l'Asie du Sud. Comment l'influence des textes 'classiques' arabes se reflète-t-elle dans l'activité de traduction de ces ouvrages en persan ?

27 Voir Law 1916, p. 107–109.

Plusieurs traductions et commentaires persans de textes médicaux arabes sont composés dans le sous-continent indien, l'intérêt des auteurs se concentrant surtout sur le *Qānūn fī al-ṭibb* d'Ibn Sīnā. À la même époque, en Inde musulmane, des textes tels *Kāmil al-ṣināʿa al-ṭibbiyya* d'al-Majūsī (m. environ 384/994), le *Kitāb al-Manṣūrī* et le *Kitāb al-ḥāwī* d'al-Rāzī ou le *Kitāb al-kulliyyat* d'Ibn Rušd (m. 595/1198) n'ont jamais fait l'objet de traductions ou de commentaires remarquables en persan. On peut observer le même phénomène à propos de la littérature médicale de l'Iran safavide. Les versions intégrales de certains textes 'classiques' arabes circulèrent bien davantage en traduction latine qu'en traduction persane. Le *Kitāb al-ṣaydana* d'al-Bīrūnī est traduit durant le règne du sultan de Delhi Iltutmiš (r. 1211–1236), mais par la suite, on ne connaît pas une seule traduction persane intégrale d'un texte classique médical arabe qui ait été réalisée en Inde durant l'ensemble de la période du sultanat de Delhi, soit environ trois siècles.

C'est seulement à partir du XVIe siècle que se multiplient en Inde les traductions et les commentaires des ouvrages classiques arabes, dont la plupart concernent le *Qānūn fī al-ṭibb* d'Ibn Sīnā et ses abrégés arabes. Le *Mufarriḥ al-qulūb* d'Akbar Arzānī, l'un des commentaires persans d'un abrégé du *Qānūn fī al-ṭibb* qui circule le plus parmi les médecins indo-musulmans, n'est composé qu'au début du XVIIIe siècle. En outre, il faut remarquer qu'on ne retrouve qu'une seule traduction importante abrégée en persan, exclusivement consacrée à la partie du *Qānūn fī al-ṭibb* concernant la thérapeutique, et qui est réalisée à l'époque moghole par Sayyid ʿAbd al-Fattāḥ[28]. Le *Mufarriḥ al-qulūb* d'Akbar Arzānī n'inclut pas les chapitres sur la pathologie et la thérapeutique.

Cyril Elgood (m. 1970), l'auteur des premiers ouvrages sur l'histoire de la culture et de la littérature médicales persanes, avait tenté de donner une explication à cette tendance spécifique de la production littéraire indienne, en la comparant notamment aux textes composés dans l'Iran safavide :

> By Safavid times Medicine had become set and formal. Very few changes were made or could be made. A few new drugs were added [...] In consequence the old text-books were well able to meet the requirements. Had these text-books been available to the Moghul doctors, I do not think that they would have laboured to write the huge and lengthy volumes that I have just described. But for the most part they were not available. A refugee does not carry with him many heavy books. Only consider the distance between North Persia and Delhi. First there are many miles of rough

28 Voir Ẓill al-Raḥmān 1383/2004, p. 154–155.

> country or desert to traverse before reaching Herat. This was followed by hundreds of miles of hilly country before the traveller can rest in Peshawar [...] Is it probable that he would further burden himself beyond his minimum requirements with heavy, perishable manuscripts? No: I think the Moghul Court had to start all over again and build up a new scientific library[29].

Aujourd'hui, cette reconstruction nous paraît très peu vraisemblable. Les bibliographies présentes dans certains textes indo-persans, les manuscrits des textes arabes copiés ou circulant en Asie du Sud, les textes médicaux faisant partie du cursus des madrasa indiennes, ainsi que les traductions persanes d'ouvrages arabes, indiquent que les médecins indiens lisent et connaissent bien les textes de la tradition arabe[30]. Le fait que ces textes circulent parmi les médecins indo-musulmans en version arabe doit évidemment être considéré comme l'une des raisons fondamentales des limites du processus de traduction en persan de certains ouvrages arabes très connus dans l'Occident latin. En outre, comme on le verra dans un prochain chapitre (§ 1.6.), dans certains domaines fondamentaux, et notamment la thérapeutique, les textes de la tradition arabe ne peuvent pas répondre de façon efficace aux exigences des médecins musulmans opérant en Asie du Sud.

1.4 L'étude du savoir indien : contextes disciplinaires et horizons de diffusion

Les études persanes sur les savoirs scientifiques indiens émergent et évoluent à l'intérieur d'un contexte marqué par de nombreuses autres formes de contacts entre les mondes hindou et musulman, qui touchent à la fois la société, les croyances ainsi que les pratiques religieuses, la culture intellectuelle et matérielle. D'ailleurs, c'est plutôt en dehors de la culture scientifique que l'on retrouve certaines des manifestations les plus emblématiques de ces contacts, qui sont aussi les plus connues au-delà des cercles de spécialistes. On pense par exemple à l'architecture, et à l'élégante fusion entre éléments étrangers et locaux qui est réalisée dans de nombreux palais et mausolées édifiés par les souverains musulmans, ainsi qu'à un autre art comme la musique.

29 Elgood 1970, p. 87–88.

30 De plus, ils lisaient les ouvrages composés par les médecins iraniens de l'époque safavide, tels ʿImād al-Dīn Maḥmūd Šīrāzī (*fl.* moitié du XVIe siècle) et Mīr Muʾmin Tunakābunī (*fl.* deuxième moitié du XVIIe siècle).

Plusieurs études, dont certaines parues dès l'époque coloniale, ont contribué à examiner différents autres aspects de l'indianisation de la culture musulmane en Asie du Sud, notamment dans les domaines de la société et de la religion[31]. Dans les milieux religieux, ces dynamiques interculturelles ont conduit à des phénomènes remarquables en termes de contacts entre différents groupes sociaux, comme la formation de branches hindoues d'ordres soufis et de groupes de yogis musulmans[32]. Il s'agit d'un phénomène symétrique à l'émergence, dans le milieu scientifique, de médecins musulmans savants dans l'Āyurveda et de médecins hindous experts dans la tradition avicennienne. L'existence de ces dynamiques religieuses offre également des éléments de réflexion fondamentaux pour situer et interpréter les interactions qui se produisent au niveau des croyances et des pratiques médicales à caractère religieux et magique, un sujet sur lequel on reviendra plus avant (§ 1.11).

La médecine est donc loin d'être le seul domaine de la culture musulmane dont l'identité s'hybride au contact de la tradition locale ; les médecins ne sont pas le seul groupe social musulman à entrer en contact avec des savoirs et des pratiques tirés des traditions locales, et le même phénomène se vérifie dans le sens inverse pour les médecins hindous. De façon analogue, la traduction et l'écriture d'ouvrages persans sur la culture et l'environnement indiens sont des phénomènes composites qui touchent différents domaines et branches du savoir, tels que les religions, la philosophie, l'épopée, les sciences, les arts, l'histoire, la géographie, ainsi que la flore, la faune et l'alimentation de l'Inde.

L'activité de traduction et d'écriture de textes persans sur les savoirs indiens débute à l'époque des sultanats pré-moghols qui s'affirment à partir du XIIIe siècle ; à cette période, la production est caractérisée par un intérêt significatif pour les sciences. Le phénomène prend de l'ampleur sous le patronage des Moghols, qui arrivent au pouvoir en 1526. L'époque moghole voit notamment la production de textes persans sur l'histoire, l'épopée et la religion des hindous, mais également la rédaction de nouveaux traités scientifiques et médicaux. Au XVIIIe et au XIXe siècles, l'écriture de ces textes continue à se développer dans les États princiers, contemporains des derniers Moghols, ainsi que dans l'espace colonial marqué par la parution de textes persans sur la culture indienne, écrits pour les membres de l'élite britannique[33].

---

31 Voir entre autre Garcin de Tassy 1831 ; Sharīf Sharif – Herklots 1832 ; Titus 1979 [1930], p. 146–177 ; Ahmad 1984 ; Sarkar 1985.

32 Voir Servan-Schreiber 1995, 1999 ; Dahnhardt 2002 ; Bouillier 2010 ; Boivin 2012.

33 À propos des traités persans sur la culture indienne composés pour les britanniques voir Ernst 2003a, p. 187–191 ; Speziale 2010b, p. 433–435 ; D'Hubert 2013.

Cette production peut être regardée et analysée comme un mouvement d'ensemble dont les matières scientifiques ne constituent que l'une des formes d'expression. Cependant, il apparaît que, dans son ensemble, il ne s'agit pas d'un mouvement très homogène ni uniforme. Par conséquent, on ne peut pas se limiter à la recherche et à l'examen des analogies entre la production dans le contexte médical et celle dans les autres disciplines. Pour préciser le rôle des textes médicaux, soit par rapport aux autres sciences soit par rapport aux disciplines non scientifiques, il faut analyser plus en détails les différentes dimensions politiques, les identités des multiples destinataires, les différentes chronologies ainsi que les espaces de production des matières intéressées par la traduction.

S'agissant de la médecine, une caractéristique fondamentale de ces textes est qu'ils ne sont pas le produit d'un courant d'études circonscrit qui se concentre autour d'un groupe de médecins exerçant à une certaine époque. Ce courant d'étude ne constitue pas, non plus, un mouvement lié de manière spécifique à la politique culturelle-religieuse ou au mécénat d'une dynastie indo-musulmane, même si plusieurs de ces ouvrages se présentent comme des traités dédiés à des souverains musulmans. De ce point de vue, l'histoire et l'espace de production des textes médicaux se différencient sensiblement de la production dans d'autres domaines, on pense notamment aux textes sur les traditions hindoues qui furent traduits en persan à la cour moghole, au XVIe et au XVIIe siècles, par des groupes de traducteurs travaillant au service d'Akbar (r. 1556–1605) et de Dārā Šikōh (m. 1069/1659)[34].

Quand on analyse cette production dans l'espace géographique indien par rapport aux centres de la culture musulmane, des considérations analogues émergent. Dans l'ensemble, ces études persanes se développent comme un phénomène polycentrique qui débute dans les villes des sultanats médiévaux, se développe dans les centres de l'empire moghol et qui continue ensuite sur les territoires des principautés indiennes et de l'administration coloniale britannique. Dans le champ de la médecine, il s'agit d'un mouvement qui se développe de façon graduelle et progressive, au cours d'une période qui s'étend sur six siècles (du XIVe au XIXe), et qui connaît également des moments de stagnation. L'incorporation du savoir ayurvédique dans la culture et dans la littérature médicales musulmanes est donc un processus long, lent et stratifié, comme le montrent les nouveaux traités qui sont composés jusqu'à l'époque moghole tardive ainsi que l'épilogue ourdou de la période coloniale, soit plus

34 Voir entre autres Ernst 2003a, p. 178–187; Haider 2011; D'Onofrio – Speziale 2011; Gandhi 2011; Truschke 2012, p. 181–252.

de cinq cents ans après la parution en Inde des premiers traités de médecins musulmans sur le sujet.

Il faut également comparer la production de traités persans sur la médecine avec celle qui porte sur d'autres domaines scientifiques indiens. Parmi les matières scientifiques de la culture indienne, la médecine ayurvédique semble être le domaine qui retient le plus l'attention des savants musulmans en Asie du Sud. Bien que l'on trouve plusieurs traductions persanes d'ouvrages sanskrits sur les mathématiques et l'astronomie, le nombre de textes sur ces disciplines apparaît bien moindre que celui des ouvrages portant sur les matières médicales. Malheureusement, l'étude des finalités et des tendances de la production de traités persans sur les mathématiques et l'astronomie indiennes demeure une thématique très peu explorée. Cependant, l'analyse de certaines caractéristiques et motivations de la production dans les différents domaines scientifiques permet d'avancer quelques hypothèses relativement plausibles sur certains facteurs de cette disparité. D'abord, il convient de mentionner la disparité des implications pratiques de la traduction : il ne semble pas que l'écriture de textes persans sur les mathématiques et l'astronomie indiennes soit motivée par des facteurs d'ordre pragmatique qui, *a contrario*, poussent les médecins musulmans à étudier l'Āyurveda (§1.6). Un deuxième aspect, d'ailleurs lié au premier, est que l'activité de rédaction de traités persans sur les mathématiques et l'astronomie des hindous, contrairement aux traités sur la médecine, ne semble pas se développer de façon significative au-delà du contexte des cours des souverains.

On peut se demander si la même tendance disciplinaire se vérifie pour la traduction dans l'autre sens. Les recherches qui ont analysé les interactions à l'œuvre dans la direction opposée indiquent que l'intérêt porté aux disciplines scientifiques musulmanes, dans le milieu de la culture textuelle sanskrite, n'est pas exactement du même type. Plusieurs études ont montré que des éléments d'origine musulmane et persane sont intégrés dans les textes astronomiques en sanskrit[35]. En revanche, l'écriture de textes sanskrits sur la médecine de l'école musulmane, ainsi que l'assimilation d'éléments persans dans les textes médicaux sanskrits, sont des pratiques qui semblent se limiter à quelques ouvrages[36]. Néanmoins, pour évaluer de façon plus précise

35 Voir Pingree 1978, 1996, 1997, 2000 ; Takanori – Pingree 2002 ; Sarma 1989, 1998, 1999, 2002.

36 Sur les ouvrages de Mahādevadeva (XVIIIe siècle), le *Hikmatprakāśa* et le *Hikmatpradīpa*, et sur l'*Abhinavanighaṇṭu* de Dattarām Nārāyaṇadatta Caube, dont l'appendice est dédié à la médecine *yūnānī*, voir Meulenbeld 1999–2002, vol. IIa, p. 338, 353 ; sur le *Hikmatprakāśa* voir en particulier Meulenbeld 2012a, 2012b, 2013. Sur le glossaire médical gujarati-

la diffusion de connaissances tirées de la culture musulmane parmi les *vaidya* (médecins) hindous, il est indispensable de faire une distinction entre la culture textuelle sanskrite et le contexte plus ample des études médicales des savants hindous, au cours de la première modernité. L'hypothèse examinée dans la deuxième partie de cet ouvrage, suggère que c'est avant tout à travers l'apprentissage du persan que les médecins hindous entrent en contact avec les matériaux de la culture médicale musulmane.

Le persan joue donc un rôle prépondérant et bidirectionnel dans les contacts entre les deux cultures et les deux groupes de savants, notamment sur le plan de la production, de l'étude et de la transmission des textes médicaux. Pourtant, à l'instar de la rédaction des textes persans sur l'Āyurveda, elle n'est pas la seule langue à être utilisée dans ces contacts. L'utilisation de l'ourdou/hindi précède en fait de plusieurs siècles la parution des textes ourdous sur la médecine ayurvédique de l'époque coloniale. Cette considération est aussi centrale pour comprendre le rôle des différentes langues indiennes dans le passage des matériaux qui sont traduits en persan.

Les textes sanskrits de la tradition indienne, et notamment ceux qui sont traduits en persan, font partie des sources utilisées par les savants musulmans dans leurs études sur la médecine ayurvédique. Cependant, le sanskrit ne constitue certainement pas la langue indienne la plus importante pour le développement de ce type de contacts. On peut estimer que des médecins musulmans étudient également le sanskrit. Miyān Ṭāha Farmulī, un savant et dignitaire de l'époque d'Ibrāhīm Lodī (r. 1517–1526), le dernier sultan de Delhi, apprend par cœur quatre mille *śloka* (vers) sur la médecine et l'on relate que même les brahmines vont étudier la médecine et la musique avec lui[37]. Néanmoins, les références explicites à l'apprentissage du sanskrit par les médecins musulmans sont presque inexistantes, tant dans les textes médicaux que dans les ouvrages à caractère biographique. La plupart des médecins musulmans qui écrivent en persan sur la médecine ayurvédique ne mentionnent pas avoir étudié le sanskrit. D'ailleurs, à l'époque de la rédaction de ces textes persans, une grande partie de la population hindoue elle-même ne connaît pas cette langue et ne l'utilise pas. La préface du *Faras-nāma* sur l'hippologie et l'hippiatrie indiennes, réalisée pour ʿAbd Allāh Ḫān Fīrūz-Jang (m. 1054/1644),

---

sanskrit de Vyāsa Keśavarāma, voir Wujastyk 2003. Sur un texte en hindi voir Rahman *et al.* 1982, p. 210. Le *Ṭibb-i iḥsānī*, un ouvrage dédié principalement à la pathologie et au traitement, a aussi été traduit en hindi, je remercie Kenneth Zysk de m'avoir communiqué une copie de la lithographie de cette traduction.

37 Muštāqī 1422/2002, p. 176.

mentionne le fait que, à cette époque, seuls les pandits lettrés (*panditān-i dānā*) connaissent le sanskrit[38]. En fait, cette situation ressemble beaucoup à celle des savants musulmans de langue arabe qui écrivent sur la doctrine et les auteurs grecs sans avoir aucune connaissance de la langue grecque, ou à celle de ʿAlī ibn Sahl Rabban al-Ṭabarī qui ne connaît pas le sanskrit, ce qui ne l'empêche pas d'écrire sur la médecine ayurvédique.

L'apprentissage du sanskrit ne s'impose donc pas du tout comme un élément principal de l'étude de la culture ayurvédique par les musulmans en Asie du Sud. C'est une langue vernaculaire, l'ourdou/hindi, idiome parlé par les musulmans comme par les hindous, qui joue un rôle fondamental dans les contacts et les rapports pédagogiques entre les savants des deux traditions, notamment à propos de la traduction et de la transmission orale des connaissances qui sont ensuite incorporées dans ces textes[39]. D'ailleurs, plusieurs textes sanskrits ne peuvent être traduits en persan qu'à travers une traduction intermédiaire orale en hindi (§1.9). Les ouvrages persans sur la médecine ayurvédique, mais également d'autres textes médicaux persans composés en Asie du Sud, incorporent souvent des termes de l'ourdou/hindi et plus particulièrement pour le lexique pharmacologique, c'est-à-dire l'un des principaux domaines de l'utilisation de ces ouvrages dans le contexte local. En outre, certains textes persans peuvent inclure les noms des remèdes dans d'autres langues indiennes, comme le sindhi et le télougou, tandis que, pendant la période britannique, certains textes sont traduits en persan à partir de l'arakanais[40].

Le multilinguisme ne constitue donc pas uniquement un aspect du contexte extérieur dans lequel il faut situer le phénomène, mais il émerge aussi comme un élément incontournable de la méthode et de la forme finale de la traduction si l'on considère en même temps que de nombreux termes du lexique médical persan sont d'origine arabe, et parfois grecque. Toutefois, la langue arabe en Asie du Sud ne devient pas un moyen d'expression indépendant de la culture ayurvédique, comparable au persan et à l'ourdou. Les textes connus sur ce sujet composés en arabe en Asie du Sud sont très rares. Le texte médical le plus influent rédigé à l'origine en arabe est la première version de *Taḏkira al-hind*, composée par Maḥmūd ʿAlī ibn Ḥakīm Ḥażrat Allāh. Cependant, l'ouvrage circule principalement dans la version finale en persan complétée par son fils,

38 *Faras-nāma*, ms. Paris, Bibliothèque nationale de France, supplément persan 1554, f. 2^{b}.

39 Sur les langues vernaculaires indiennes à cette époque voir notamment les articles de Pollock 1998a, 1998b.

40 Voir D'Hubert 2013.

Riżā ʿAlī Ḫān (XIXe siècle), et non pas dans la version arabe[41]. Dans son *Materia Indica*, Whitelaw Ainslie (m. 1837) cite un texte appelé *Kitāb-i šāšrd al-hindawī*, dont il explique qu'il s'agit d'un ouvrage sur la *materia medica* composé par le savant indien Šāšrd (peut-être Suśruta ?) qui ensuite a été traduit en arabe[42]. Pourtant, il ne faut pas exclure que d'autres textes portant sur ce sujet aient été rédigés en arabe en Asie du Sud, compte tenu des limites de la recherche sur les sources médicales arabes composées et conservées dans cette région.

Une autre question se pose : quelles ont été la circulation et l'horizon de diffusion des ouvrages persans sur la médecine ayurvédique ? Comment et dans quelle mesure ces textes sont-ils lus, copiés et utilisés par les savants postérieurs et quel est leur impact sur la culture médicale musulmane et non musulmane en Asie du Sud ? D'abord, il faut remarquer que les ouvrages médicaux, et notamment ceux sur la pharmacopée, sont principalement destinés aux médecins musulmans qui n'ont pas accès aux sources en sanskrit et qui cherchent à se former dans le domaine de la tradition thérapeutique locale. Cependant, surtout à partir du XVIIe siècle, la circulation des textes scientifiques persans n'est plus circonscrite aux savants musulmans mais s'étend aux savants indiens non musulmans qui étudient le persan, bien que les premiers restent toujours les principaux destinataires de ces ouvrages. Enfin, à la période coloniale, les sources persanes, incluant des textes médicaux[43], sont également utilisées par les membres de l'élite coloniale britannique qui ont besoin de se familiariser avec la culture locale.

À l'intérieur du corpus étendu de textes persans sur la médecine ayurvédique, certains ouvrages connaissent une diffusion bien plus importante que le reste de la production. C'est notamment le cas de certains des nouveaux ouvrages en persan, qui deviennent en fait les textes les plus copiés et utilisés

---

41 Le récit sur les différentes versions de l'ouvrage est rapporté par Riżā ʿAlī Ḫān dans l'introduction, Riżā ʿAlī Ḫān 1353/1935, p. 4–5 ; la version persane garde la préface originale en arabe de Maḥmūd ʿAlī, voir Riżā ʿAlī Ḫān 1353/1935, p. 1–3.

42 Le titre est donné en caractères arabes, Ainslie 1826, vol. 2, p. 507. La plupart des textes persans et arabes mentionnés par Ainslie (1826, vol. 2, p. 504) sont repris du catalogue de Charles Stewart de la collection des manuscrits de Ṭīpū Sulṭān (r. 1782–1799) ; cependant ce texte arabe ne se trouve pas dans le catalogue de Stewart, voir Stewart 1809, p. 114–116 pour les manuscrits médicaux arabes. Ainslie (1826, vol. 2, p. 507) cite également la traduction du traité sur les poisons (*Kitāb al-sumūm*) de Cānyaka qui a été réalisée à l'époque abbasside (§ 1.1). On peut se demander si le *Kitāb-i šāšrd al-hindawī* ne se réfère à la traduction arabe d'époque abbasside du *Suśrutasaṃhitā*, ou peut-être à une copie de cette traduction ?

43 Speziale 2010b, p. 433–435.

sur le sujet, tels le *Maʿdan al-šifāʾ-i Sikandar-šāhī* compilé par Miyān Bhuwa (début du XVe siècle), le *Dastūr al-aṭibbāʾ* de l'historien Muḥammad Qāsim Firišta (né à Astarabad vers 978/1570), le *Ṭibb-i Awrang-šāhī* de Darwīš Muḥammad (*fl.* deuxième moitié du XVIIe siècle) et le *Taʾlīf-i Šarīfī* de Muḥammad Šarīf Ḫān (m. vers 1222/1807). À propos de la médecine vétérinaire et de la sexologie, il faut remarquer la popularité des ouvrages persans se basant sur les traditions du *Śālihotra* et du *Kokaśāstra*, dont de nombreuses copies sont produites jusqu'au XIXe siècle.

En revanche, certains ouvrages semblent connaître une diffusion et un impact moins importants, du moins à en juger par les copies connues ainsi que par les citations dans les textes des auteurs postérieurs. Le *Ḥadīqa al-šifāʾ*, une adaptation persane du *Śārṅgadharasaṃhitā* réalisée par Muḥammad Jamīl walad-i ʿAbd al-Wahhāb, consistue un exemple d'ouvrage dont on ne connaît à ce jour qu'un seul exemplaire[44]. Deux ouvrages sur la médecine indienne dédiés à l'empereur moghol Awrangzeb (r. 1658–1707) constituent un autre cas emblématique du phénomène : le *Mirʾāt al-ḥukamāʾ-i Awrang-šāhī* et le *Dār al-šifāʾ-i Awrang-šāhī* ont une diffusion beaucoup plus limitée que celle de l'ouvrage de Darwīš Muḥammad dédié au même empereur. Le *Ṭibb-i hindī*, un recueil de prescriptions indiennes qui est attribué à Akbar Arzānī (*fl.* début du XVIIIe siècle), ne connaît certainement pas la popularité dont jouissent la plupart des autres livres de cet auteur[45].

1.5 Science et pouvoir politique : le mécénat des études persanes sur l'Āyurveda

Une partie des traités scientifiques composés en Asie du Sud est produite dans les cours des souverains et des nobles. Ce type de textes constitue de ce fait une source incontournable pour étudier la formation et les évolutions du rapport entre pouvoir politique et production scientifique en langue persane et, plus spécifiquement, l'impact du premier sur les tendances intellectuelles de la seconde. D'abord, il faut considérer que de nombreux ouvrages sur la médecine avicennienne sont composés pour les nobles musulmans en Asie du Sud. Mais les membres de l'élite musulmane ne sont pas les seuls commanditaires et dédicataires de ces ouvrages. Dès le XVIIIe siècle, avec l'émergence des États

44 Muḥammad Jamīl, *Ḥadīqa al-šifāʾ*, ms. Londres, Wellcome Trust Library, pers. 603.

45 Arzānī, *Ṭibb-i hindī*, ms. Aligarh Muslim University, pers. 353.

princiers, on trouve des ouvrages scientifiques composés pour des nobles hindous, ainsi que pour des commanditaires européens.

Vers le début du XVIIIe siècle, sur la requête d'un maharaja, Sayyid Aḥmad réalise, une traduction persane du traité médical *Cikitsāñjana* de Vidyāpati, sous le titre de *Kuḥl al-čašm-i ṭabībān*[46]. Dominic Gregory Bautist dédie un traité médical, le *Tuḥfa al-masiḥā*, à Rāja Jagat Singh II (r. 1734–1751) d'Udaipur[47]. Des savants musulmans dédient des textes médicaux à Candu Lal (m. 1845), le premier ministre de Hyderabad[48]. Le maharaja du Cachemire Ranbīr Singh (r. 1857–1885) charge Ḥakīm Ġulām ʿAlī de rédiger le *Timtāl-i ašyāʾ wa azhār al-adwiya*, un traité illustré sur la faune et la flore du Cachemire[49]. Comme le reste des textes scientifiques persans, commandés et dédiés, qui sont produits en Inde, ces quelques ouvrages compilés pour les nobles hindous ne concernent pas uniquement le savoir indien. Certains des ouvrages composés pour l'élite hindoue persanisée traitent de la tradition avicennienne, et quelques-uns également du savoir occidental, ce qui d'ailleurs constitue une caractéristique des traités scientifiques persans écrits par les savants hindous (§ 2.4).

Les études persanes sur l'Āyurveda sont également marquées par la production de plusieurs traités commandés par des souverains et des nobles musulmans, ou qui leur sont dédiés. Il faut donc préciser certains aspects saillants de la fonction jouée par le mécénat des élites politiques musulmanes dans l'ensemble de ces études. Comme le remarque l'historien Muzaffar Alam, l'attitude tolérante des souverains musulmans envers les hindous doit être vue en premier lieu comme une tactique visant à assurer la stabilité économique et politique du pouvoir des sultans[50]. À cet égard, il faut se demander de façon critique si, et dans quelle mesure, la production de textes médicaux et scientifiques dans le milieu des cours est liée à la politique culturelle et religieuse de

46 Le maharaja est appelé Rbhāy, ou Prbhāy, en caractères persans, et pourrait être Parbhāt Singh (r. 1700–1708) de Barwani (aujourd'hui en Madhya Pradesh), considérant aussi que la traduction est incluse dans un manuscrit datant du début XVIIIe siècle, Sayyid Aḥmad, *Kuḥl al-časm-i ṭabībān*, ms. Venise, Biblioteca Nazionale Marciana, Or. CXLIX. Le même manuscrit contient la copie apographe du *Ḫayr al-tajārib* d'Akbar Arzānī, voir Piemontese 1989, p. 332. Sur le *Cikitsāñjana* de Vidyāpati, voir Meulenbeld 1999–2002, vol. IIa, p. 325–326.

47 Ivanow 1926, p. 418–419.

48 Speziale 2009c, p. 316.

49 Naushahi 1998. Dans le domaine scientifique, il faut aussi rappeler les tables astronomiques *Zīj-i Muḥammad-šāhī*, complétées en 1140/1728, sur ordre du maharaja Jai Singh d'Amber, et dédiées à l'empereur moghol Muḥammad Šāh (r. 1719–1748).

50 Alam 1989. Sur la politique religieuse d'Akbar voir Milanetti 2012.

certains souverains musulmans. Est-ce que la parution de ces textes peut être interprétée comme une stratégie de légitimation du pouvoir des souverains pour lesquels ces textes sont rédigés ? En fait, l'analyse de ces sources montre un panorama plutôt complexe des rapports entre ces traités, leurs auteurs et le milieu des cours musulmanes.

D'abord, il faut situer et décomposer la production de ces textes sur un plan historique et dynastique. Une délimitation plus précise des contours de cette production montre l'existence de changements significatifs entre les différentes époques. Durant la période pré-moghole, le mécénat de cour occupe certainement un rôle important dans l'émergence de ce courant d'études : la majorité des traités monographiques en persan sur les sciences indiennes de l'époque pré-moghole qui nous sont parvenus sont en fait des ouvrages composés pour des sultans et des nobles musulmans, de différentes dynasties régionales (§ 3.1). Les autres écrits en persan sur la médecine indienne datant de cette époque se présentent plutôt sous la forme de chapitres contenus dans des traités hétérogènes. Les textes composés dans les milieux de cour jouent donc un rôle décisif dans la création et le développement du genre de la monographie persane sur les sciences indiennes.

Le modèle de mécénat qui s'affirme à l'époque des sultanats pré-moghols semble ainsi reprendre et développer la tendance disciplinaire de la production de l'époque abbasside, caractérisée par l'accent sur les traductions à caractère scientifique. Cependant, ce modèle est destiné à s'éclipser rapidement dès l'époque suivante, lorsque d'importants textes sur l'histoire et la religion hindoues sont traduits à la cour moghole, notamment à la requête d'Akbar (r. 1556–1605) et du prince Dārā Šikōh (m. 1069/1659). Akbar et Dārā Šikōh, les grands mécènes des traductions persanes des sources hindoues, ne portent pas une attention significative à la médecine ayurvédique. Une exception peut être considérée, le *ʿIlājāt-i Dārā Šikohī* de Nūr al-Dīn Šīrāzī, un texte dédié qui n'est cependant pas une monographie sur le savoir indien. Awrangzeb est le premier des grands Moghols, et apparemment le seul, à être dédicataire des monographies persanes sur la médecine ayurvédique.

Pour examiner ce type de textes il faut prendre en compte la différence entre les ouvrages commandés et les ouvrages dédiés. Une traduction ou un ouvrage commandé montre de façon plus directe l'intérêt du commanditaire pour le sujet du traité. Ce type de travail représente une source plus fiable pour évaluer le rôle et l'utilisation politique d'une discipline scientifique. On trouve des exemples importants d'ouvrages traduits ou rédigés explicitement à la requête de nobles musulmans à l'époque pré-moghole : la traduction de l'*Aṣṭāṅgahṛdayasaṃhitā* réalisée au Gujarat (deuxième moitié du XVe siècle), le *Maʿdan al-šifāʾ-i Sikandar-šāhī* et les traductions du *Śālihotra* réalisés pour

Aḥmad Walī Bahmanī (r. 1422–1435) de Gulbarga, Ġiyāṯ al-Dīn Šāh Ḫaljī de Malwa (r. 1469–1500) et Muẓaffar Šāh II (r. 1511–1526) du Gujarat. Les seuls traités connus de ce type qui auraient été produits à l'époque moghole sont le *Faras-nāma* compilé pour ʿAbd Allāh Ḫān Fīrūz-Jang (m. 1054/1644) et une adaptation de l'*Aśvacikitsita* de Nakula réalisée par Anand Rām, à la requête de Himmat Ḫān, deux ouvrages qui témoignent de l'intérêt persistant des nobles musulmans pour le soin des chevaux. À l'époque des États princiers, il faut rappeler deux traités sur la tradition ayurvédique rédigés à la requête de Sikandar Jāh (r. 1803–1829), souverain de Hyderabad.

Quant aux traités médicaux dédiés à des nobles, ils sont souvent composés par des savants employés dans les cours ou par des médecins en quête d'ascension sociale qui espèrent en tirer un poste, ou toute autre forme de récompense[51]. Le *Ṭibb-i Awrang-šāhī* de Darwīš Muḥammad, offre un bon exemple de cette dynamique. Au début de l'ouvrage, Darwīš Muḥammad n'hésite pas à évoquer les bénéfices réservés à ceux qui arrivent à la cour (*dargāh*) d'Awrangzeb et il remarque en particulier que « chaque *khatrī* qui y arrive devient un prince[52]. » En même temps, il est plutôt logique de penser que si le but est de complaire à un noble, pour essayer d'entrer à son service, ou d'avoir une promotion, l'auteur doit également considérer les intérêts du dédicataire de l'ouvrage.

Cette différence est particulièrement importante pour l'étude de quelques textes rédigés à la requête d'un noble mais dédiés à un autre personnage, tel le *Maʿdan al-šifāʾ-i Sikandar-šāhī*. L'ouvrage est compilé à la requête et sous la direction de Miyān Bhuwa, un noble de la cour, qui le dédie au sultan Sikandar Lodī (r. 1489–1517). Le même rapport entre commanditaire et dédicataire se retrouve dans l'ouvrage jumeau du *Maʿdan al-šifāʾ*, le *Lahjāt-i Sikandar-šāhī* de Yaḥyā Kābulī, un traité sur la musique basé sur les sources indiennes. Comme le *Maʿdan al-šifāʾ*, le *Lahjāt* est un ouvrage dédié au sultan Sikandar qui est

---

51 Il s'agissait d'un phénomène courant, également en dehors de la production scientifique. Gruendler et Marlow remarquent à ce sujet : « ... Service to members of Islamic Near Eastern elites in exchange of favours, employment, and protection was a legitimate *raison d'être* for literature and it produced some of its greatest classics », Gruendler – Marlow, 2004, p. iii.

52 Darwīš Muḥammad, *Ṭibb-i Awrang-šāhī*, ms. Londres, Wellcome Trust Library, pers. 202/c, p. 3–4. À la même époque, le voyageur vénitien Nicolò Manucci mentionne le cas de son compatriote Angelo Legrenzi, un médecin qui compose un pamphlet sur les fièvres dans le but d'entrer au service de la cour moghole à Awrangabad, sans cependant y parvenir, Manucci 1989, vol. IV, p. 250.

conçu et commandé par Miyān Bhuwa[53]. Voici comme Miyān Bhuwa décrit la démarche qu'il a suivie pour la composition du *Maʿdan al-šifāʾ* et le rôle joué par le sultan :

> La requête que fait cet humble serviteur, qui avait reçu à cette cour les miettes de la table et les épis de la science, qu'il s'est empressé d'étudier, fut donc de rédiger un manuel général (*majmūʿa*) en persan sur la médecine [indienne]. [Cependant] n'importe quel ordre peut émaner [du sultan], l'obligation (*farż*) [de ce serviteur] sera de le respecter. L'ordre (*farmān*) [suivant] émana de la cour : « Toi qui est en capable, fait-le, rédige en persan, qui est la plus élégante (*amlaḥ*) des langues, un compendium (*ẖulāṣa*) sur l'ensemble des règles (*aḥkām*) des livres des médecins indiens. [Ce livre] sera la cause d'une récompense abondante et d'éloges illimitées »[54].

Ce passage montre donc que Miyān Bhuwa, nonobstant sa position à la cour, et probablement aussi à cause d'elle, est obligé de demander la permission de Sikandar Lodī, un sultan plutôt ouvert aux arts, mais dont on ne se souvient pas pour sa tolérance envers les hindous[55]. Le fait que Miyān Bhuwa, avant de réaliser son projet, ait dû obtenir une approbation officielle, et le fait que celle-ci soit décrétée par un *farmān*, peuvent être interprétés comme des indices de ce que l'ouvrage traite d'un sujet délicat par rapport aux opinions religieuses de son dédicataire. Le *farmān* du sultan fait l'éloge du projet de traduction sans pour autant faire un éloge direct du savoir objet de l'ouvrage. Dans le premier paragraphe de l'introduction, Miyān Bhuwa aborde justement la question de la défense de la licéité et de la vertu du sujet de l'ouvrage, sur la base des traditions islamiques (§ 1.11.1).

Un autre rapport entre contenu et dédicataire dont il faut examiner la signification concerne les traités sur la médecine ayurvédique dédiés à Awrangzeb (r. 1658–1707), qui a été longtemps considéré comme l'empereur moghol incarnant l'antithèse de la politique d'ouverture vers les hindous et leur culture, inaugurée par Akbar. Awrangzeb, le restaurateur de l'orthodoxie islamique, nourrissait-il un intérêt particulier, ou caché, pour les connaissances scientifiques et les prescriptions des savants indiens ? Cette hypothèse semblerait trouver confirmation dans d'autres sources. Un document, qui a déjà été étu-

53 Sarmadee 1999, p. v.

54 Bhuwa Ḫān 1294/1877, p. 3.

55 Voir Elliot – Dowson 1867–1877, vol. IV, p. 447 ; Torri 2000, p. 240.

dié ailleurs, est le *farmān* où Awrangzeb demande au maître Anand Nāth du monastère de Jakhbar (Panjab), de lui envoyer du vif-argent (*pāra*) de qualité supérieure[56]. Dans deux des ouvrages sur la médecine indienne dédiés à Awrangzeb, le *Ṭibb-i Awrang-šāhī* de Darwīš Muḥammad et le *Dār al-šifāʾ-i Awrang-šāhī*, l'on retrouve justement des chapitres sur la calcination des métaux, c'est-à-dire les méthodes à la base de la préparation, entre autres, du vif-argent. Ces deux textes décrivent les procédés indiens pour la calcination (*kuštan*) de plusieurs matériaux tels l'argent, l'or, le mercure, le cuivre, le plomb, le fer, l'acier et le talc. Un autre document (*sanad*) atteste que sous le règne d'Awrangzeb, les revenus du village de Rampur Shankar, au Bihar, sont accordés (*madad-i maʿāš*) au médecin hindou Sundar, à condition qu'il accepte de prendre en charge les malades[57].

Hidāyat Allāh al-Jaʿfarī précise avoir étudié les savoirs (*ḥikmat*) arabe, persan et indien pour la composition du *Farhang-i ʿajāʾib-i al-ḥaqāʾiq-i Awrang-šahī*, un traité illustré sur la faune, la flore, les minéraux et d'autres matériaux, qu'il dédie à ce même empereur[58]. Dans les autres domaines scientifiques, Jaṭādhara compose en 1704 pour Awrangzeb un ouvrage d'astronomie en sanskrit, le *Phatteśāhaprakāśa*[59]. Selon Hermann Ethé, aurait également été dédié à Awrangzeb le *Badāʾiʿ-i funūn* (1074/1663–1664) de Dharma Nārāyaṇ, un texte persan sur l'arithmétique basé sur la *Līlāvatī* de Bhāskara[60]. Un important ouvrage compilé à la cour moghole vers 1085/1674–1675 est le *Tuḥfa al-hind*, long traité sur les arts indiens composé par Mīrzā Ḫān ibn Faḫr al-Dīn, pour le prince Muḥammad Aʿẓam (1653–1707), le fils d'Awrangzeb[61]. En dehors du milieu des cours, le règne d'Awrangzeb n'est pas marqué par un déclin dans la production de textes persans sur les savoirs indiens. Au contraire, la deuxième

56 Voir Goswamy – Greewal 1967, p. 120. Certaines traditions marathies vont jusqu'à s'approprier Awrangzeb en faisant de lui un disciple de Śahā Datta, une variante de la divinité hindoue Dattātreya qui intègre des attributs du *faqīr* musulman, voir Deák 2010, p. 519–520.

57 Datta 1962, p. 30.

58 Hidāyat Allāh, ibn Muḥammad Muḥsin Quraišī al-Hāšimī al-Jaʿfarī, *Farhang-i ʿajāʾib-i al-ḥaqāʾiq-i Awrang-šahī*, ms. Calcutta, The Asiatic Society, D 254, f. 2ᵇ. J'ai pu consulter seulement une reproduction des premiers folios de ce manuscrit qui constitue la seule copie connue de cet ouvrage.

59 Subbarayappa – Pingree 2001, p. 810. Sur les rapports entre la culture hindoue et la cour d'Awrangzeb voir aussi Truschke 2012, p. 55–56, 319–321.

60 Ethé 1903, vol. I, c. 1233. Cependant, la dédicace n'est pas signalée dans la description d'autres copies de l'ouvrage, voir Ivanow 1985, p. 701; Blochet 1934, p. 144.

61 Voir Keshavmurthy 2013.

moitié du XVIIe siècle est caractérisée par la production de nouveaux ouvrages de ce type ayant trait à différentes disciplines.

Un tel contexte rend assez plausible l'hypothèse que les auteurs des traités médicaux dédiés à Awrangzeb composent leurs textes en sachant que le sujet peut susciter l'intérêt de l'empereur. Cette hypothèse peut permettre de mieux comprendre les raisons qui sont à l'origine de la rédaction de ces ouvrages. Toutefois, l'analyse des dédicaces de deux de ces textes, le *Ṭibb-i Awrang-šāhī* de Darwīš Muḥammad et le *Dār al-šifāʾ-i Awrang-šāhī* d'Abū al-Fatḥ, n'offre pas vraiment d'éléments significatifs à cet égard. Les dédicaces de ces deux textes ne transmettent pas une représentation d'Awrangzeb en tant que mécène du savoir objet de l'ouvrage. Les formules et les eulogies habituelles y sont utilisées : elles célèbrent les vertus religieuses et islamiques de l'empereur, appelé le « roi guerrier » (*bād-šāh ġāzī*) et le « possesseur (*ṣāḥib*) du Coran » dans le *Ṭibb-i Awrang-šāhī*[62]. Un accent analogue se retrouve dans la dédicace en vers de l'ouvrage d'Abū al-Fatḥ : « Dieu soit loué que ce discours heureux [...] soit terminé / ce livre a été complété en 1081 / puisque Dieu a achevé mon livre, je l'ai gravé au nom de son excellence l'empereur / du nom d'Awrangzeb le juste, qui a ordonné la religion de Muḥammad[63]. »

Quoi qu'il en soit, le fait que ces ouvrages aient été composés indique que cette pratique devait être non seulement licite mais aussi courante à la cour d'Awrangzeb. De plus, la compilation de plusieurs traités à caractère scientifique dédiés à cet empereur – traités qui empruntent à la fois aux traditions musulmane et indienne – doit être considérée comme un autre indice de l'intérêt de celui-ci pour les disciplines scientifiques[64]. D'ailleurs, les traités connus sur les savoirs indiens dédiés à Awrangzeb concernent uniquement les sciences ; aucun traité persan sur l'hindouisme ne lui est dédié. Par rapport à la première phase de l'époque moghole, cette tendance apparaît comme un retour vers les formes de mécénat de l'époque pré-moghole, lorsque l'attention des nobles musulmans se concentrait principalement sur les sources et la pensée scientifiques des Indiens. Toutefois, les deux phénomènes ne sont pas identiques, car sous Awrangzeb le sultan musulman n'agit plus en tant que commanditaire de l'ouvrage. Ce sont plutôt les auteurs des textes qui véhiculent le

62 Darwīš Muḥammad, *Ṭibb-i Awrang-šāhī*, ms. Londres, Wellcome Trust Library, pers. 202/c, p. 2–3.

63 Abū al-Fatḥ, *Dār al-šifāʾ-i Awrang-šāhī*, ms. New Delhi, Jāmiʿa Hamdard, pers. 1973, ff. 104[a]–104[b].

64 Sur la médecine avicennienne, Muḥammad Riżā Šīrāzī dédie à Awrangzeb le *Riyaż-i ʿĀlamgīrī*, un traité sur l'hygiène et la thérapeutique, dont on conserve plusieurs copies.

retour vers les formes de l'époque pré-moghole, sur la base probablement des thématiques qui deviennent plus convenables à la cour d'Awrangzeb.

En conclusion, on peut récapituler comme suit le rôle joué par le mécénat musulman dans la production des textes persans sur le savoir médical indien. Pendant la période des sultanats pré-moghols, la compilation d'ouvrages pour les nobles constitue indubitablement un facteur qui contribue à l'émergence et au développement des études persanes dans ce domaine. Pourtant, cette tendance ne se poursuit pas à l'époque suivante, lorsque les idées d'Akbar et de Dārā Šikōh imposent un changement significatif de l'orientation disciplinaire de la traduction. Les quelques ouvrages sur l'Āyurveda dédiés à un empereur moghol, suggèrent également la nécessité de repenser la façon dont se poursuit et se modifie le rapport entre la cour moghole et les textes persans sur la culture indienne, après la mort de Dārā Šikōh.

Pour revenir sur la question soulevée au début, dans leur ensemble, les études persanes sur l'Āyurveda ne peuvent pas être considérées comme un épiphénomène de la politique culturelle de quelques souverains musulmans. Les facteurs principaux à la base de l'émergence de ces études dans le milieu musulman sont les exigences liées à la pratique du savoir dans l'environnement local, et non pas les tendances disciplinaires imposées par le contexte politique. En même temps, ces deux aspects ne sont pas complètement disjoints, car le second peut être un véhicule du premier – c'est-à-dire l'exigence d'adapter le savoir musulman au contexte indien – comme dans le cas du *Maʿdan al-šifāʾ*, ou s'inscrire dans la même logique d'appropriation du savoir local, comme dans le cas du *Qurrat al-mulk*, ouvrages sur lesquels on reviendra dans les deux chapitres suivants.

1.6 Le savoir pratique et la recherche sur la pharmacopée indienne

L'indianisation de la culture médicale persane n'est pas un processus homogène mais elle est caractérisée par l'importance inégale donnée aux différents domaines du savoir transmis par les *vaidya* indiens. Une grande partie des investigations et des études réalisées par les médecins musulmans concerne les connaissances et les procédés pouvant être incorporés dans la pratique médicale et thérapeutique. La pharmacologie suscite tout particulièrement l'intérêt des médecins avicenniens; elle constitue par ailleurs la discipline médicale qui s'est le plus développée dans la culture persane d'Asie du Sud, grâce aux contacts avec le savoir local.

Les sources persanes sur la pharmacologie indienne peuvent être divisées en trois grands types de textes, selon l'espace accordé au sujet dans l'économie des ouvrages. D'abord, les traités monographiques sur la pharmacopée, tels le *Taʾlīf-i Šarīfī* de Muḥammad Šarīf Ḫān et le *Taḏkira al-hind* de Riżā ʿAlī Ḫān ; deuxièmement, les sections sur la pharmacologie incluses dans les traités généraux sur la médecine ayurvédique, tels le *Maʿdan al-šifāʾ-i Sikandar-šāhī* et le *Dastūr al-aṭibbāʾ* de Firišta ; troisièmement, les chapitres et les descriptions présentes dans les ouvrages dédiés principalement à la tradition avicennienne, tel le *Ganj-i bād-āward* d'Amān Allāh Ḫān (m. 1046/1637). Dans la suite, on reviendra à plusieurs reprises sur ces textes et leurs auteurs. Dans ce chapitre et les suivants, on évoquera plutôt certains aspects d'ensemble de ces études et leurs liens avec les opportunités et les menaces que représente le contexte local.

D'abord, il convient d'analyser ce qui différencie l'Asie du Sud des autres régions du monde musulman, qui sont caractérisées par la suprématie d'une seule culture scientifique. En Asie du Sud, les médecins avicenniens se trouvent confrontés à une tradition thérapeutique locale riche et ancienne, qui jouit d'ailleurs d'une belle renommée en islam déjà bien avant la fondation du sultanat de Delhi. Cependant, cette interprétation « opportuniste » ne saurait expliquer à elle seule pourquoi le même degré d'assimilation et d'hybridation ne s'est pas réalisé dans d'autres domaines du savoir scientifique, comme les mathématiques, ou dans d'autres branches de la médecine. La traduction du savoir de l'autre est en réalité une pratique sélective qui favorise l'assimilation de certains segments par la culture réceptrice. La « présence » du savoir local n'est donc pas le seul facteur à prendre en compte. Au contraire, il faut également envisager la condition asymétrique de l'« absence » partielle d'efficacité, et donc de pouvoir thérapeutique, du savoir introduit par les médecins musulmans.

Les études persanes du savoir indien, et le renouvellement des connaissances pharmacologiques des médecins musulmans, représentent en premier lieu une réponse aux difficultés et aux menaces représentées par l'environnement étranger. Les médecins indo-musulmans rencontrent des difficultés considérables à adapter leurs remèdes aux conditions locales, à identifier et à obtenir les substances simples utilisées dans les textes arabes et persans. Naturellement, certaines ne se trouvent pas en Asie du Sud et il devient donc nécessaire de trouver des substituts locaux, sans parler des remèdes utilisés pour certaines affections typiques du monde indien. La nécessité de présenter le lexique indien et d'identifier les remèdes dans la pharmacopée locale constitue une thématique introduisant plusieurs ouvrages d'auteurs musulmans. Au début du XVIe siècle, Miyān Bhuwa Ḫān explique dans la préface du *Maʿdan al-šifāʾ-i Sikandar-šāhī* :

> Puisque les noms des médicaments sont écrits en persan ou en grec, ils ne sont pas identifiés dans ce pays, tandis que nombre d'entre eux ne s'y trouvent même pas. Donc, il a été nécessaire d'étudier (*tatabbuʿ*) les livres des médecins indiens, qui sont un aimant (*miqnāṭīs*) pour le fer des maladies et la corruption du tempérament[65].

Un récit concernant Miyān Ṭāha Farmulī, un contemporain de Miyān Bhuwa, illustre très bien la question de la connaissance et de l'incompréhension des noms indiens par les musulmans et des difficultés que cela peut poser lorsque, par exemple, un patient doit se procurer les médicaments prescrits par le médecin. Le récit relate que le fils de Ibrāhīm Ḫān Sarwānī, un noble de l'époque, a une blessure à l'abdomen qui ne guérit pas et est emmené chez Miyān Ṭāha. Celui-ci lui prescrit un traitement incluant de la poudre de *gobhī*[66], laquelle doit être barbouillée sur l'abdomen, mais le serviteur qui accompagne l'enfant ne comprend pas la signification du mot *gobhī*. Miyān Ṭāha essaie ainsi de lui expliquer de quelle substance il s'agit en mentionnant les différents noms utilisés par les villageoises, par les yogis et par les Gujaratis, mais le serviteur n'arrive à comprendre aucun de ces termes. Enfin, Miyān Ṭāha lui dit le terme utilisé par les Afghans en lui indiquant de le mentionner à Ibrāhīm Ḫān qui, lui, comprendra[67].

La problématique soulevée par Miyān Bhuwa se retrouve dans la préface de l'ouvrage de Nāfiʿ al-Ṣiddīqī al-Jāʾisī, l'*Anīs al-aṭibbāʾ*, un dictionnaire des remèdes rédigé en 1202/1787–1788. Cet auteur, dont le nom indique qu'il est originaire de la ville de Jais (Uttar Pradesh), explique avoir composé son traité à cause des difficultés rencontrées par les médecins indiens lors de l'utilisation des pharmacopées persanes telle que l'*Iḫtiyārāt-i Badīʿī*, un ouvrage important de Zayn al-Dīn ʿAlī al-ʿAṭṭār (m. 806/1403–1404), médecin de Chiraz (Iran) qui était au service du sultan muzaffaride Šāh Šujāʿ (r. 1364–1384)[68]. On retrouve un discours semblable dans le *Muntaḫab al-adwiya*, composé en 1252/1837 à Hyderabad, dans lequel l'auteur, Muḥammad Qamar al-Dīn Ḥusayn, écrit que les noms en persan, arabe et grec ne sont pas utilisés par les pharmaciens indiens, et qu'il a composé son ouvrage en insistant plus particulièrement sur la description des remèdes d'origine locale et en utilisant toujours la nomenclature

65 Bhuwa Ḫān 1294/1877, p. 3.

66 Terme hindi qui indique la plante médicinale *Elephantopus scaber*, mais aussi le chou.

67 Muštāqī 1422/2002, p. 176–177.

68 Ṣiddīqī al-Jāʾisī, *Anīs al-aṭibbāʾ*, ms. Bibliothèque nationale de France, supplément persan 1088, f. 1a.

ourdoue[69]. Sayyid ʿAbd al-Fattāḥ, qui traduit en persan le *Qānūn fī al-ṭibb* d'Ibn Sīnā, compose également le *Bustān-i afrūz*, un texte sur les plantes médicales de l'Inde et de la région du Sind (*nabātāt-i hindiya wa sindiya*), dans lequel il se plaint de la pénurie des remèdes de la tradition gréco-arabe (*yūnānī*) disponibles pour les pharmaciens (*ahl-i ṣināʿat-i ṣaydana*)[70].

Le *Farhang-i adwiya-yi hindiya* est un court texte anonyme qui présente, en ordre alphabétique, une liste de médicaments indiens accompagnés de leurs noms en persan et parfois d'une brève description de leurs propriétés. Il est destiné à faciliter la lecture du *Qarābādīn-i Qādirī*, une pharmacopée très utilisée en Asie du Sud, qui avait été composée en 1130/1718 par Akbar Arzānī, lequel avait dédie l'ouvrage à ʿAbd al-Qādir al-Gīlānī (m. 561/1166, Bagdad), le saint éponyme de l'ordre soufi Qādiriyya[71]. L'auteur anonyme explique que les remèdes indiens occupent une place importante dans le *Qarābādīn-i Qādirī:* par conséquent, dans le but de les identifier, il a rédigé ce *farhang* (dictionnaire) basé sur le *Dastūr al-aṭibbāʾ* de Muḥammad Qāsim Firišta. Le but de ce texte n'est donc pas de combler les lacunes des traités persans qui n'incluent pas les noms indiens des remèdes, mais d'aider le médecin musulman dans la lecture d'un texte persan qui comprend souvent des remèdes et des noms indiens. Ce changement de problématique illustre les résultats des efforts accomplis dans ce domaine et le phénomène d'indianisation des contenus des textes des savants de l'école avicennienne, comme Akbar Arzānī[72].

L'attention portée à ces thématiques ne se limite pas au lexique et à la pharmacognosie, mais touche également les méthodes et les notions nécessaires à la pratique du savoir, telles que les modalités de préparation des médicaments et le système de mesure du poids. Un domaine représentatif est celui de l'iatrochimie indienne. Les procédés techniques des savants hindous pour « tuer » (sanskrit *māraṇa*, traduit par l'équivalent persan *kuštan*) les métaux et les minéraux et en fabriquer des oxydes (sanskrit *bhasman*, persan *kušta*, pl. *kuštajāt*) pour l'usage médical, sont des thématiques qui font l'objet de nombreuses descriptions dans la littérature persane, à partir des traités de l'époque pré-moghole, tel *Majmūʿa-yi Żiyāʾī* de Żiyāʾ Muḥammad ʿUmar Ġaznawī, ouvrage composé au Deccan au XIVᵉ siècle (§ 3.1). Certaines de ces méthodes sont utilisées par les musulmans jusqu'à l'époque contemporaine. La connaissance des poids locaux des médicaments et des aliments constitue un autre aspect de base de la traductibilité entre les deux systèmes culturels.

69 Fārūqī 1420/1999, p. 173–174.

70 ʿAbd al-Fattāḥ, *Bustān-i afrūz*, ms. Lahore, Kitābḫāna-yi ʿumūmī-i Panjab, 240/2, f. 1ᵇ.

71 Sur la *Qarābādīn-i Qādirī* et son auteur voir Speziale 2010a, p. 236–238 ; Speziale 2011.

72 *Farhang-i adwiya-yi hindiya*, mss. Londres, Wellcome Trust Library, pers. 555.

Elle est d'abord indispensable au médecin dans l'interaction professionnelle avec différents interlocuteurs, mais également pour déchiffrer les formules des docteurs indiens. L'ouvrage de Riżā ʿAlī Ḫān offre un bon exemple de l'attention portée par les musulmans à cette question. Le dernier chapitre de l'introduction du *Taḏkira al-hind* analyse les poids (*wazn*) utilisé par les médecins indiens. Au début du chapitre, l'auteur précise qu'il s'agit d'une connaissance « obligatoire pour les médecins » (*bar aṭibbāʾ wājib*) ; et, pour bien souligner ce concept, il cite le verset de la sourate al-Raḥmān du Coran (55 : 9) où, après avoir expliqué que Dieu a établi la balance (*mīzān*), l'homme est sommé de donner le poids (*wazn*) exact[73].

Les auteurs et les lecteurs de ces ouvrages, accordent un rôle fondamental à l'expérience (*tajriba*) pratique et directe des connaissances thérapeutiques incluses dans le texte. La plupart du temps, les traités persans sur l'Āyurveda ne se basent pas uniquement sur les sources indiennes, textuelles ou orales, mais également sur une connaissance personnelle des propriétés des remèdes présentés. La rencontre avec la pharmacopée indienne pousse les médecins musulmans à s'engager dans une vaste recherche empirique sur les remèdes locaux, qui se manifeste dans la composition et le remaniement de formules appelées *mujarrabāt*, c'est-à-dire « remèdes expérimentés », qui sont fréquemment recueillis dans les textes. De nombreux ouvrages médicaux persans ont été composés en Asie du Sud sous la forme d'un recueil des formules expérimentées par un certain auteur, tel le *Mujarrabāt-i Akbarī* d'Akbar Arzānī[74].

Dans la culture médicale musulmane d'Asie du Sud, le fait de posséder et de transmettre des *mujarrabāt* constitue l'un des attributs incontournables du prestige d'un médecin, de son cabinet et de sa famille. L'accent sur ce type de discours se retrouve également dans les traités persans sur l'Āyurveda. Au début du *Takmila-yi hindī*, l'auteur précise que les matériaux inclus dans son ouvrage sont basés également sur ses *mujarrabāt* :

> Le *faqīr* Ahl Allāh ibn Šayḫ ʿAbd al-Raḥīm a pensé à écrire ces pages sur quelques-uns des bénéfices de la médecine indienne (*fawāʾid-i ʿilm-i ṭibb-i hindī*) ainsi que certains (*baʿżī*) des remèdes expérimentés par lui-même (*adwiya-yi mujarraba-yi ḫwīš*)[75].

73 Riżā ʿAlī Ḫān 1353/1935, p. 33.

74 Pour une longue liste de recueils de *mujarrabāt*, voir le répertoire de Munzawī 1382 š./2003, p. 3673–3683.

75 Šāh Ahl Allāh, *Takmila-yi hindī*, ms. Hyderabad, Andhra Pradesh Oriental Manuscript Library and Research Institute, pers. 403, f. 1b.

Le *Ta'līf-i Šarīfī* de Šarīf Ḫān offre un témoignage explicite de l'intégration des substances locales dans les *mujarrabāt* des médecins musulmans. Au début de l'ouvrage, Šarīf Ḫān écrit que pour trouver les médicaments indiens (*adwiya-yi hindī*) qui font partie des « remèdes composés expérimentés par ses ancêtres » (*tarākīb-i mujarrab-i ajdād*), il faut avoir recours aux livres indiens[76]. Les articles de ce dictionnaire ajoutent quelques autres remarques à ce sujet. Lorsque Šarīf Ḫān décrit l'utilisation de la poudre de dents de loup qui, diluée dans l'eau, est efficace pour soigner la cataracte (*gul-i čašm*), il précise que ce traitement a été employé par son père, Muḥammad Akmal Ḫān[77]. Dans l'article sur le *bhilāwāṅ* (*Semecarpus anacardium*), Šarīf Ḫān écrit qu'il l'a essayé sur lui-même et qu'il a constaté la très grande utilité de cette substance pour fortifier la virilité (*bāh*) et l'estomac, ainsi que pour traiter le rhume. Il explique ensuite avoir utilisé ce médicament pour guérir les troubles utérins d'une femme, ou encore le fort rhume d'un de ses amis, opiomane, qui avait pris de nombreux remèdes inefficaces avant de suivre ce traitement[78].

Dans l'article sur le *bhāṅg*, une boisson à base de *Cannabis sativa*, Šarīf Ḫān relate l'expérience d'un autre médecin musulman, Nūr al-Dīn Šīrāzī (*fl.* première moitié du XVIIe siècle), l'auteur du *'Ilājāt-i Dārā Šikōhī*. Le récit expose également une modalité assez singulière de transmission d'une pratique entre les deux cultures. Nūr al-Dīn Šīrāzī précise être parvenu à connaitre les propriétés du *bhāṅg* à travers une tablette (*lawḥ*) qu'il a découverte lors de la construction d'un bâtiment au Bengale. La tablette mentionne l'expérience d'un certain Mahādeva qui a toujours consommé du *bhāṅg* en tirant de cela de grands bénéfices pour la virilité sexuelle. Nūr al-Dīn Šīrāzī ajoute avoir expérimenté personnellement l'efficacité du *bhāṅg* suivant la formule (*tarkīb*) donnée dans la tablette[79].

Le *Mu'ālajāt-i hindī*, un texte compilé à la requête de Sikandar Jāh (r. 1803–1829), le troisième Niẓām de Hyderabad, véhicule de façon très claire l'axiome de l'importance de l'expérience pratique. L'ouvrage recueille les prescriptions ayurvédiques qui ont été expérimentées personnellement par le Niẓām, lequel est un expert en médecine et prescrit souvent des médicaments aux nobles de sa cour[80]. L'introduction du *Ma'dan al-šifā'-i Sikandar-šāhī* présente une autre

76 Šarīf Ḫān 1280/1863, p. 5.

77 Šarīf Ḫān 1280/1863, p. 43.

78 Šarīf Ḫān 1280/1863, p. 44.

79 Šarīf Ḫān 1280/1863, p. 45.

80 Ḥaydar Miṣrī, *Mu'ālajāt-i hindī*, ms. Hyderabad, Andhra Pradesh Oriental Manuscript Library and Research Institute, pers. 339, f. 2^a–b^. Sur Sikandar Jāh voir Fārūqī 1420/1999, p. 159.

illustration efficace de l'utilisation du concept de *mujarrab* en tant que critère pour la sélection des matériaux à recueillir et à traduire. Lorsque le compilateur parle des sources sanskrites utilisées pour la réalisation de l'ouvrage, il précise justement que le texte inclut: «ce qui était utilisé (*maʿmūl*) et expérimenté (*mujarrab*)» dans les livres des médecins indiens[81]. Le fait qu'un certain savoir soit mis en pratique par l'expérience constitue donc le moyen le plus direct pour évaluer et actualiser l'efficacité des pratiques transmises par d'anciennes traditions.

En outre, la référence à certaines traditions anciennes peut être utilisée pour légitimer et promouvoir le changement et l'innovation: cela est manifeste dans l'utilisation des traditions islamiques du *ṭibb al-nabī*, la «médecine du prophète» (§1.11.1). Les nouveaux traités persans sur l'Āyurveda montrent que le texte médical et l'expérience de l'auteur doivent être vus comme deux éléments liés par un rapport dialectique et réflexif. D'un côté, le texte est influencé par la pratique contemporaine et recueille l'expérience des médecins, et, de l'autre, il exerce une influence directe sur la pratique d'autres médecins, contribuant par là même à la modifier.

1.7 Adaptation, appropriation et renouvellement du savoir

L'une des raisons prioritaires de l'incorporation du savoir médical indien dans la culture persane est qu'elle constitue un moyen d'adapter l'école avicennienne à l'environnement local. L'intérêt des médecins musulmans tient surtout à leur désir d'étendre le champ de leurs connaissances thérapeutiques et d'en renforcer l'efficacité. Le but principal de ces études persanes n'est pas de préserver l'ancien savoir indien, mais d'adapter des connaissances nouvelles aux exigences actuelles. L'appropriation des connaissances locales dans les textes persans est rendue nécessaire par des problématiques auxquelles les livres des grands maîtres des traditions arabe et grecque n'offraient pas de solutions efficaces. C'est notamment dans les domaines de la thérapeutique et de la pharmacologie que les médecins avicenniens expérimentent en Inde les limites de la connaissance transmise par les textes de la tradition arabe médiévale. La traduction est la conséquence d'une condition de crise culturelle et d'une adaptation, engendrée par le déplacement de la culture musulmane dans une région dont la flore n'est pas adéquatement connue dans la littérature scientifique arabo-persane antérieure, sinon à travers des sources anciennes et

81 Bhuwa H̱ān 1294/1877, p. 3.

indirectes. Dans ces conditions, la traduction constitue la seule sortie de crise possible et, en même temps, elle devient le facteur qui, plus que n'importe quel autre, contribue à remodeler l'identité de la culture réceptrice.

Selon certains savants musulmans, les limites du savoir gréco-arabe et la nécessité d'adapter sa méthode au contexte indien, sont des problématiques qui s'expliquent de façon évidente sur le plan doctrinal. L'explication 'tempéramental' et 'climatique' donnée dans certains textes persans soulève également la question de la discordance et de l'incompatibilité du savoir médical avicennien avec le tempérament des corps dans la région indienne. Cette question est clairement soulevée dans le *Maʿdan al-šifāʾ-i Sikandar-šāhī*, au début du discours précisant les raisons de la rédaction de l'ouvrage :

> On sait par l'expérience (*ba-ḥisab tajārib*) que le savoir de la Grèce (*ḥikmat-i yūnān*) n'est pas approprié (*munāsib*) pour soulager les tempéraments des personnes de l'Inde et il ne s'accorde (*muwāfiq*) pas avec le climat (*āb wa hawā*) de ce pays[82].

Cette problématique est abordée également dans la préface du *Dastūr al-hunūd*. Amān Allāh Ḫān (XVIIe siècle), comme d'autres auteurs musulmans de ces textes médicaux, est un croyant dévoué. Il replace ainsi la question dans une optique déterministe, mais également très pragmatique. Selon Amān Allāh Ḫān, la connaissance des caractéristiques des différentes régions est indispensable pour le médecin, compte tenu de la façon dont Dieu a créé la nature :

> Ne vois-tu pas que le Médecin Tout-Puissant [Dieu] a créé des remèdes (*adwiya*) spécifiques pour chaque pays et efficaces pour les symptômes et les maladies qui sont récurrents dans cette région ? En conséquence, il est indubitable que la préservation de la santé des tempéraments dépend de la connaissance (*maʿrifa*) des tempéraments (*ṭabāʾīʿ*) des remèdes de chaque pays ainsi que de la connaissance du lexique de ses savants (*zabān-i ahl-i taḥqīq*)[83].

La question de la variation du climat indien est soulignée au début du *Dastūr al-aṭibbāʾ* de Muḥammad Qāsim Firišta qui offre également un autre exemple de la façon dont un auteur valide l'objet de l'étude à partir de son expérience :

---

82 Bhuwa Ḫān 1294/1877, p. 3.

83 Amān Allāh Ḫān, *Dastūr al-hunūd*, ms. Hyderabad, Salar Jung Library, pers. *ṭibb* 91, f. 1^r.

> Ayant trouvé la doctrine et la pratique (*ʿamalī*) de leur médecine extrêmement solide, et en raison du fait que les amis musulmans qui vivent dans ces régions n'ont pas d'information sur la grande altération (*kaṯīr al-iḫtilāl*) des saisons et du climat de ce pays, ni sur la méthode de traitement (*ṭarz-i muʿālajāt*) des médecins de ce pays [...], il [Firišta] a jugé nécessaire (*wājib wa lāzim*) d'écrire ce livre plein de bénéfices (*fawāʾid*) sur les règles (*qawāʾid*) et les pratiques (*żawābiṭ*) de leur médecine[84].

Sur le plan conceptuel, ces textes justifient et motivent l'étude du savoir ayurvédique sur la base des principes fondamentaux de l'école gréco-arabe. Notamment, le fait qu'un médicament doit être approprié au tempérament d'un corps dans un certain climat, et le fait que la connaissance de ces phénomènes constitue un élément incontournable pour la pratique de la profession. C'est donc la cohérence avec les principes de la discipline qui impose l'adaptation et l'innovation des connaissances. En même temps, ce sont les principes mêmes de la doctrine grecque qui expliquent les limites, rencontrées dans la pratique, de l'efficacité du savoir thérapeutique des médecins musulmans dans un climat différent comme celui de l'Inde. On peut remarquer qu'au début de l'époque coloniale, lorsque la culture occidentale est encore imprégnée d'éléments de la tradition galénique, l'interprétation de type 'climatique' est aussi utilisée par les britanniques qui devaient adapter leur connaissances et pratiques médicales au contexte indien, où le taux de mortalité des Européens était très élevé[85].

La pathologie constitue un domaine qui, avec la pharmacologie, est particulièrement concerné par ce type de problématique. D'abord, il faut considérer comment l'approche de l'étiologie et du traitement des maladies des médecins musulmans peut varier lorsque l'interprétation ayurvédique s'adjoint à l'avicennienne. Ce n'est pas un hasard si la proposition la plus importante d'un médecin musulman pour modifier le cœur de la doctrine gréco-arabe concerne le schéma herméneutique de la pathologie (§1.10.2). L'extension des connaissances devient primordiale pour certaines formes pathologiques récurrentes dans cette région, telle que la dysenterie (*sangrahanī*, de l'hindi *saṅgrahaṇī*), un trouble qui frappe fréquemment les étrangers et dont les causes et le traitement sont décrits en détail dans plusieurs traités indo-persans, comme le

84 Firišta, *Dastūr al-aṭibbāʾ*, ms. Téhéran, Kitābḫāna-yi Majlis, pers. 5521/1, p. 1–2.

85 Voir Arnold 1993, p. 36–43. Voir aussi la discussion du climat indien donnée par William James Moore qui utilise l'expression persane *āb wa hawā*, Moore, 1861, p. 3–7.

Maʿdan al-šifāʾ-i Sikandar-šāhī, le [*Kitāb-i*] *Sulaymān-šāhī*, le *Ḫulāṣa-yi Bīnā* (996/1588) de Šayḫ Bīnā ibn Ḥasan, et le *Ṭibb-i Awrang-šāhī* de Darwīš Muḥammad[86].

L'adaptation et le changement sont des processus qui opèrent à différents niveaux et qui concernent les deux cultures mises en contact par la traduction. L'incorporation du savoir indien favorise l'ajustement de la pratique des médecins musulmans. Simultanément, cela est accompli à travers l'adaptation des connaissances incorporées à l'univers conceptuel et aux styles de la tradition scientifique musulmane. Sur le plan de la culture matérielle, la première de ces transformations touche bien évidemment le support véhiculant le savoir, autrement dit le passage des matériaux de la tradition indienne, comme les feuilles de palme, au codex relié de la tradition persane (voir figure 1). Sur le plan conceptuel, la traduction adapte plusieurs aspects du savoir indien à la *forma mentis* des savants avicenniens. Les traités persans présentent souvent les matériaux indiens selon des catégories typiques de la pensée avicennienne et tirées des livres arabes et persans.

Le *Ṭibb-i murād al-šifāʾ* de Murād ʿAlī ibn Sayyid ʿAbd al-ʿAzīz (deuxième moitié du XVIIIe siècle), un texte qui intègre des matériaux musulmans et ayurvédiques, offre un exemple de la façon dont le savoir indien est intégré dans des schémas conceptuels propres aux textes de la tradition gréco-arabe. Comme on vient de le souligner, les médecins musulmans attribuent un rôle fondamental à l'influence des conditions climatiques sur la complexion humaine ainsi qu'à la connaissance des variations de ces conditions. Sur ce point, ils peuvent retrouver d'importantes analyses dans le savoir de leurs collègues indiens, car la médecine ayurvédique accorde un rôle tout aussi important à l'étude des effets des variations climatiques des saisons sur la pathologie humaine[87]. La première partie du *Ṭibb-i murād al-šifāʾ*, sur les aspects théoriques, inclut un chapitre sur les « six facteurs essentiels » (*sitta-yi ẓarūriyya*) de la santé, l'un des concepts de base de la pensée avicennienne. Le premier de ces facteurs est la qualité de l'air (*hawā*)[88]. Murād ʿAlī focalise l'interprétation du premier

86 Le *Maʿdan al-šifāʾ* donne une analyse détaillée de cette maladie et de sa thérapie dans le quatrième chapitre de la troisième partie, traitant de la pathologie et de la thérapeutique, Bhuwa Ḫān 1902 (traduction ourdoue), p. 165–172. Šayḫ Bīnā ibn Ḥasan dédie le septième chapitre de son *Ḫulāṣa-yi Bīnā* (996/1588) à la description et au traitement de la *sangrahanī*, qui est interprétée comme un trouble des humeurs, Bīnā ibn Ḥasan, *Ḫulāṣa-yi Bīnā*, ms. Londres, Wellcome Trust Library, pers. 601, p. 37–41.

87 Voir à ce sujet Zimmermann 1980 ; voir aussi Wujastyk 1998, p. 240–241, 263–271.

88 Les cinq autres facteurs sont : la nourriture et le boisson ; le cycle veille/sommeil ; le mouvement et le repos du corps ; les mouvements de la psyché ; la rétention et l'évacuation.

facteur des *sitta-yi ẓarūriyya* sur la description des saisons : d'abord, il expose les quatre saisons de la tradition gréco-arabe, et ensuite examine les six saisons (*ṛtu*) du calendaire solaire indien : *hemanta, śiśira, vasanta, grīṣma, varṣā* et *śarada*. L'auteur explique les effets des saisons indiennes sur les humeurs, utilisant toujours les termes équivalents persans des trois *doṣa* (humeurs[89]), et précise la méthode astrale pour déterminer la saison. Par exemple, durant *hemanta* (hiver) le soleil transite dans le Scorpion et dans le Sagittaire, tandis que durant *vasanta* (printemps) il transite dans les Poissons et dans le Bélier[90].

Dans le cas des *sitta-yi ẓarūriyya*, l'opération consiste principalement à incorporer le savoir local dans une catégorie arabe préexistante, tandis que la transition de certains éléments implique une reformulation conceptuelle plus complexe. Dans le domaine de la pharmacologie, l'une des priorités des savants musulmans est de définir les propriétés des médicaments indiens à partir du système conceptuel des quatre qualités naturelles (chaud, froid, humide, sec), qui est à la base de la pensée gréco-arabe. Une opération analogue a lieu dans l'interprétation des concepts de la doctrine physiologique indienne. Les textes persans sur l'Āyurveda font un usage très limité des termes sanskrits se référant aux trois *doṣa* (*vāta, pitta, kapha*) qui sont généralement rendus par des équivalents tirés du lexique arabo-persan. Lorsque les médecins musulmans traduisent *doṣa* par *ḫilṭ* (humeur) et utilisent systématiquement le terme arabe pour indiquer le concept indien, leur but principal ne semble pas être de traduire la valeur original du terme dans sa complexité, mais plutôt de rendre immédiatement compréhensible le concept au lecteur musulman.

Il faut donc voir comment ce type de traduction, visant en premier lieu à familiariser le lecteur musulman avec l'objet du texte et à faciliter l'utilisation de l'ouvrage, tendait en même temps à réduire la référence directe à l'horizon doctrinal de la médecine ayurvédique. La substitution de *doṣa* par *ḫilṭ* ne permet évidemment pas de garder la valeur sémantique et conceptuelle du terme indien[91]. La différence induite par ce type d'équivalence a pour effet de modifier les formes de connaissance et de transmission du savoir qui est traduit. Les traités persans imposent un changement et une diversification de la perspec-

89 Sur la question de la traduction de *doṣa* par « humeur », voir les observations de Zimmermann 1989, p. 145–146, et Wujastyk, 1998, p. 30–34.

90 Murād ʿAlī ibn Sayyid ʿAbd al-ʿAzīz, *Ṭibb-i murād al-šifāʾ*, ms. Londres, Wellcome Trust Library, pers. 526, ff. 24^b–27^a.

91 À cet égard, voir l'analyse d'Aditya Behl des problématiques de la traduction et de l'équivalence de termes tels Rām et Raḥīm, Behl 2002.

tive épistémique et des modalités à travers lesquelles les savants indiens, musulmans et hindous, peuvent étudier les matériaux de l'Āyurveda.

Les études persanes de l'Āyurveda sont donc un moyen de s'emparer du savoir de l'autre. Leur but n'est pas simplement de connaître l'autre mais surtout de s'approprier des connaissances et des secrets de son art thérapeutique. Cette tendance interagit de façon étroite avec certaines caractéristiques, déjà évoquées, de ces études, tel l'intérêt sélectif pour les aspects du savoir local qui permettent d'accroître la compétitivité professionnelle des médecins musulmans. D'ailleurs, certains ouvrages ne cachent pas la logique d'appropriation qui est à la base de leur compilation. Le *Qurrat al-mulk*, une traduction sur l'hippologie indienne réalisée pour le sultan Ġiyāṯ al-Dīn Šāh Ḫaljī (r. 1469–1500) de Malwa, offre un témoignage emblématique de ce discours. La raison de la production de la traduction persane est ainsi expliquée au début de l'ouvrage :

> Le sultan Ġiyāṯ al-Dīn Muḥammad Šāh ibn Maḥmūd Šāh Ḫaljī a commandé aux spécialistes de l'éloquence et aux poètes de traduire le *Sālōtar*, sur [...] les chevaux et les maladies des chevaux, de l'épouvantable (*mutawaḥḥish*) langue hindī dans l'agréable (*dil-gushā*) langue persane [...] ainsi de n'avoir plus besoin (*ḥājat*) des infidèles (*ahl-i kufr*)[92].

Ce passage souligne comment la traduction peut être conçue en premier lieu en tant que moyen de s'emparer du savoir transmis par le texte. La réalisation de l'ouvrage est ici justifiée sur la base de deux éléments : la supériorité du persan sur le hindi et le fait que la traduction permet de se dispenser d'intermédiaires indiens pour avoir accès au texte. L'affirmation de la prééminence de la langue persane revient également dans le *farmān* du sultan Sikandar Lodī qui est inclus au début du *Maʿdan al-šifāʾ*, bien que de façon atténuée ; tandis que dans un autre passage de l'introduction, Miyān Bhuwa blâme ouvertement la langue et le style des textes médicaux indiens[93]. Néanmoins, ce type de discours méprisant la langue indienne et ses savants n'est pas courant. De toute façon, il ne constitue qu'un des éléments permettant de mieux élucider l'ensemble des raisons qui contribuent à opérer davantage une « réélaboration », plutôt qu'une simple « traduction », du savoir ayurvédique, à l'intérieur des ouvrages persans.

---

92 *Qurrat al-mulk*, ms. Londres, British Library, Or. 1697/ii, p. 1–2.

93 Bhuwa Ḫān, 1294/1877, p. 3.

La fonction des titres persans de certaines traductions et de certains ouvrages constitue un autre prisme d'analyse des dynamiques d'appropriation inhérentes à ces études, ainsi que des différentes raisons et contextes de leur utilisation. Plusieurs ouvrages emploient des titres typiques de la tradition musulmane qui effacent toute référence à l'origine indienne et insèrent le texte dans une nouvelle perspective, liée à la culture destinataire de la traduction. Cette opération est évidente dans les ouvrages dont le titre comprend le nom de souverains musulmans, tel le *Ṭibb-i šifāʾ-i Maḥmūd-šāhī*, la « Médecine de la guérison du roi Maḥmūd », qui évidemment ne rappelle en rien le titre original de la source sanskrite à la base de cette traduction, l'*Aṣṭāṅgahṛdayasaṃhitā* de Vāgbhaṭa. Parmi les autres textes de ce type, l'on peut rappeler le traité dédié à Sikandar Lodī, ainsi que les ouvrages dédiés à Awrangzeb, tel le *Dār al-šifāʾ-i Awrang-šāhī* (La demeure de la guérison du roi Awrangzeb).

Certains titres construits avec le nom de leur auteur, tel le *Taʾlīf-i Šarīfī* (Compilation de Šarīf) de Muḥammad Šarīf Ḫān, sont probablement ceux qui véhiculent de la façon la plus directe l'idée de l'incorporation des connaissances locales dans le savoir des médecins musulmans. Néanmoins, cette approche, qui normalise la différence et minimise l'expression de la nouveauté des contenus, n'est pas partagée par l'ensemble des études. Certains auteurs gardent dans leurs titres le renvoi au savoir indien, ainsi Amān Allāh Ḫān dans le *Dastūr al-hunūd* (Les instructions des Indiens) et Šāh Ahl Allāh dans le *Takmila-yi hindī* (La perfection indienne), un choix qui démarque de façon plus nette le contenu de l'ouvrage du reste de la littérature médicale persane.

L'incorporation du savoir indien et l'adaptation de la culture persane au contexte local sont des facteurs qui déterminent un changement et un renouvellement significatifs des connaissances transmises par les médecins musulmans en Asie du Sud. Par exemple, le *Qānūn fī al-ṭibb* d'Ibn Sīnā inclut une seule formule d'*iṭrīfal*, ou *triphalā*, un électuaire à base de myrobolans très utilisé dans la tradition ayurvédique. La *Qarābādīn-i Qādirī* d'Akbar Arzānī, composée en Inde dans la deuxième décennie du XVIIIe siècle, en propose six formules, tandis que la *Qarābādīn-i Aʿẓam* d'Ḥakīm Aʿẓam Ḫān, un ouvrage du XIXe siècle, décrit environ vingt recettes d'*iṭrīfal*[94]. Il faut préciser que les textes d'Akbar Arzānī et d'Aʿẓam Ḫān ne sont pas des monographies sur la médecine ayurvédique, ils constituent en conséquence des sources assez fiables pour examiner la diffusion de ce type de savoir dans le contexte plus général de la culture médicale indo-persane.

94 Ibn Sīnā 1417/1996, p. 23 ; Arzānī 1277/1860, p. 3–4 ; Aʿẓam Ḫān 1996 p. 2–8.

D'ailleurs, on peut en déduire que les auteurs et les médecins musulmans de la période moghole sont bien conscients des progrès qui avaient été réalisés à leur époque dans la connaissance de la pharmacopée, par rapport notamment aux textes des maîtres à penser de la tradition arabe, comme le montre le fait que la plupart des commentaires persans du *Qānūn fī al-ṭibb* d'Ibn Sīnā, qui sont composés en Asie du Sud, ne concernent pas les sections sur la pharmacologie. Le renouvellement des études implique donc inévitablement le développement d'une approche sélective qui s'applique également à certains aspects des sources anciennes de la tradition musulmane.

La recherche empirique sur les remèdes indiens et l'intégration de la pharmacopée et du lexique indiens dans la littérature persane, puis dans la littérature ourdoue, figurent parmi les développements les plus originaux réalisés par les médecins musulmans à l'époque postabbasside. Il aboutit à une remarquable rencontre des deux traditions pharmacologiques qui sont parmi les plus importantes et les plus sophistiquées du monde oriental. Comme on l'a montré, le renouvellement des connaissances se base également sur l'expérience directe du savoir incorporé et vise en premier lieu à renouveler et à élargir la perspective pratique des savants. La médecine se distingue donc des autres formes de traduction et d'interaction entre les deux cultures ; elle est par exemple très différente des études persanes sur l'hindouisme, où l'aspect spéculatif est plus important que l'expérience pratique et personnelle des contenus par les auteurs musulmans. D'ailleurs, la condition de la médecine est également très différente de celle d'autres sciences, comme les mathématiques, où le savoir appliqué n'est pas radicalement remis en cause par l'interaction avec le nouvel environnement. Les étoiles du ciel indien sont les mêmes que celles du ciel arabe ; le déplacement géographique du savant n'implique pas une variation des ses objets d'étude aussi importantes que s'agissant des plantes. Les astrologues musulmans en Asie du Sud peuvent continuer à exercer leur travail en toute tranquillité sur la base des textes arabes et persans, sans avoir nécessairement besoin d'étudier et d'assimiler les connaissances et les méthodes de leurs collègues indiens.

Il faut donc préciser certaines caractéristiques du changement déterminé par l'interaction avec le savoir indien. Bien que le processus d'indianisation de la médecine avicennienne produise des phénomènes d'hybridation culturelle, le but principal de la majorité de ces études n'est pas de fonder une nouvelle école basée sur la synthèse des deux traditions. Le but n'est pas non plus de créer une contre-culture médicale. Bien qu'un texte comme le *Maʿdan al-šifāʾ-i Sikandar-šāhī* s'interroge sur l'efficacité de la médecine grecque en Inde, ce type de discours ne va pas plus loin ; il ne va pas jusqu'à une réfutation du savoir avicennien, comme cela a été le cas à l'époque coloniale, lorsque l'introduction de la science moderne occidentale a amené des auteurs musulmans à mettre en cause la validité scientifique de l'ancienne doctrine grecque. L'incorporation de connaissances locales dans la culture médicale persane concerne principalement les éléments qui peuvent être intégrés au savoir existant sans entrer en contradiction avec ses principes. L'adaptation au contexte local impose aussi de reconsidérer certains aspects sur le plan conceptuel, mais n'engendre pas une révolution scientifique visant à – ou capable de – remettre en cause l'autorité de l'école avicennienne. Au contraire, l'assimilation du savoir local devient le moyen principal pour consolider l'autorité professionnelle et scientifique des médecins musulmans en Asie du Sud.

1.8 Les genres des textes persans sur l'Āyurveda

L'examen des genres de ces ouvrages permet d'approfondir plusieurs aspects ainsi que les principales tendances des formes d'intégration du savoir indien dans la culture médicale persane. Si l'on veut préciser la méthode d'exposition et l'homogénéité des contenus de ces textes, on peut diviser les sources persanes sur l'Āyurveda en trois grandes catégories, qui reflètent les différentes approches des savants en ce domaine. La première catégorie est constituée par les traductions intégrales ou partielles des sources indiennes ; la deuxième, par les ouvrages nouveaux en persan sur l'Āyurveda, qui, avec la première catégorie, forme le groupe des monographies sur ce sujet ; la troisième est constituée par les chapitres et les descriptions incluses dans les textes persans qui ne sont pas consacrés au savoir indien.

Le choix des critères de subdivision des textes d'un corpus influence l'ensemble de l'étude qui en est faite ; cette contrainte impose de préciser les principales problématiques sous-jacentes aux critères choisis. La classification adoptée, comme tous les efforts visant à simplifier des phénomènes culturels complexes, présente une cohérence d'ensemble qui permet de distinguer certaines tendances principales du phénomène, mais ne représente pas un critère analytique applicable de façon absolue. Certains ouvrages se positionnent dans des espaces intermédiaires, entre ces catégories, ou en mêlent certains aspects. La traduction, relevant *a priori* de la première catégorie, peut être incluse dans les deux autres types de textes. Par exemple, un texte tel le *Maʿdan al-šifāʾ* peut être considéré comme un ensemble de différents éléments de la première catégorie qui, dans son ensemble, se structure plutôt comme un traité du deuxième type.

Plusieurs de ces nouveaux traités persans sur l'Āyurveda incluent des références à des éléments de la culture musulmane et présentent donc une hétérogénéité caractéristique des textes de la troisième catégorie. En outre, de nombreux chapitres inclus au sein de ces derniers peuvent aussi être considérés comme des textes nouveaux, même s'ils ne sont pas monographiques. Les frontières entre les différents types de textes doivent donc être considérées, le plus souvent, comme des limites perméables et non comme des barrières rigides et hermétiques. Une fois ces précautions prises, la perspective et la classification adoptées permettent de définir de façon plus claire plusieurs attitudes conceptuelles et aspects structurels de ces ouvrages, en partant du rapport entre le rôle joué par les formes d'organisation du savoir caractéristiques des textes indiens, et l'influence exercée par les formes propres à la littérature persane.

À propos des traductions, il faut d'abord s'interroger sur l'impact des trois principaux ouvrages classiques de l'école ayurvédique, c'est-à-dire les textes de Caraka, Suśruta et Vāgbhaṭa, qui avaient déjà été traduits en arabe à l'époque abbasside[95]. Parmi ces textes, l'un des traités de Vāgbhaṭa, l'*Aṣṭāṅgahṛdayasaṃhitā*, est traduit en persan en Asie du Sud, au XVe siècle; et la traduction est dédiée au sultan musulman du Gujarat (§ 3.1.). En revanche, on ne connaît pas aujourd'hui de traduction intégrale de l'*Aṣṭāṅgasaṃgraha* ni des ouvrages de Caraka (*Carakasaṃhitā*) et Suśruta (*Suśrutasaṃhitā*) bien qu'ils soient cités par plusieurs textes persans. Au XVIe siècle, de nombreux chapitres du *Suśrutasaṃhitā*, tirés en particulier de la premier et de la troisième section du texte sanskrit, sont traduits et intégrés dans le *Maʿdan al-šifāʾ-i Sikandar-šāhī*, compilé sous la direction de Miyān Bhūwa, vizir du sultan Sikandar Lodī (§ 3.1.).

Les médecins musulmans s'intéressent davantage à deux des textes qui font partie de la «triade mineure» (*laghutrayī*) de la tradition ayurvédique: le *Mādhavanidāna* et le *Śārṅgadharasaṃhitā*[96]. Le *Mādhavanidāna* ou *Rogaviniścaya*, est un traité attribué à Mādhava un auteur vivant probablement autour du VIIIe siècle[97]. Cet ouvrage réputé sur le diagnostic exerce une influence importante sur les ouvrages persans. Il est l'une des sources principales utilisées par Miyān Bhūwa pour la compilation du *Maʿdan al-šifāʾ-i Sikandar-šāhī*. Au siècle suivant, une traduction du *Mādhavanidāna* est réalisée par Abū al-Fatḥ et est dédié à Awrangzeb (§ 3.3)[98]. Le *Śārṅgadharasaṃhitā* de Śārṅgadhara (XIIIe ou XIVe siècle) est un ouvrage qui, comme le souligne Jan Meulenbeld, reflète la mise à jour de la pratique ayurvédique par rapport aux

95 Sur le concept de texte classique dans la culture indienne, voir Pingree 1987.

96 Le troisième ouvrage de la «triade mineure» est le *Bhāvaprakāśa* de Bhāvamiśra, un auteur du XVIe siècle, voir Meulenbeld 1999–2002, vol. IIa, p. 196, 239, 246, vol. IIb, p. 263.

97 Voir Meulenbeld 1999–2002, vol. IIa, p. 71–72.

98 Abū al-Fatḥ, *Mirʾāt al-ḥukamāʾ-i Awrang-šāhī*, ms. Londres, Wellcome Trust Library, pers. 31.

canons des anciens *saṃhitā*[99]. Le traité de Śārṅgadhara aborde notamment le diagnostic du pouls et la iatrochimie, deux sujets au centre de l'attention des musulmans, qui en revanche ne sont pas traités dans les ouvrages de Caraka, Suśruta et Vāgbhaṭa. Le *Śārṅgadharasaṃhitā* est traduit au XVIIe siècle sous le titre de *Miqrāż al-amrāż* (Ciseaux des maladies)[100]. Une autre traduction, intitulée *Ḥadīqa al-šifā'* (Jardin de la guérison), est réalisée à une époque inconnue par Muḥammad Jamīl ibn ʿAbd al-Wahhāb en collaboration avec un maître (*muršid-i mihrbān*), peut-être hindou. Dans la préface, Muḥammad Jamīl n'hésite pas à comparer l'utilité pratique (*ʿamilī*) de l'ouvrage de Śārṅgadhara à celle du *Qānūn fī al-ṭibb* d'Ibn Sīnā[101].

L'intérêt pour les textes les plus récents de la tradition ayurvédique transparaît aussi au travers d'autres traductions. Le *Madanavinoda*, un traité sanskrit du XIVe siècle sur les médicaments et les aliments, est traduit une première fois au XVIIe siècle par Amān Allāh Ḫān, sous le titre de *Dastūr al-hunūd*, et ensuite par Muḥammad Čirāġ al-Dīn Lāhawrī, sous le titre de *Mufradāt-i Bikramī*[102]. Ce n'est probablement pas un hasard qu'un texte connu pour avoir été traduit deux fois ne soit pas un classique ancien de la tradition, mais un dictionnaire de médicaments, c'est-à-dire un genre qui constitue l'une des formes d'écriture privilégiées par les auteurs musulmans. Le *Cikitsāñjana* de Vidyāpati (*fl.* fin du XVIIe siècle) est traduit peu après sa composition par Sayyid Aḥmad, à la requête d'un maharaja hindou, au début du XVIIIe siècle. Il s'agit d'un traité sur la thérapeutique, avec des paragraphes introductifs sur l'analyse du pouls et des urines[103].

Le *Pākāvalī*, ouvrage sur les propriétés des aliments, est traduit en persan par le savant hindou Dayā Nāth à la requête du souverain Sikandar Jāh (r. 1803–1829) d'Hyderabad[104]. Les autres traductions connues à partir des langues indiennes se limitent à quelques ouvrages d'époque incertaine[105], et à quelques textes écrits dans le contexte colonial, à la requête des britanniques. S'agissant

99 Voir Meulenbeld 1999–2002, vol. IIa, p. 196–210.

100 *Miqrāż al-amrāż*, ms. Montréal, Library of McGill University, OL 7785/30.

101 Muḥammad Jamīl, *Ḥadīqa al-šifā'*, ms. Londres, Wellcome Trust Library, pers. 603.

102 La traduction de Lāhawrī a été publiée à la fin du XIXe siècle, voir Storey 1971, p. 326.

103 Sayyid Aḥmad, *Kuḥl al-čašm-i ṭabībān*, ms. Venise, Biblioteca Nazionale Marciana, Or. CXLIX. Sur le *Cikitsāñjana* et son auteur Vidyāpati, qui écrit un autre traité médical en 1697–1698, le *Vaidyarahasya*, voir Meulenbeld 1999–2002, vol. IIa, p. 325–326.

104 Dayā Nāth, *Tarjuma-yi Pākāvalī*, ms. Hyderabad, Andhra Pradesh Oriental Manuscript Library and Research Institute, 449.

105 Le *Mujarrab al-šifā'* a apparemment été compilé en hindi par Aḥmad ibn Muḥammad Multānī et a ensuite été adapté en persan par un traducteur inconnu, voir Ivanow 1985,

de la production de copies manuscrites de ces traductions, l'on connaît à présent plusieurs copies de la traduction du *Madanavinoda*, mais seulement quelques copies des traductions de l'*Aṣṭāṅgahṛdayasaṃhitā* et du *Śārṅgadharasaṃhitā*. Les autres traductions sont conservées le plus souvent en une seule copie, ce qui peut être interprété comme un indice d'une diffusion plus limitée. Une exception importante se rencontre dans une branche spécifique du savoir, la médecine vétérinaire, où la production est caractérisée davantage par la traduction persane de sources sanskrites.

Nonobstant les efforts accomplis dans cette direction, la traduction (*tarjuma*) de sources sanskrites ne devient pas le genre de texte dominant pour la diffusion et l'inclusion du savoir ayurvédique dans la culture médicale persane. Ce n'est pas à travers la traduction et la lecture des trois classiques de la tradition ayurvédique que les médecins indo-musulmans se forment dans cette discipline. Caraka, Suśruta, Vāgbhaṭa et leurs ouvrages n'occupent pas une place comparable à celle d'Hippocrate et de Galien dans le mouvement de traduction du grec en arabe. Les études persanes ne créent pas des Buqrāṭ (Hippocrate) et des Jālīnūs (Galien) de la tradition ayurvédique, mais plutôt des Ibn Sīnā (Avicenne), c'est-à-dire des savants qui réélaborent les contenus des sources plus anciennes dans des nouveaux traités.

La composition de nouveaux textes en persan sur l'Āyurveda constitue un aspect saillant de ce mouvement d'études ainsi qu'un élément central de la formation d'une variante persanisée de la médecine ayurvédique, plus susceptible de circuler parmi les médecins musulmans de l'Asie du Sud. L'analyse de ce genre de textes soulève plusieurs questions. Comment se structure, ou se restructure, le rapport crucial entre l'objet étudié et sa méthode d'exposition ? Quelle est la relation entre la structure conceptuelle des textes persans et celle des ouvrages sanskrits ? Faut-il situer ces textes davantage dans une dynamique de continuité ou de rupture avec les critères d'enseignement de la tradition textuelle ayurvédique précédente et contemporaine véhiculée par les langues indiennes ? L'ordre utilisé pour exposer une discipline scientifique dans un texte constitue un critère important pour comprendre comment un savoir peut être défini, introduit, ou reconsidéré, dans un certain espace culturel, ou à une certaine époque. L'une des raisons qui pousse les savants musulmans à écrire de nouveaux textes sur la médecine ayurvédique est justement le style des ouvrages indiens. Dans l'introduction du *Maʿdan al-*

p. 733–734. Munzawī cite un ouvrage sur les maladies du corps et leur traitement qui est traduit du *zabān-i hindī* par Šayḫ Muḥammad Qurayšī, Munzawī 1382 š./2003, p. 3388.

šifāʾ-i Sikandar-šāhī, Miyān Bhuwa offre une remarque éloquente au sujet des textes sanskrits, lorsqu'il explique les raisons de la rédaction de l'ouvrage :

> Parmi les livres des médecins indiens, il n'y en a aucun qui contient l'ensemble des règles de la médecine et aucun de ces textes n'est indépendant des autres. En outre, ils sont rédigés dans une langue qui n'est pas soignée (*zabān-i ġayr-i faṣīḥ*) et dans un style sans beauté (*adā-yi ġayr-i malīḥ*)[106].

Cette vision assez critique trahit la perception que peut avoir des textes ayurvédiques un savant musulman du début du XVIe siècle et témoigne, notamment, des difficultés qu'il devait rencontrer dans leur lecture. De nombreux aspects de la structure et de la méthode d'exposition du savoir des textes médicaux indiens sont en effet très éloignés de ceux de la culture persane. Les ouvrages ayurvédiques sont caractérisés par la présence de digressions, d'éléments mythologiques et par l'utilisation de concepts tirés des écoles philosophiques indiennes. L'exposition du savoir se base sur des règles de présentation complexes, appelées *tantrayukti*. On en dénombre plus de trente et leur connaissance est fondamentale pour accéder à une compréhension et à une interprétation correctes du texte. La plus importante de ces règles de présentation est l'*adhikaraṇa*, c'est-à-dire la spécification du sujet d'un ouvrage, d'une section, d'un chapitre etc., qui est souvent cachée dans le texte. Elle peut être déchiffrée avec l'aide d'un commentaire, tandis que le titre d'un chapitre peut se baser sur le premier mot de son texte, comme dans le cas du premier chapitre du *Carakasaṃhitā*, sur la « Durée de la vie », qui commence par ces mots. Selon une autre de ces règles, le *vidhāna*, c'est-à-dire l'« ordre », une liste de maladies peut être ordonnée en commençant par la plus dangereuse tandis que, selon le même principe hiérarchique, une liste de remèdes peut être ordonnée à partir du plus efficace[107].

La structure conceptuelle des nouveaux ouvrages en persan des médecins musulmans est assez différente des traités classiques de la tradition ayurvédique. Les textes persans n'essaient pas particulièrement de pénétrer et de transmettre les catégories de présentation du savoir propres à la tradition sanskrite ; ils visent plutôt à restructurer ce savoir selon une perspective persane. Ces textes doivent répondre à plusieurs exigences d'ordre pratique et conceptuel et, notamment, combler la distance qui sépare l'auteur et le lec-

106 Bhuwa Ḫān, 1294/1877, p. 3.

107 Voir à ce sujet Comba 1994 ; Comba 2001, p. 833–834.

teur de l'objet étudié et de ses formes de représentation et d'enseignement. L'imposition de nouvelles structures conceptuelles par la culture réceptrice conduit à une opération de «désindianisation» de l'objet d'étude, de façon qu'il ne soit plus nécessaire de connaître la philosophie indienne, ou les *tantrayukti*, pour lire et étudier les textes sur l'Āyurveda.

Cela ne signifie pas pour autant que ces études se réalisent de façon complètement indépendante des sources de la tradition sanskrite. Les auteurs musulmans consacrent de nombreux efforts à l'étude de la pathologie et quelques textes persans assimilent le système de classification des maladies du *Mādhavanidāna* de Mādhava. Bien que le *Mādhavanidāna* soit principalement une compilation de sources ayurvédiques plus anciennes, il crée un nouvel ordre de présentation des pathologies qui sera par la suite adopté par nombreux traitées ayurvédiques, tels que le *Cikitsāsaṃgraha* de Cakrapāṇidatta et le *Cikitsāsārasaṃgraha* de Vaṅgasena[108]. L'utilisation de ce modèle se retrouve déjà dans quelques ouvrages parus avant l'adaptation persane du *Mādhavanidāna* réalisée à l'époque d'Awrangzeb. Ce schéma nosographique est intégré dans le chapitre sur la pathologie et la thérapeutique de quelques ouvrages persans, par exemple dans la dernière section du *Maʿdan al-šifāʾ-i Sikandar-šāhī*. Au cours du même siècle, Bīnā ibn Ḥasan utilise ce modèle pour la composition du *Ḫulāṣa-yi Bīnā*, un autre traité persan sur la médecine ayurvédique. À l'époque d'Awrangzeb, Ladhamal ibn Bhairav arrange son *Baḥr al-fawāʾid* sur le schéma de Mādhava.

L'influence du modèle argumentatif des textes sanskrits se retrouve dans l'utilisation du style dialogique (*saṃvāda*) de la question-réponse. Cette méthode d'exposition n'est pas totalement inconnue dans les textes scientifiques de la tradition arabo-persane[109], mais elle n'est pas du tout courante, bien qu'elle soit utilisée dans la tradition philosophique grecque. Des traités persans portant sur d'autres domaines de la culture hindoue utilisent aussi la méthode dialogique, comme les adaptations des sources sur le Vedānta et le yoga[110]. Quelques-uns des nouveaux textes persans sur l'Āyurveda adoptent la méthode *suʾāl-jawāb* (question-réponse) pour l'exposition de certaines thématiques, en particulier dans le but d'éclairer et de commenter des questions concernant la théorie médicale. D'ailleurs, cette innovation s'intègre de

108 Voir Meulenbeld 1974, p. 2, Meulenbeld 1999–2002, vol. IIa, p. 61–62; Mādhava 1987, Cakrapāṇidatta 2014; Vaṅgasena 2014.

109 Le *Nūr al-ʿuyūn*, un traité persan d'ophtalmologie composé en 480/1087 par le médecin iranien Muḥammad ibn Manṣūr 'Zarrīndast', utilise l'exposition sous forme de question-réponse, voir Karimi-Hakkak 2001, p. 156.

110 Voir à ce sujet Gandhi 2014.

façon assez cohérente avec le style didactique de ces ouvrages. À l'époque pré-mogole, le *Maʿdan al-šifāʾ-i Sikandar-šāhī* offre déjà quelques exemples de cet usage. Au siècle suivant, le style dialogique est utilisé dans le *Ṭibb-i Awrang-šāhī* de Darwīš Muḥammad, dont le premier chapitre constitue l'une des expressions les plus élaborées de l'assimilation de cette méthode d'écriture par un médecin musulman. Il se retrouve également dans quelques autres ouvrages, dont l'anonyme *Māʾ al-ḥayāt*, un texte compilé avant 1239/1823–1824[111]. En outre, plusieurs des nouveaux ouvrages persans font référence aux textes indiens ou en traduisent parfois des passages, y compris des classiques de la tradition ayurvédique. Un exemple représentatif est fourni par le *Māʾ al-ḥayāt* qui abonde de citations de Caraka, Suśruta et Vāgbhaṭa. Cependant, dans le *Māʾ al-ḥayāt*, structuré selon le critère *a capite ad calcem* (de la tête aux pieds) de la tradition gréco-arabe, les sources indiennes sont utilisées en tant que 'citations' à l'intérieur d'un discours sur différents sujets, mais ils ne fournissent pas de modèle organisant l'ordre du discours.

Bien que les nouveaux traités persans partagent plusieurs caractéristiques de fond, ils ne se basent pas sur un modèle unique. Ces ouvrages peuvent se présenter comme des manuels généraux sur la médecine ayurvédique. Ils peuvent être consacrés seulement à la pathologie et à la thérapeutique. Ils existent aussi sous la forme de traités monographiques à propos d'un domaine plus spécifique, notamment la pharmacologie, ou encore sous la forme de textes qui mélangent ces différents genres. Ces textes et ces formes d'expression s'intègrent de façon homogène à l'intérieur des tendances principales du reste de la production médicale persane de la même période, qui est caractérisée par la compilation de nouveaux traités ainsi que par des ouvrages à caractère monographique. La plupart des innovations apportées par les ouvrages persans sur l'Āyurveda, notamment en ce qui concerne les modalités d'exposition du savoir, découlent en effet des efforts accomplis par les auteurs afin de se rapprocher des tendances contemporaines de la culture médicale musulmane.

Les modèles consolidés dans les textes de la tradition arabe et persane fournissent des critères importants pour la structure de ces ouvrages, même si quelques textes – comme le *Maʿdan al-šifāʾ-i Sikandar-šāhī* – peuvent inclure des principes de classification du savoir tirés des sources indiennes. Le premier et le plus important de ces critères est celui de la division du domaine médical en savoir théorique (*naẓarī*, *ʿilmī*) et savoir pratique (*ʿamalī*), qui constitue un forme d'organisation conceptuelle à la base de nombreux textes médicaux de

111 *Māʾ al-ḥayāt*, ms. Hyderabad, Andhra Pradesh Oriental Manuscript Library and Research Institute, pers. 340.

la tradition musulmane. Les nouveaux textes persans sur la médecine ayurvédique adoptent souvent cette méthode d'exposition du savoir. Des traités tels le *Maʿdan al-šifāʾ-i Sikandar-šāhī*, le *Dastūr al-aṭibbāʾ* de Muḥammad Qāsim Firišta, le *Takmila-yi hindī* de Šāh Ahl Allāh, le *Taḏkira al-hind* de Rižā ʿAlī Ḫān, présentent tous une ossature basée *grosso modo* sur ce modèle, avec une partie sur les principes de l'Āyurveda, placée au début de l'ouvrage, suivie par des chapitres sur les aspects les plus opérationnels de la profession.

Dans les domaines de la pathologie et du traitement des maladies, plusieurs auteurs adoptent la classification *az sar tā qadam*, c'est-à-dire « de la tête aux pieds ». Il s'agit d'un schéma typique de la nosographie des livres arabes et persans, dont l'origine remonte cependant à la tradition scientifique préislamique. Par exemple, le *Kitāb al-asbāb wa al-ʿalāmāt* de Najīb al-Dīn al-Samarqandī (m. 619/1222), qui s'affirme parmi les ouvrages médicaux arabes les plus lus en Asie du Sud, notamment à travers ses commentaires, se base sur ce schéma vertical du corps humain. Les ouvrages musulmans sur la physiognomonie (*qiyāfa, firāsa*) adoptent également cet ordre. Ce critère est utilisé dans plusieurs ouvrages persans sur la médecine ayurvédique : il est utilisé pour ordonner la structure principale d'un ouvrage, ou la section sur la pathologie et le traitement. Le *Dār al-šifāʾ-i Awrang-šāhī* d'Abū al-Fatḥ, le *Ṭibb-i hindī*, une collection de *mujarrabāt* de Akbar Arzānī[112] et le *Ṭibb-i bēdik*, un manuel sur le traitement ayurvédique de Ḥakīm Aḥmad ʿAlī Ḫān (XIXe siècle)[113], ainsi que le *Māʾ al-ḥayāt*, sont structurés sur la base de ce critère[114]. Il se retrouve également dans le troisième chapitre du *Dastūr al-aṭibbāʾ* de Muḥammad Qāsim Firišta et dans la partie sur la thérapeutique des maladies du *Takmila-yi hindī* de Šāh Ahl Allāh.

Dans le domaine de la pharmacologie, les remèdes indiens sont souvent classés et présentés dans l'ordre alphabétique persan, c'est-à-dire dans le style du *farhang* (dictionnaire) typique de la littérature musulmane. Cette méthode représente un point d'arrivée important dans le processus de persanisation du savoir local et, en même temps, elle constitue l'un des moyens les plus efficaces afin de faciliter l'usage du texte par les médecins musulmans. Les *farhang* des remèdes et les traités sur la pathologie et le traitement offrent des visions différentes mais complémentaires pour la pratique des médecins. Tandis que le premier permet de repérer rapidement les remèdes dans l'ordre alphabétique, le deuxième offre une vision d'ensemble des maladies et des remèdes selon

112 Arzānī, *Ṭibb-i hindī*, ms. Aligarh, Aligarh Muslim University, pers. 353.

113 Aḥmad ʿAlī Ḫān, *Ṭibb-i bēdik*, ms. Aligarh, Mawlānā Āzād Library, Subḥ. 616/21.

114 *Māʾ al-ḥayāt*, ms. Hyderabad, Andhra Pradesh Oriental Manuscript Library and Research Institute, pers. 340.

l'ordre anatomique vertical. Le *farhang* forme souvent l'ossature des monographies persanes sur les remèdes indiens, tel le *Mu'ālajāt-i nabawī* de Ġulām Imām, le *Taḏkira al-hind* de Riżā 'Alī Ḫān, le *Ta'līf-i Šarīfī* de Muḥammad Šarīf Ḫān et le *Mufradāt-i hindī* de Muḥammad Šarf al-Dīn ibn Qāżī Šams al-Dīn[115]. Ce critère est également utilisé à l'intérieur de chapitres d'ouvrages, tels que les chapitres sur les remèdes simples du *Dastūr al-aṭibbā'* de Muḥammad Qāsim Firišta, du *Ṭibb-i Awrang-šāhī* de Darwīš Muḥammad et du *Takmila-yi hindī* de Šāh Ahl Allāh.

Un deuxième critère de présentation typique de la culture musulmane est la division des médicaments en remèdes simples (*mufrada*) et composés (*murakkab*). Par exemple, Ibn Sīnā a dédié le deuxième livre du *Qānūn fī al-ṭibb* aux remèdes simples et le livre cinq aux remèdes composés, tandis que le *Iḫtiyārāt-i Badī'ī* de Zayn al-Dīn 'Alī al-'Aṭṭār est divisé en deux parties dont la première aborde les remèdes simples, présentés en ordre alphabétique, et la deuxième les médicaments composés. De la même façon, cette classification est utilisée dans certaines sections de textes persans sur la médecine ayurvédique, tels que les deux premiers chapitres du *Dastūr al-aṭibbā'* de Firišta, et les deux derniers chapitres du *Ṭibb-i Awrang-šāhī* de Darwīš Muḥammad. En outre, certains ouvrages sont uniquement ou principalement consacrés à la première des deux catégories, tels le *Ta'līf-i Šarīfī* de Muḥammad Šarīf Ḫān, le *Mufradāt-i adwiya-yi hindiya* de Muḥammad Mahdī Akbarābādī[116], le *Mufradāt-i hindī* de Muḥammad Šarf al-Dīn ibn Qāżī Šams al-Dīn, le *Mufradāt-i hindī* de Ḥakīm Muḥammad Yaḥyā et le *Mufradāt-i hindī* de José De Silva. Les deux critères de présentation (alphabétique et division simple/composée) peuvent également être superposés, comme le montrent les ouvrages de Šarīf Ḫān, de Akbarābādī et de Šarf al-Dīn, et les chapitres sur les remèdes simples dans les textes de Firišta, de Darwīš Muḥammad et de Šāh Ahl Allāh. Il faut également souligner que l'influence de certains styles évolue au cours des siècles. L'impact des structures conceptuelles des textes musulmans est moins évident dans le première manuel général en persan sur la médecine ayurvédique qui nous soit parvenu, le *Ma'dan al-šifā'-i Sikandar-šāhī*, que dans les traités suivants. La production des dictionnaires persans de remèdes indiens par les médecins musulmans se concentre surtout aux XVIIIe et XIXe siècles. Cela indique que la rédaction de ce type de monographie ne devient possible qu'après les efforts accomplis par plusieurs générations de savants.

115 Muḥammad Šarf al-Dīn, ibn Qāżī Šarf al-Dīn, *Mufradāt-i hindī*, ms. Aligarh, Ibn Sina Academy of Medieval Medicine and Sciences.

116 Akbarābādī, *Mufradāt-i adwiya-yi hindiya*, ms. Aligarh, Mawlānā Āzād Library, Subḥ. 61043/11.

Les dimensions des nouveaux ouvrages persans sur l'Āyurveda sont variables. Plusieurs de ces traités sont moins volumineux, et donc plus faciles à utiliser que les grands manuels comme ceux de Caraka, de Suśruta, ou le *Qānūn fī al-ṭibb* d'Ibn Sīnā. Le *Takmila-yi hindī* de Šāh Ahl Allāh est l'un des nouveaux traités persans les plus compacts. Ce dernier compte de 84 à 150 pages selon les versions manuscrites[117], tandis que le *Taʾlīf-i Šarīfī* de Muḥammad Šarīf Ḫān compte environ 200 pages dans l'édition lithographiée[118]. Néanmoins, certains de ces ouvrages ne sont pas des textes courts. Par exemple, l'édition lithographiée du *Maʿdan al-šifāʾ* (Lucknow, 1294/1877) compte 492 pages, tandis que l'édition en deux volumes de la *Taḏkira al-hind* de Riżā ʿAlī Ḫān (Hyderabad, 1353/1935), compte plus de mille pages.

Les monographies persanes sur l'Āyurveda, qu'il s'agisse de traductions ou de nouveaux ouvrages, représentent le résultat le plus visible de ces études. Cependant, elles n'en n'offrent pas une image exhaustive. Pour revenir au critère de classification proposé au début du chapitre, le troisième type de sources qu'il faut prendre en compte sont les chapitres et les descriptions incluses dans les ouvrages médicaux persans à caractère hétérogène. Les traités sur la médecine avicennienne produits en Asie du Sud incorporent souvent des notions tirées du savoir local, notamment au sujet de la pharmacopée, et ces textes composites constituent l'un des vecteurs les plus efficaces permettant à des éléments de la culture ayurvédique de circuler dans le milieu médical musulman.

Ce type de sources joue un rôle central pour examiner de façon plus complète les modalités selon lesquelles le savoir indien est assimilé et adapté dans la culture scientifique et textuelle persane, ainsi que les formes et les produits de l'interaction entre les deux écoles. Certains ouvrages qui occupent une place centrale dans la structuration de cette interaction ne sont pas des monographies sur l'Āyurveda, mais des textes consacrés principalement à la médecine avicennienne qui intègrent des matériaux de la tradition indienne. Les textes composites constituent donc des sources incontournables pour évaluer de manière plus précise l'extension de ces études ainsi que leur impact sur l'ensemble de la culture persane de l'Asie du Sud. En outre, il faut rappeler que des éléments de la culture médicale indienne, y compris des croyances

117 Voir Šāh Ahl Allāh, *Takmila-yi hindī*, ms. Rampur, Kitābḫāna-yi Rażā, pers. 1526b (50 folios); ms. Hyderabad, Andhra Pradesh Oriental Manuscript Library and Research Institute, pers. 167 (42 folios) et 403 (121 p.); réimpression en fac-similé d'un manuscrit non précisé (150 p.), Téhéran, 1384/2005, Muʾassisa-yi Muṭālaʿāt-i Tārīḫ-i Piziškī, Ṭibb-i Islāmī wa Mukammil, Dānišgāh-i ʿUlūm-i Piziškī-yi Irān.

118 Šarīf Ḫān 1280/1863.

à caractère magique, circulent à travers des textes persans non médicaux, tels que les *malfūẓāt* du soufi Jahāngīr Simnānī (XVe siècle), et le *Nujūm al-ʿulūm*, une encyclopédie composée à Bijapur au XVIe siècle.

Il ne s'agit pas d'une innovation par rapport à la tradition médicale musulmane précédente. Comme on l'a vu précédemment, l'intégration d'une section sur la médecine indienne est une opération qui remonte déjà au *Firdaws al-ḥikma* de ʿAlī ibn Sahl Rabban al-Ṭabarī (IXe siècle). Le *Majmūʿa-yi Żiyāʾ* de Żiyāʾ Muḥammad ʿUmar Ġaznawī (première moitié du XIVe siècle), la plus ancienne source persane sur la médecine ayurvédique qui soit conservée, est un texte de ce type. Dans la deuxième moitié du même siècle, Šihāb al-Dīn Nāgawrī compose le *Šifāʾ al-maraż*. Une expression significative de cette tendance consiste en l'intégration d'éléments indiens dans les principales encyclopédies médicales persanes de l'époque moghole, le *Ganj-i bād-āward* d'Amān Allāh Ḫān et le *ʿIlājāt-i Dārā Šikōhī* de Nūr al-Dīn Šīrāzī, compilées au XVIIe siècle. Ces deux ouvrages offrent un portait emblématique de l'ensemble des connaissances médicales qui circulent à cette époque parmi les savants musulmans. On reviendra à plusieurs reprises sur certains de ces textes composites, et notamment les plus influents, sans cependant prétendre dresser un panorama complet de ce type de traités, qui, jusqu'à présent, a en général fait l'objet de très peu d'attention de la part des chercheurs.

Parmi les sources persanes qui exposent des connaissances indiennes, il existe quelques ouvrages apocryphes attribués à des savants musulmans, comme Ibn Sīnā, et le groupe de personnages associés à la composition du *Haft aḥbāb*. La construction de ce type de textes constitue un aspect des dynamiques d'appropriation des connaissances indiennes, à l'intérieur de la culture musulmane. À Ibn Sīnā est attribué un court traité persan intitulé *Dastūr al-ʿamal ba-qawl aṭibbāʾ-i hindī*, c'est-à-dire « Les règles pratiques selon les médecins indiens ». Le texte examine les six saisons de l'Inde, selon le calendrier hindou, et leurs effets sur le tempérament et sur les trois humeurs du corps de la doctrine ayurvédique. Il précise l'humeur dominante à chaque saison, ainsi que les aliments, les médicaments et les pratiques indiqués par les médecins indiens pour chaque période de l'année[119]. Sous le nom d'Ibn Sīnā circule également le *Tuḥfa al-ʿāšiqīn*, un compendium médical sur la sexologie, contenant quelques notions d'origine indienne[120]. Le *Haft aḥbāb* constitue l'un des

119 Ibn Sīnā, *Dastūr al-ʿamal ba-qawl aṭibbāʾ-i hindī*, ms. Londres, British Library, India Office, 2362/4, ff. 90^b^–94^a^.

120 Le texte cite des auteurs vivants au XVIe siècle, tels que Ḥakīm Walī Gīlānī et ʿImād al-Dīn Maḥmūd Šīrāzī, Ibn Sīnā 2001, p. 74–75. Munzawī signale plusieurs auteurs possibles de

principaux traités persans incluant des descriptions de l'alchimie indienne et exposant plusieurs applications à caractère thérapeutique des composés herbo-métalliques[121].

Les textes persans sur la médecine indienne sont principalement composés en prose. On trouve cependant quelques textes en vers, comme la *Qaṣīda dar luġāt-i hindī* de Yūsuf ibn Muḥammad «Yūsufī» (XVIe siècle). La traduction du *Kokaśāstra* de Muḥammad Jāmī (XVIIe siècle) et certains traités sur la physiognomonie indienne (*sāmudrika*) sont aussi composés en vers. Quelques ouvrages ont été illustrés, bien qu'essentiellement dans le domaine de l'hippologie et de la sexologie. Les copies des traductions basées sur la tradition du *Śālihotra* et du *Kokaśāstra* sont souvent illustrées avec des miniatures, et cela, jusqu'à la fin de l'époque moghole. Certains textes persans incluent des dessins d'appareils alchimiques indiens : le *Haft aḥbāb* inclut des dessins du *pātanayantra*, un appareil de sublimation, ainsi que d'autres appareils[122] ; un manuscrit du *Majmūʿa-yi Żiyāʾ* de Żiyāʾ Muḥammad inclut un dessin du *dolāyantra*, utilisé pour purifier le mercure[123].

1.9 Les modalités de traduction et la construction du lexique

La traduction en persan des savoirs indiens n'est pas une activité uniforme. On trouve différentes modalités et formes de traduction, dont le rôle peut évoluer dans le temps, ou s'affirmer de manière spécifique en fonction des différentes branches disciplinaires. Au cours des dernières décennies, on a assisté à un développement considérable des études sur l'histoire et les pratiques de la traduction, dont l'une des conséquences a été de remettre en question la façon de considérer le problème de la fidélité et de l'infidélité de la traduction à

ce traité : Nūr al-Dīn Muḥammad, Abū Muẓaffar Hibat Allāh ibn Muḥammad ibn Ardašir et Mīrān Ḥusaynī, Munzawī 1382 š./2003, p. 3342. Le texte a été imprimé plusieurs fois en persan dans la deuxième moitié du XIXe siècle.

121 Voir le chapitre 1.11, et Speziale 2006.

122 Sur le manuscrit de Londres, voir l'image de couverture de cet ouvrage. Sur le manuscrit de Leyde, voir Speziale 2006, p. 28. Le *pātanayantra* est illustré aussi dans le *Maqālīd al-kunūz* d'Aḥmad ibn Arslān, un traité d'alchimie comportant un chapitre dédié aux appareils (*jantra, bhaṭṭī*), Aḥmad ibn Arslān, *Maqālīd al-kunūz*, ms. Londres, British Library, India Office, 2362/3, f. 81b.

123 Żiyāʾ Muḥammad, *Majmūʿa-yi Żiyāʾ*, ms. Hyderabad, Andhra Pradesh Oriental Manuscript Library and Research Institute, *ṭibb* 344, p. 680.

la source originale[124]. Dans le contexte des études persanes sur l'Āyurveda, il apparaît que la traduction ne forge pas des clones. Elle peut manipuler et réécrire certains des matériaux traduits, soit à cause du choix volontaire d'adapter la source au contexte de réception, soit à cause des difficultés rencontrées dans la traduction.

Le risque inhérant à la traduction est donc de créer et de transmettre des différences d'interprétation, problème que n'ignorent ni les auteurs ni même les commanditaires de ces ouvrages[125]. Ce risque devient inévitable dans les traductions 'adaptatives', comme celles des ouvrages médicaux, dont le but principal n'est pas de se conformer de façon dogmatique à la source, option qui aurait pu rendre la traduction moins compréhensible, mais plutôt d'en élaborer une interprétation plus proche de la pensée des lecteurs qui ont recours à la traduction. Ainsi, l'examen de ces textes nécessite de s'interroger sur la fonction à attribuer aux variations et aux changements introduits par la traduction. La perspective adoptée dans cet ouvrage consiste justement à regarder et à reconsidérer ces différences comme des éléments incontournables pour l'étude des modalités réciproques d'adaptation de la source et de la culture réceptrice.

L'analyse de certaines méthodes et formes de traduction élaborées pour la réalisation de ces textes permet d'éclaircir plusieurs aspects complémentaires de ce phénomène. D'abord, il faut revenir sur la question de l'utilisation d'une langue intermédiaire. Cette approche, qui augmente l'écart entre l'original et sa traduction, constitue dans les premiers temps le seul mode opératoire possible dans un contexte où les musulmans n'ont pas un accès direct aux sources sanskrites, et avant l'émergence d'une classe de savants hindous persanophones. D'ailleurs, l'utilisation d'une langue intermédiaire ne constitue pas une méthode spécifique aux traductions persanes des sources indiennes. Il s'agit d'une pratique qui, à différentes époques et dans différentes régions, caractérise plusieurs activités de traductions impliquant des langues utilisées dans les mondes musulmans. Sur les thématiques qui nous intéressent dans cet ouvrage, les exemples emblématiques de cette pratique sont l'utilisation

124 Voir notamment les ouvrages de Bassnett 1980; Bassnett – Lefevere 1990; Bassnett – Lefevere 1998; Bassnett – Trivedi 1999; Schulte – Biguenet 1992; Venuti 1995; Gentzler 2001; Hermans 2002. Sur le contexte indien voir Chaudhuri 1999; Nair 2002. Voir aussi les articles de Stewart 2001 et de Ruymbeke 2012.

125 Sur la façon dont Akbar critique durement ʿAbd al-Qādir Badāʾūnī, l'un des traducteurs du Mahābhārata, suspecté par l'empereur d'avoir réalisé une traduction islamisée et peu fidèle d'un passage du texte, voir Haider 2011, p. 121–122.

des versions en syriaque dans la traduction des textes grecs en arabe, le rôle joué par l'arabe dans la transmission des sciences grecques vers la culture latine, et enfin, à l'époque coloniale, les traductions anglaises des sources indiennes réalisées à partir des versions persanes.

Les recherches menées sur les traductions des sources sanskrites réalisées à l'époque d'Akbar, ont mis en évidence que, dans l'atelier de traduction (*maktab-ḫāna*) institué par cet empereur, la traduction est réalisée par une équipe de savants hindous et musulmans. La méthode utilisée est la suivante : les premiers traduisent le texte du sanskrit en hindi pour les deuxièmes qui sont ensuite responsables de le rédiger en persan[126]. Le travail de la *maktab-ḫāna* d'Akbar est représenté dans une miniature tirée de la copie de la traduction persane du *Mahābhārata* (*Razmnāma*), achevée en 1007/1598–1599, qui est conservée à la Free Library de Philadelphie (voir figure 1). La partie inférieure de la miniature montre les savants hindous qui travaillent à la version intermédiaire, tandis que la partie supérieure montre l'activité des savants musulmans. Remarquons que la miniature représente les traducteurs hindous en train d'écrire alors qu'à ce jour on n'a encore jamais retrouvé de copies de ces adaptations intermédiaires des textes en hindi.

Cette méthode de traduction, n'est pas une création de l'atelier d'Akbar ; elle fut déjà employée pour la production de quelques ouvrages scientifiques dans les cours des sultanats musulmans, entre les dernières décennies du XVᵉ siècle et les premières du XVIᵉ siècle. La traduction de l'*Aṣṭāṅgahṛdayasaṃhitā* réalisée au Gujarat pour le sultan Maḥmud Begrā, est réalisée par un savant musulman en collaboration avec des pandits hindous[127]. La même technique est adoptée à la cour du fils de Maḥmud Begrā, le sultan Muẓaffar Šāh II (r. 1511–1526), pour la rédaction d'un *Faras-nāma* basé sur les sources indiennes. Hāšimī, le traducteur musulman, explique la façon dont il a travaillé et les difficultés de l'interaction orale avec son collaborateur, dans un paragraphe en vers de la préface. Il note que le sultan lui a envoyé un maître (*ustād*) de langue indienne et qu'ils travaillent en conversant assis l'un en face de l'autre. Cependant, la compréhension entre les deux savants s'avère compliquée, et Hāšimī avoue son sentiment de grande impuissance dans cette situation (*saḫt ʿāǧiz šudam*), en remarquant que son collaborateur est un Marathi tandis que lui est du Khorasan (*ḫurāsānī*). Enfin, il explique que c'est grâce à l'intuition (*firāsa*), au raisonnement et à la comparaison (*ʿaql wa qiyās*) qu'il est par-

126 Haider 2011, p. 121–122 ; Truschke 2012, p. 187 ; Martin 2012.

127 Voir Zahoori 1964, p. 168.

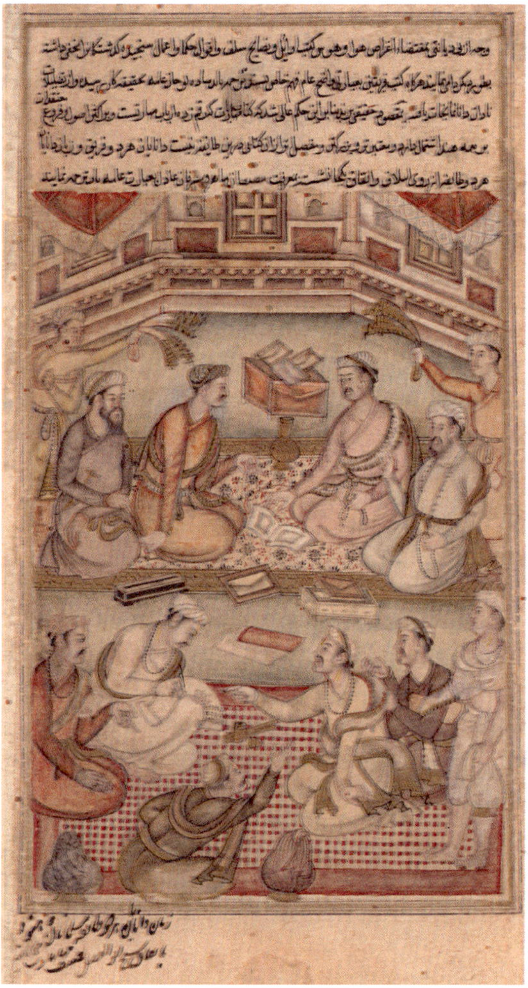

FIGURE 1 *Cette miniature illustre la méthode de traduction, basée sur la collaboration entre savants musulmans et hindous, qui a été utilisée pour réaliser plusieurs traductions produites au sein des cours musulmanes de l'Inde. La miniature, tirée d'un manuscrit terminé en 1598–1599, représente des lettrés musulmans, dans le registre supérieur, et des savants hindous, dans le registre inférieur, qui traduisent le* Mahābhārata *en persan* (Razmnāma), *dans l'atelier* (maktab-ẖāna) *institué par l'empereur moghol Akbar.*
PHILADELPHIE, FREE LIBRARY, JOHN FREDERICK LEWIS COLLECTION, M18

venu à comprendre tout le discours sur les chevaux du traducteur indien[128]. Les traductions de sources ayurvédiques incluses dans le *Maʿdan al-šifāʾ-i Sikandaršāhī*, terminé huit années avant la traduction d'Hāšimī, ont vraisemblablement été réalisées par le groupe de savants qui se trouve au service de Miyān Bhuwa[129]. La méthode de traduction indirecte et en équipe doit ensuite être progressivement abandonnée, lorsque apparaissent des traducteurs bilingues comme Anand Rām, l'auteur d'une traduction du traité de Nakula.

La construction et l'évolution du vocabulaire technique est un problème central pour les savoirs scientifiques. Cela nous conduit à réfléchir à la manière dont la terminologie technique des textes persans sur l'Āyurveda a été élaborée et à la façon dont elle combine les lexiques des cultures impliquées dans la traduction. On peut distinguer deux approches complémentaires par rapport à l'extension et à l'hybridation du vocabulaire technique de la culture persane. La première est une approche qu'on peut appeler « conservatrice », c'est-à-dire une méthode qui utilise les termes déjà existants du lexique arabo-persan sans ajouter ni assimiler les termes correspondants des textes sanskrits. La deuxième en revanche, dans laquelle la hiérarchie entre les langues est inversée, est une approche qu'on peut appeler « extensive », c'est-à-dire qu'elle vise à étendre et à enrichir le lexique existant, par l'intégration des termes indiens.

L'utilisation de l'une ou de l'autre des deux approches dépend de plusieurs facteurs, notamment de la branche spécifique du savoir dont il est question, ainsi que des contraintes imposées par la distance entre les lexiques des deux écoles. L'approche « conservatrice », basée sur la recherche d'équivalents, prévaut dans la traduction et l'interprétation des principes théoriques, tandis que l'approche « extensive », qui favorise les emprunts lexicaux, prévaut sur le plan matériel de la pharmacognosie. Certains types de textes recourent davantage à l'une ou l'autre des deux approches. Les traductions de sources sanskrites peuvent inclure plus de termes des langues locales en transcription. Néanmoins, les deux approches coexistent dans les mêmes textes, et les auteurs peuvent passer de l'une à l'autre, selon les termes à traduire et les besoins spécifiques.

Comme on l'a déjà remarqué, dans la traduction des termes et des concepts de base de la doctrine physiologique de l'Āyurveda, les équivalents de la terminologie arabo-persane sont très souvent utilisés. Quelques auteurs men-

128 Hāšimī, Zayn al-ʿĀbidīn ibn Abū al-Ḥusayn Karbalāʾī, *Faras-nāma*, ms. Londres, British Library 2250, f. 6ᵃ ; ce manuscrit a fait partie de la collection du Collège de Fort William, à Calcutta.

129 Muštāqī 1422/2002, p. 79 ; voir aussi § 3.1.

tionnent également les termes sanskrits des trois *doṣa* ayurvédiques transcrits en caractères persans. Cependant, il est évident que la transcription de ces termes n'est pas considérée comme un élément important de la traduction, ni comme un moyen susceptible de la rendre plus accessible au lecteur. Le chapitre sur les humeurs du *Dastūr al-aṭibbā'* en constitue un exemple significatif. Firišta précise, au début, les termes sanskrits des *doṣa* (humeurs), mais ensuite il utilise systématiquement les équivalents persans dans le reste du chapitre. Cette approche permet aux auteurs musulmans d'exposer et de commenter, à travers un recours assez limité aux termes du lexique sanskrit, des concepts fondamentaux de l'Āyurveda comme la doctrine physiologique, l'étiologie des maladies, les propriétés et les effets de remèdes, c'est-à-dire les principes fondamentaux permettant de s'approprier le savoir thérapeutique de l'autre. Dans certains contextes, l'utilisation d'équivalents s'affirme comme une stratégie plus efficace que la transcription des termes étrangers, considérant également la difficulté de rendre efficacement les noms sanskrits dans les caractères de l'écriture persane.

Si l'on considère cette question dans une perspective plus large, on peut remarquer que cette approche ne concerne pas uniquement la médecine : elle est également à l'œuvre dans la traduction et l'interprétation d'autres domaines du savoir indien. Les études persanes sur le yoga et l'hindouisme utilisent souvent des termes tirés du vocabulaire théologique musulman, et notamment du lexique soufi, pour traduire les termes et les concepts indiens. Le *Majmaʿ al-baḥrayn* de Dārā Šikōh constitue un texte emblématique de cette tendance qui vise à rechercher et à établir à tout prix des équivalents lexicaux et conceptuels entre les univers théologiques des deux traditions, jusqu'à risquer de forcer l'analogie[130]. Certaines versions persanes et arabes de l'*Amṛtakuṇḍa*, un traité sur le yoga, offrent un autre exemple de ce type d'approche[131].

Pourtant, l'utilisation d'équivalents n'est pas toujours une option efficace et parfois elle est impossible car ils n'existent pas. Voici la façon dont le *Maʿdan al-šifā'* précise cette question dans la préface du texte :

> À propos de certains termes qui ne sont pas utilisés en persan, l'original (*ʿayn*) en langue hindi est mentionné et son sens expliqué. Certains [termes], bien qu'ils soient utilisés en persan, sont mentionnés également en hindi dans le but de les expliquer et les décrire (*īżāḥ wa tašrīḥ*)[132].

130 Voir à cet égard D'Onofrio – Speziale 2011, p. 58–64.

131 Voir Ernst 2003b ; sur l'utilisation du lexique musulman voir aussi Ernst 2010.

132 Bhuwa Ḫān, 1294/1877, p. 3.

Par exemple, le *rasāyana* et le *rasaśāstra* constituent des termes presque intraduisibles pour les médecins musulmans qui écrivent sur l'Āyurveda et qui généralement font le choix de garder le terme sanskrit en caractères persans. Dans le lexique arabo-persan, il n'existe pas de terme ou d'expression précise pour désigner l'iatrochimie, bien que la description des propriétés et des usages thérapeutiques des métaux et des minéraux constitue une thématique bien présente dans les textes persans. Dans la sphère doctrinale, il n'existe pas de synonyme persan pour les différents sous-types de chaque *doṣa* qui sont considérés par les médecins ayurvédiques. Par conséquent, le *Dastūr al-aṭibbā'* de Firišta présente les cinq sous-types du vent, de la bile et du phlegme, à travers leurs noms sanskrits[133]. Toutefois, cette information n'est pas toujours jugée indispensable. Riżā ʿAlī Ḫān, qui expose également les différents types (*nūʿ*) de chaque *doṣa*, n'inclut pas les noms sanskrits, mais il décrit chaque sous-type seulement sur la base de ses caractéristiques et de sa localisation dans le corps[134].

Dans certains contextes, l'extension du lexique persan et l'assimilation de termes indiens constituent en revanche des opérations indispensables et intrinsèques à la logique qui motive l'écriture de ces textes. Dans le domaine de la pathologie, le but n'est pas seulement de traduire, mais également de connaître les noms indiens des maladies. Cette connaissance est fondamentale pour la pratique médicale. Par ailleurs, les noms en hindi des maladies sont également intégrés dans des textes persans qui ne sont pas des monographies sur l'Āyurveda. La pharmacologie constitue certainement la branche dans laquelle l'incorporation de la nomenclature indienne joue la fonction la plus importante par rapport au reste du savoir médical. La connaissance des noms indiens des remèdes, en particulier des remèdes simples, constitue une condition indispensable pour les identifier et les trouver, ce qui, comme on l'a vu, constitue l'un des défis les plus importants auxquels sont confrontés les médecins musulmans à leur arrivée en Asie du Sud. Les noms des remèdes simples sont souvent donnés en hindi, plutôt qu'en sanskrit, et parfois dans des

---

133 Par exemple, les noms des cinq types (*qism*) de bile sont rendu de la façon suivante : *awalbaka* (sanskrit *avalambaka*), *klīdakar* (s. *kledara*), *budhak* (s. *bodhaka*), *tarpak* (s. *tarpaka*), *šlipak* (s. *śleṣmaka*), Firišta, *Dastūr al-aṭibbā'*, ms. Téhéran Kitābḫāna-yi Malik, pers. 4497, ff. 10ª–10ᵇ ; ms. Copenhague, Det Kongelige Bibliotek, pers. XXII, f. 8ª.

134 Par exemple, le premier type de phlegme est celui qui est associé aux articulations, correspondant donc au dernier de la liste de Firišta et, le deuxième, est celui que lubrifie le corps, c'est-à-dire *avalambaka*, voir Riżā ʿAlī Ḫān 1353/1935, vol. 1, p. 12.

langues vernaculaires. Ce choix vise à faciliter l'usage du texte dans le contexte de la langue parlée, et à faciliter le repérage des substances sur le marché local.

La transcription des mots indiens avec les lettres de l'alphabet persan peut engendrer des ambiguïtés et, pour cette raison, les auteurs font souvent attention à spécifier de façon précise la prononciation des noms des remèdes. La méthode utilisée consiste notamment à expliquer la vocalisation, ou l'absence de vocalisation, de chaque lettre, car les voyelles brèves sont presque toujours absentes dans l'écriture manuscrite persane. Il s'agit d'une méthode reprise des ouvrages de la tradition avicennienne, tel le *Baḥr al-jawāhir* un dictionnaire arabo-persan de termes médicaux, composé en 924/1518 par Muḥammad ibn Yūsuf al-Harawī, le père de Yūsuf ibn Muḥammad. Par exemple, voici la façon dont le *Ta'līf-i Šarīfī* explique la prononciation d'*āṅwal*, un terme hindī qui désigne le myrobolan, substance très utilisée aussi bien dans la pharmacopée ayurvédique que dans les textes médicaux indo-persans. Muḥammad Šarīf Ḫān précise que le terme se prononce avec la *madda* sur la première lettre, avec la *nūn* atténuée (*ḫafā'-i nūn*) qui correspond à l'*anusvāra* de l'hindī, avec la *fatḥa* sur la *wā*, et avec le *sukūn* sur la *lām*[135]. L'auteur utilise cette méthode pour tous les noms indiens des remèdes donnés dans l'ouvrage et les critères de prononciation se retrouvent toujours au début de chaque entrée sur un remède simple.

La même méthode est utilisée par plusieurs autres textes et notamment par les dictionnaires persans de la *materia medica* indienne, tels le *Taḏkira al-hind* de Riżā ʿAlī Ḫān, le *Mufradāt-i hindī* de Muḥammad Šarf al-Dīn, et également le *Mufradāt-i hindī* de José De Silva. Pour les remèdes composés, les médecins musulmans utilisent également les termes du lexique arabo-persan pour présenter les médicaments indiens, une opération qui permet d'arranger les matériaux locaux selon des critères plus familiers. Dans le deuxième chapitre du *Dastūr al-aṭibbā'* de Firišta, les remèdes composés sont classés selon les catégories habituelles des textes arabo-persans, par exemple les *maʿjūnāt* (électuaires) et les *jawārišāt* (stomachiques) ; les termes du lexique indien sont donnés ensuite[136].

Les études sur le lexique conduisent à la compilation de plusieurs glossaires médicaux persans comprenant des termes indiens. Il s'agit souvent de textes assez brefs, dont plusieurs se présentent sous la forme d'appendices à un ouvrage et concernent les termes qui y sont utilisés. Le *Farhang-i Šifā' al-maraż* est un glossaire annexé au *Šifā' al-maraż* (790/1388) de Šihāb al-Dīn

135 Šarīf Ḫān, 1280/1863, p. 14.

136 Firišta, *Dastūr al-aṭibbā'*, ms. Téhéran Kitābḫāna-yi Malik, pers. 4497, p. 523 sqq.

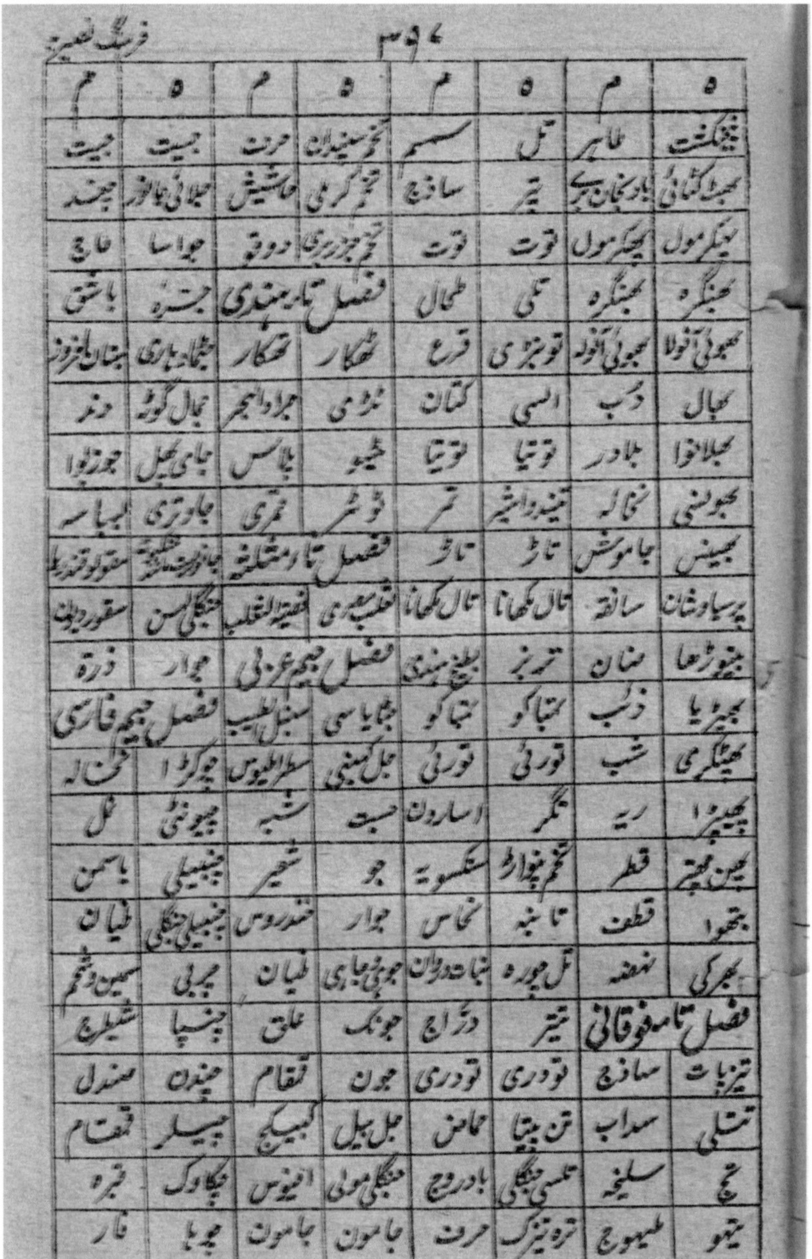
فرهنگ نصیریه ۳۹۷

FIGURE 2 *Une page des tableaux multilingues des noms des médicaments, tirée de l'édition lithographiée du* farhang *de Muḥammad Naṣīr*
MUḤAMMAD NAṢĪR, *FARHANG-I NAṢĪRIYYA*, KAMPUR, NAWAL KIŠOR, 1298/1881, P. 397

Nāgawrī, bien qu'on le trouve également sous forme séparée[137]. Les équivalents en hindi des termes persans sont inclus dans l'avant-dernier chapitre (*dar asāmī dārūhā*), sous forme de glossaire, du *Dār al-šifā'-i Awrang-šāhī* d'Abū al-Fatḥ[138]. La *ḫātima* du *Taḏkira al-hind* de Riżā ʿAlī Ḫān donne l'exacte prononciation d'environ cent trente termes indiens[139]. La *Qaṣīda dar luġāt-i hindī* de Yūsuf ibn Muḥammad, glossaire bilingue composé dans la première moitié du XVIe siècle, est consacrée aux termes hindis. Cette brève *qaṣīda* (poème) présente les équivalents indiens des noms de quelques aliments, de parties du corps et de médicaments[140].

Des tableaux bilingues, en hindi et en persan, rassemblant les noms de plus de quatre cents médicaments sont présentés au début du *Mīzān al-adwiya*, un ouvrage sur les remèdes de Ḥakīm Tābiʿ Muḥammad, le fils de Muḥammad Saʿīd, un *muftī* de Lucknow[141]. L'exposition sous forme de tables se retrouve également dans le *Farhang-i Naṣīriyya*, de Muḥammad Naṣīr[142], commentaire du *Maḫzan al-adwiya*[143], ouvrage persan sur la pharmacopée dont Muḥammad Naṣīr regrette notamment qu'il soit si difficile d'y repérer les médicaments indiens. Ce *farhang* expose les noms de plus sept cents médicaments dans des tableaux bilingues dont la première case (ه) indique le nom indien et la deuxième (م) le nom dans les langues musulmanes (voir figure 2)[144]. Ces

137 Voir Storey 1971, p. 224. Les deux copies de ce texte que j'ai pu analyser présentent des différences importantes, bien qu'elles mentionnent parfois les mêmes termes. Ces deux copies se trouvent dans des manuscrits qui incluent le *Šifā' al-maraż; Farhang-i Šifā' al-maraż*, ms. Téhéran, Kitābḫāna-yi Majlis, 14404 ; ms. Copenhague, Det Kongelige Bibliotek, pers. XXIII. Munzawī remarque également que, peut-être, il ne s'agit pas d'un seul texte, Munzawī 1382š./2003, p. 3601.

138 Abū al-Fatḥ, *Dār al-šifā'-i Awrang-šāhī*, ms. New Delhi, Jāmiʿa Hamdard, pers. 1973. Munzawī mentionne le *Farhang-i ṭibb-i ʿĀlamgīrī* comme un possible glossaire du *Ṭibb-i Awrang-šāhī* de Darwīš Muḥammad. La seule copie connue de ce *farhang* est conservée au Cachemire, Munzawī 1382š./2003, p. 3601.

139 Riżā ʿAlī Ḫān 1353/1935, vol. 2, p. 534–542.

140 Yūsuf ibn Muḥammad, *Qaṣīda dar luġāt-i hindī*, ms. Téhéran, Kitābḫāna-yi Dānišgāh, 2569/3, ff. 22b–24a ; voir Hakala 2015.

141 Tābiʿ Muḥammad, 1298/1881, p. 311–317.

142 Il est le fils d'un médecin, Ḥakīm Aḥmad ʿAlī al-Ḥanafī d'Azimabad (Patna).

143 Muḥammad Naṣīr ne précise pas le nom de l'auteur, cependant il est possible qu'il s'agisse du *Maḫzan al-adwiya* de Muḥammad Ḥusayn Ḫān Šīrāzī (XVIIIe siècle), un ouvrage qui connaît une certaine diffusion parmi les médecins indiens et qui, dans la version lithographiée, arrange des matériaux sous forme de tableaux. Muḥammad Ḥusayn Šīrāzī est un médecin iranien qui émigre en Inde et s'installe à Murshidabad (Bengale).

144 Muḥammad Naṣīr, 1298/1881, p. 395–404.

glossaires bilingues et multilingues constituent des sources importantes pour les recherches futures sur ce sujet. Il faut pourtant observer qu'aucun de ces glossaires ne semble s'être affirmé comme un texte de référence pour les études dans ce domaine. La fonction principale de ces listes de termes semble être plutôt celle de faciliter la lecture d'un ouvrage, sans donner naissance à un genre autonome. Les savants musulmans se sont plus particulièrement intéressés à une partie du lexique indien, celui des remèdes, domaine déjà abordé en détail dans les autres textes et qui fait l'objet de monographies structurées sous forme de dictionnaires.

1.10 La traduction et l'interprétation de la doctrine ayurvédique

1.10.1 *La doctrine des trois humeurs* (tridoṣa) *en version persane : équivalences lexicales et asymétries conceptuelles*

Les pages suivantes concernent la façon dont les savants musulmans traduisent et interprètent les éléments de la doctrine du *tridoṣa*, qui est à la base de la pensée physiopathologique de la médecine ayurvédique. La traduction du lexique humoral par des termes équivalents est une opération herméneutique délicate, qui génère plusieurs ambiguïtés. L'équivalence recherchée sur le plan lexical ne peut pas toujours être traduite par une équivalence précise sur le plan conceptuel, car certaines des entités définies par ces termes ne partagent pas les mêmes propriétés dans les deux cultures. D'ailleurs, l'affirmation de la différence et du caractère inconciliable des principes des deux écoles est un discours qui remonte déjà au livre de la pharmacologie (*Kitāb al-ṣaydana*) d'al-Bīrūnī[145]. La description des sciences indiennes donnée dans le *Āʾīn-i Akbarī* d'Abū al-Fażl ʿAllāmī (d. 1011/1602) offre une autre illustration des difficultés de la comparaison des concepts scientifiques indiens et grecs. Au début, Abū al-Fażl essaie de comparer certaines notions des deux écoles, concernant notamment des questions de géographie, mais, par la suite, il reconnaît n'avoir pas pu confronter les deux pensées comme il l'aurait voulu[146].

Les deux traditions médicales sont caractérisées par certaines analogies qui jouent un rôle important dans la façon dont les termes indiens peuvent être traduits et interprétés par les auteurs et les lecteurs de ces textes[147]. Les deux écoles pensent que le corps est constitué par des éléments, et elles ont une

145 Al-Bīrūnī souligne l'excellence des Indiens dans ce domaine mais il exclut toute possibilité de dialogue à cause des différences existant entre les deux pensées, Bīrūnī 1973, p. 7.

146 Abū al-Fażl ʿAllāmī, 1877, p. 14–16, 23, 26, 62, 66, 225.

147 Certaines études, notamment à partir de celle d'Émile Benveniste, ont souligné l'existence

vision de la physiologie basée sur l'existence de principes humoraux dont l'harmonie ou l'altération sont les principaux facteurs qui déterminent la santé ou la maladie du corps. On retrouve également des efforts visant à conceptualiser l'équivalence des doctrines des éléments des deux écoles en dehors de la culture médicale. Dārā Šikōh, dans le premier chapitre du *Majmaʿ al-baḥrayn*, qui concerne les éléments, s'efforce de montrer et de construire la correspondance entre les deux visions en établissant une corrélation entre l'éther de la doctrine indienne et le Trône suprême (*arš-i akbar*)[148] de la tradition islamique[149].

Cependant, il existe des différences fondamentales s'agissant de la quantité et de la qualité des éléments et des humeurs. La doctrine hippocratique des médecins musulmans conçoit quatre éléments, l'air, le feu, l'eau et la terre, qui constituent la matière universelle de la création. Les médecins indiens contemplent un cinquième élément, l'éther (*ākāśa*), en plus des quatre susmentionnés. Selon les musulmans il existe quatre humeurs (*ḫilṭ*, pl. *aḫlāṭ*), autant que les éléments, soit le sang (*dam*, *ḫūn*), qui est chaud et humide, le phlegme (*balġam*), froid et humide, la bile jaune (*ṣafrāʾ*), chaude et sèche, et la bile noire (*sawdāʾ*), froide et sèche. De leur côté, les médecins indiens ont une vision tripartite des humeurs (*tridoṣa*) qui sont l'air (*vāta*, *vāyu*), le phlegme (*kapha*, *śleṣman*), et la bile (*pitta*). Selon le *Carakasaṃhitā*, *vāta* est âpre, froid, léger, subtil, mobile, sec et rugueux, *pitta* est un peux onctueux, chaud, fort, liquide, acide et piquant, tandis que *kapha* est lourd, froid, tendre, onctueux, mielleux, solide et gluant[150]. Le tableau 1 illustre les méthodes principales utilisées dans les textes persans pour traduire les trois *doṣa* de la médecine ayur-

d'éléments communs dans les croyances médicales des anciennes populations indo-européennes, notamment la classification tripartite du savoir médical en une médecine des charmes, une médecine du « couteau » et une médecine des plantes, voir Benveniste 1945.

148 Akbar Arzānī, dans son commentaire du *Qānūnča* de Čaġmīnī, explique que le Trône de Dieu est la sphère qui entoure les sphères des éléments et des planètes, voir Speziale 2010a, p. 187.

149 Voici comment Dārā Šikōh présente cette équivalence, « Sache que les éléments (*ʿanāṣir*) sont au nombre de cinq et qu'ils constituent la matière universelle (*maddā*) du monde des formes physiques et sensibles (*nāsūtī*). Le premier est l'élément suprême (*ʿunṣur-i aʿẓam*) que les hommes de religion (*ahl-i šarʿ*) appellent le Trône suprême (*arš-i akbar*). Le deuxième est l'air (*bād*), le troisième le feu, le quatrième l'eau, le cinquième la terre. Dans la langue indienne, ils sont appelés *pañcabhūta* (cinq éléments), *ākāśa* (éther), *vāyu* (air), *tejas* (feu), *jala* (eau) et *pṛthvī* (terre). », D'Onofrio – Speziale 2011, p. 79.

150 Voir le premier chapitre du *Sūtrasthāna* (1.57–61), Caraka 2011, p. 205.

Terme indien	Equivalent arabo-persan	Qualités naturelles associées
vāta	*bād*	froid et sec
kapha	*balġam*	froid et humide
pitta	*talḫa / ṣafrā'*	chaud et humide/sec

TABLEAU 1 *La traduction persane de la doctrine du tridoṣa*

védique et explique comment les *doṣa* sont classifiés par rapport à la doctrine des quatre qualités naturelles de la pensée gréco-arabe.

En conséquence, du point de vue des savants musulmans, les médecins indiens n'incluent pas le sang parmi les humeurs, ils considèrent un seul type de bile au lieu de deux, et ils regardent l'air comme étant à la fois un élément et une humeur. Voici la façon dont Firišta explique cette question dans le deuxième paragraphe, sur les humeurs (*dar ḏikr-i aḫlāṭ*), de l'introduction (*muqaddama*) du *Dastūr al-aṭibbā'*:

> Sache que les médecins indiens appellent l'humeur (*ḫilṭ*) *dōka* et ils expliquent la signification de *ḫilṭ* de cette façon : elles [les humeurs] sont trois, *bād*, *balġam* et *ṣafrā'*, et le bien-être et la corruption (*fasād*) des sept *dhātu* (tissus)[151] se basent sur elles.
>
> Ils ne comptent pas la bile noire (*sawdā'*) parmi les *aḫlāṭ*. Ils disent que, nonobstant le fait qu'elle [*sawdā'*] est présente dans le corps, c'est une maladie (*maraż*) et non pas une humeur. Le sang (*ḫūn*) est un élément (*juz'*) du corps, comme la chair (*gušt*), et la bile noire est le sang brulé (*ḫūn-i sūḫta*) qui s'est mélangé avec le *bād*, froid (*sard*) et sec (*ḫušk*). Elle prend une couleur sombre car quand le sang se mélange avec l'air il devient froid, sec et noir.[152]

Pour Firišta, comme pour d'autres auteurs de ces textes, il est important de comprendre les raisons des différences entre les deux écoles et la façon dont les concepts de la pensée musulmane, qui manquent dans la perspective indienne, peuvent, néanmoins, être conceptualisés selon cette dernière. Le discours de

151 Les sept *dhātu* sont le chyle, le sang, la chair, la graisse, les os, la moelle et le sperme. Firišta examine les sept *dhātu* dans le premier chapitre de la *muqaddama* du *Dastūr al-aṭibbā'*.

152 Firišta, *Dastūr al-aṭibbā'*, ms. Téhéran Kitābḫāna-yi Malik, pers. 4497, f. 6ᵃ; ms. Copenhague, Det Kongelige Bibliotek, pers. XXII, f. 4ᵃ–4ᵇ.

Firišta sur la nature de la bile noire (*sawdā'*) semble impliquer une réification du concept. C'est-à-dire qu'il aborde la conception que les médecins indiens ont de *sawdā'*, bien que ce concept soit absent dans la tradition ayurvédique. Selon Firišta, *sawdā'* serait donc un composé brûlé de sang et de *bād*, une interprétation qui est également mentionnée dans le chapitre sur les humeurs (*aḫlāṭ*) de l'ouvrage de Riżā ʿAlī Ḫān[153]. Firišta et Riżā ʿAlī Ḫān n'indiquent pas de façon claire le concept de la doctrine ayurvédique auquel ils se réfèrent pour avancer cette interprétation. Néanmoins, il faut rappeler que le « sang venteux », ou *vāta-rakta*, c'est-à-dire la combinaison des effets nocifs de l'air et du sang, constitue un facteur étiologique bien connu de la physiopathologie ayurvédique[154]. En même temps, cette explication 'indienne' de *sawdā'*, comme le produit froid et sec d'une combustion, est plutôt cohérente avec la vision musulmane de cette humeur. Les divergences conceptuelles entre les deux écoles sont abordées également par Šāh Ahl Allāh qui explique que les médecins indiens : « ne comptent pas le sang comme une humeur, car il est un constituant (*muqawim*) du corps, ni *sawdā'*, dans lequel est le sang et qui est dans le sang. Au lieu de cela, ils comptent *bād* parmi les préceptes (*aḥkām*) et les signes (*āṯār*).[155] » Šāh Ahl Allāh est donc d'accord avec Firišta sur la conception du sang comme sur l'existence d'un rapport étroit entre le sang et *sawdā'*.

Passons maintenant à l'examen détaillé de la manière dont les textes persans présentent les qualités des trois humeurs de la doctrine indienne. Certains textes précisent les rapports entre les humeurs et les éléments. Riżā ʿAlī Ḫān écrit que *balġam* est une substance aquatique (*ābī*), *ṣafrā'* est ignée (*ātašī*), tandis que l'air serait associé à ce même élément[156]. Les médecins avicenniens établissent des correspondances analogues entre *balġam* et l'élément eau, et entre *ṣafrā'* et l'élément feu. Malgré cela, la deuxième association n'implique pas une équivalence précise entre les qualités naturelles qui sont associées à ces substances par les deux écoles.

Le terme utilisé pour traduire *vāta* est le persan *bād* (vent, air), dérivé du moyen-perse *vāt* et de l'avestique *vāta*. Voici comment Firišta expose les caractéristiques de *bād* et souligne la centralité de son rôle dans la pathologie :

---

153 Riżā ʿAlī Ḫān 1353/1935, vol. 1, p. 11.

154 Voir par exemple le cinquième chapitre du *Cikitsāsthāna* (5.1–17) du *Suśrutasaṃhitā*, Suśruta 1907–1916, vol. 2, p. 297 sq.

155 Šāh Ahl Allāh, *Takmila-yi hindī*, ms. Hyderabad, Andhra Pradesh Oriental Manuscript Library and Research Institute, pers. 403, f. 2ª.

156 Riżā ʿAlī Ḫān 1353/1935, vol. 1, p. 11.

> Sur les propriétés (*ḫawāṣṣ*) de l'humeur *bād*. Sache qu'ils considèrent *bād* froid et sec, léger (*sabuk*), rude (*durušt*) et subtil (*laṭīf*), très en mouvement et rapide (*sarīʿ*), et capable de stimuler (*muḥarrik*) les autres humeurs. Et disent que *bad* est un composé (*murakkab*) de *balġam* et de *ṣafrāʾ* et qu'il soutient leur mouvement (*ḥarakat*). Dans la santé et dans la maladie son action (*ʿamal*) est toujours plus importante que celle des autres humeurs et il peut se déplacer dans tout le corps dans un clin d'œil.[157]

La reconstruction de la doctrine indienne faite par Firišta présente donc *bād* comme un produit des deux autres humeurs. Dans le *Mīzān al-ṭibb*, Akbar Arzānī propose également une explication de ce type mais en modifiant l'un des éléments. Selon Arzānī, *bād* est une vapeur générée (*mutawallid mīšawad*) par les humeurs et surtout par *balġam* et *sawdāʾ*[158]. En revanche, cette interprétation est refusée par Riżā ʿAlī Ḫān qui affirme que *bād* est le fondement (*asās*) des autres humeurs et non pas le produit des autres éléments (*ʿunṣur*), ce qui constitue évidemment une vision plus cohérente avec celle des sources ayurvédiques. Riżā ʿAlī Ḫān indique également les zones principales (*maqām-i aṣlī*) du corps qui sont associées à *bād*: la taille (*kamar*), le rectum, l'ombilic, le cœur et la gorge[159].

Les médecins musulmans classifient ainsi le *bād* ayurvédique comme une humeur froide et sèche. En conséquence, la nature de cette humeur est exactement opposée à celle de l'élément air de la doctrine avicennienne, qui, comme le sang, est chaud et humide. Dans l'introduction du *Takmila-yi hindī*, Šāh Ahl Allāh essaie d'expliquer l'ambivalence de *bād* dans la doctrine indienne, en précisant que l'humeur de la physiologie médicale ne correspond pas à l'élément atmosphérique, et que les qualités de *bād* peuvent différer de son tempérament original, à cause des interactions avec les autres principes:

> Ce qu'il faut entendre par *bād*, qu'ils comptent [également] parmi les éléments (*arkān*), sont les particules d'air (*ajzāʾ-i rīḥī*) qui se détachent après la digestion de la nourriture. Le tempérament de base (*mizāj-i aṣlī*) de *bād* est froid (*sard*) et sec (*ḫušk*), cependant il devient chaud

157 Firišta, *Dastūr al-aṭibbāʾ*, ms. Téhéran Kitābḫāna-yi Malik, pers. 4497, f. 6ᵃ–6ᵇ; ms. Copenhague, Det Kongelige Bibliotek, pers. XXII, f. 4ᵇ.

158 Arzānī 1268/1851, p. 3.

159 Riżā ʿAlī Ḫān 1353/1935, vol. 1, p. 11–12.

> s'il se mélange avec la chaleur (*garmī*), froid avec le froid, humide avec l'humidité (*tarī*), et sec avec le sec[160].

Les qualités de base de *bād* correspondent en réalité à celles qui, dans la théorie avicennienne, sont attribuées à la bile noire (*sawdāʾ*). À ce sujet, il faut rappeler que *sawdāʾ* est également considéré comme une substance très nocive, car selon les médecins musulmans il est le produit final et détérioré de la génération et de la coction des humeurs à travers la digestion[161]. Dans le *Taḏkira al-hind*, Rižā ʿAlī Ḫān remarque que ce type d'interprétation, qui assimile les qualités du *bād* ayurvédique à celle de *sawdāʾ* plutôt qu'à celles de l'élément air, est présente dans le milieu médical, bien qu'elle constitue apparamment une position minoritaire : « Certains interprètent (*taʿbīr mīkunand*) *sawdāʾ* par le nom de *bād* mais cette opinion (*qawl*) est plus faible »[162]. L'analogie entre les symptômes de *bād* et ceux de *sawdāʾ* est évoquée également dans le *Šifāʾ al-maraż* de Šihāb al-Dīn Nāgawrī, sur lequel on reviendra dans le prochain chapitre.

La traduction de *pitta* est également délicate et les médecins musulmans ne sont pas toujours d'accord sur la façon dont il faut le traduire en persan. Voici la façon dont Firišta expose les qualités de la bile :

> Selon les médecins indiens *ṣafrāʾ* est chaud (*garm*) et humide (*tar*), fluide (*raqīq*), aigre (*ḥād*), rapide et léger (*sabuk*). Certains disent que de lui dérivent tous les organes de nature ignée [...] et selon le savant indien (*hindawī muḥaqqiq*) Vāgbhaṭa il est le résidu du sang[163].

Firišta traduit donc *pitta* par le terme arabe *ṣafrāʾ*, qui dans la doctrine avicennienne indique la variété jaune de la bile. D'autres médecins traduisent aussi *pitta* par *ṣafrāʾ*, comme Rižā ʿAlī Ḫān dans le *Taḏkira al-hind* et Sayyid Murād ʿAlī dans le *Ṭibb-i murād al-šifāʾ*, ouvrage de la deuxième moitié du XVIIIe siècle. Selon Firišta le *ṣafrāʾ* ayurvédique est une substance chaude et humide. Ses qualités ne correspondent donc pas à celles du *ṣafrāʾ* avicennien, car selon les médecins musulmans la bile jaune est chaude et sèche. Paradoxalement, les

---

160 Šāh Ahl Allāh, *Takmila-yi hindī*, ms. Hyderabad, Andhra Pradesh Oriental Manuscript Library and Research Institute, pers. 403, f. 2a.

161 Sur les humeurs de la doctrine greco-arabe voir Afkhami 2004.

162 Rižā ʿAlī Ḫān 1353/1935, vol. 1, p. 11.

163 Firišta, *Dastūr al-aṭibbāʾ*, ms. Téhéran Kitābḫāna-yi Malik, pers. 4497, f. 11b; ms. Copenhague, Det Kongelige Bibliotek, pers. XXII, f. 9a.

qualités du *ṣafrāʾ* ayurvédique correspondent à celles du sang de la tradition avicennienne. En même temps, certains médecins n'étaient pas complètement d'accord avec la vision de Firišta, comme Rižā ʿAlī H̱ān, qui précise que le *mizāj* (tempérament) du *ṣafrāʾ* ayurvédique peut être chaud et humide ou sec. Pour le reste, la description des qualités de *ṣafrāʾ* donnée par Rižā ʿAlī H̱ān coïncide avec celle de Firišta : la bile est le résidu du sang, elle est de nature ignée, légère et rapide. Rižā ʿAlī H̱ān ajoute que *ṣafrāʾ* dégage une mauvaise odeur[164].

D'autres auteurs n'adoptent pas ce type de traduction, probablement pour éviter l'ambiguïté avec la bile jaune de la doctrine gréco-arabe. Une autre traduction de *pitta* a recours au terme persan *talẖa*, qui signifie également « bile », sans cependant préciser la forme de cette humeur. Dans le *Takmila-yi hindī*, Šāh Ahl Allāh adopte le terme *talẖa* et explique qu'il s'agit d'une substance chaude et humide[165]. Par conséquent, il utilise un terme différent mais sur le plan conceptuel, il est d'accord avec la définition des qualités de la bile ayurvédique donnée par Firišta. D'autres textes utilisent le terme *talẖa*, tels le *Šifāʾ al-maraż* de Šihāb al-Dīn Nāgawrī, l'anonyme [*Kitāb-i*] *Sulaymān-šāhī* (composé en 902/1496–1497), le *H̱ulāṣa-yi Bīnā* de Šayẖ Bīnā ibn Ḥasan, le *Dār al-šifāʾ-i Awrang-šāhī* d'Abū al-Fatḥ. Un autre auteur, Sayyid Mīr Ḥaydar ʿAlī Dihlawī, qui écrit le *Šifāʾ al-nās*, n'utilise aucune de ces traductions pour *pitta* mais en propose une autre, à travers le terme persan *garm* (chaud), qu'il explique comme étant la « chaleur » générée par l'élément feu (*ātaš*)[166].

En revanche, la traduction conceptuelle de *kapha* ne soulève pas les mêmes problèmes que celles de *vāta* et de *pitta*. Le terme utilisé est l'arabe *balġam*, dérivé probablement du grec *flegma*. Dans ce cas, la traduction de *kapha* par *balġam* implique également une analogie entre les propriétés des substances qui sont désignées par ces termes. Les qualités naturelles que les médecins musulmans associent à *kapha*, le froid et l'humide, sont les mêmes que celles du *balġam* de la tradition avicennienne. Firišta écrit au sujet de *kapha* que :

> Selon la croyance des Indiens *balġam* est le résidu (*fażla*) du chyle (*kīlūs*) et sa nature (*ṭabīʿat*) est froide, humide (*tar*) et salée (*šūr*) [...] il est peu mobile (*qalīl al-ḥarakat*), moelleux (*mulāyim*) et visqueux (*lazaj*)[167].

---

164 Rižā ʿAlī H̱ān 1353/1935, vol. 1, p. 12.

165 Šāh Ahl Allāh, *Takmila-yi hindī*, ms. Hyderabad, Andhra Pradesh Oriental Manuscript Library and Research Institute, pers. 403, f. 2ª.

166 Mīr Ḥaydar ʿAlī Dihlawī, *Šifāʾ al-nās*, ms. Londres, Wellcome Trust Library, pers. 289, f. 2ª.

167 Firišta, *Dastūr al-aṭibbāʾ*, ms. Téhéran Kitābẖāna-yi Malik, pers. 4497, ff. 9ᵇ–10ª; ms. Copenhague, Det Kongelige Bibliotek, pers. XXII, f. 7ᵇ.

On peut noter que selon Firišta le phlegme ayurvédique est salé. À cet égard, Riżā ʿAlī Ḫān précise qu'il faut distinguer entre la forme cuite et la forme crue du phlegme :

> *Balġam* est le résidu (*fażla*) du chyme (*kaimūs*) et est [de nature] aquatique [...] Sa [forme] cuite (*puḫta*) est douce, blanche, pesante, huileuse et collée comme la résine. Sa [forme] crue (*ḫām*) est un peu salée, tandis que son tempérament est froid et humide[168].

Ces passages illustrent clairement les principaux aspects lexicaux et conceptuels de la traduction persane du *tridoṣa*. Les termes et les catégories de base de la doctrine indienne sont traduits à travers les termes analogues du lexique scientifique arabo-persan plutôt que par l'ajout de nouveaux mots indiens à ce lexique. Dans cette version persanisée du *tridoṣa*, *vāta* devient *bād*, *kapha* devient *balġam*, tandis que *pitta* est traduite à la fois par *ṣafrāʾ* et *talḫa*, et dans un cas par *garm*. Il s'agit d'un choix délibéré, partagé, et non pas d'une contrainte imposée par le contexte linguistique ou social. Le terme *kaf* (écume, phlegme) existe en persan et des termes tels *dōša*, *wāta* (ou *bāt*), *dhātū*, *pittā*, *slēšmā* et *rakta* existent en ourdou et ils étaient donc employés dans la langue parlée. Il faut remarquer que dans l'autre sens de traduction, le *Hikmatprakāśa* (1773–1774) de Mahādevadeva, fait justement le choix contraire d'inclure un nombre important de termes arabo-persans en transcription *nagārī*, notamment en ce qui concerne le lexique humoral[169].

L'utilisation de termes analogues ne peut donc pas conduire à la formulation d'équivalences conceptuelles, sauf pour le cas de *balġam*. En outre, les analogies lexicales engendrent des asymétries conceptuelles. Bien que *pitta* puisse être traduit avec des termes techniques homologues tels que *ṣafrāʾ* ou *talḫa*, les qualités que Firišta et Ahl Allāh assignent à la bile ayurvédique ne correspondent à celles d'aucune des deux biles de la tradition avicennienne, mais à celles du sang. Les propriétés du *bād* ayurvédique sont même contraires à celles de l'air dans la doctrine avicennienne et sont analogues à celles de *sawdāʾ*. Les termes de la physiologie indienne peuvent être réduits aux termes correspondants du lexique persan, mais les concepts concernés ne peuvent pas être traités de la même façon. La traduction est réalisée à partir d'éléments traduisibles, mais le résultat est dissonant car il ne retient pas le rapport entre le signifiant et le signifié dans le lexique technique de la culture réceptrice. Pour

168 Riżā ʿAlī Ḫān 1353/1935, vol. 1, p. 12.

169 Voir Meulenbeld 2012a.

a) Déconstruction de la théorie en éléments analogues (les humeurs) sur un plan lexical

↓

b) Traduction des éléments analogues

↓

c) Reconstruction de la théorie à partir des éléments traduits

↓

d) Extension du champ sémantique des catégories et des termes persans

TABLEAU 2 *La modalité de traduction : déconstruction et reconstruction du lexique humoral*

la terminologie humorale, le problème dérive du rapport étroit qui existe entre lexique et doctrine. Les termes techniques ne sont pas des mots neutres mais ils sont caractérisés par une valeur conceptuelle établie. L'utilisation de *talḫa*, au lieu de *ṣafrāʾ*, peut être justement interprétée comme une tentative d'employer un terme moins caractérisé et plus souple sur le plan conceptuel.

Cependant, de telles ambiguïtés ne constituent pas des problèmes insolubles. La solution proposée par ces textes est assez claire : redéfinir la valeur conceptuelle du terme et du concept associé. La traduction persane du *tridoṣa* ne se base donc pas sur l'extension du lexique, mais plutôt sur l'extension de la valeur sémantique des catégories de la culture réceptrice et de son lexique technique. Les ambiguïtés engendrées par la traduction basée sur l'analogie lexicale sont donc résolues à travers l'attribution de valeurs nouvelles à des catégories et à des termes connus, autrement dit par la création d'un néologisme conceptuel[170]. Le tableau 2 illustre les différentes opérations impliquées par cette approche : a) la déconstruction de la doctrine indienne dans des éléments considérés comme analogues par les traducteurs, b) la traduction de ces éléments, c) la reconstruction de la théorie originale à partir des concepts traduits, et d) l'extension du champ conceptuel des termes persans impliqués dans la traduction.

170 C'est-à-dire, l'attribution d'un nouveau signifié à un concept déjà existant.

Dans le lexique médical indo-persan, *bād* et *ṣafrāʾ* deviennent donc des catégories et des termes polysémiques. Le *bād*, le *ṣafrāʾ* et le *ḫūn* des textes persans sur l'Āyurveda définissent des concepts nouveaux, dont les caractéristiques sont différentes de celles qui sont associées à ces principes dans le reste de la littérature persane, arabe et grecque. Sur le plan de la pratique médicale, cela signifie que les médecins et les lecteurs de ces textes devaient faire très attention à ne pas confondre les nouveaux concepts avec l'acception conventionnelle des mêmes termes, car une telle confusion aurait évidemment pu engendrer des erreurs et avoir des conséquences sur le diagnostic et le traitement d'une maladie.

L'interprétation revêt un rôle central dans la lecture musulmane de certaines notions de la doctrine indienne, comme dans le cas de *pitta* et de l'inférence de ses qualités. Comme on l'a vu, l'une des priorités des textes persans est de définir la nature des *doṣa* sur la base des quatre qualités élémentaires (chaud, froid, humide, sec) de la doctrine grecque. Or, une description telle que celle donnée dans le *Carakasaṃhitā* ne précise pas si *pitta* est humide ou sec. Aussi, les médecins musulmans doivent inférer cette qualité à partir des autres propriétés de cette substance. De fait, les auteurs de ces textes ne sont pas toujours d'accord sur la façon dont il faut interpréter certains concepts, sur la question de savoir si *pitta* est humide ou à la fois humide et sec, si *bād* est produit par les autres humeurs, ou s'il existe une analogie entre *sawdāʾ* et *bād*. L'acte interprétatif est à la base de la reconstruction du rôle qu'il faut assigner à *sawdāʾ* dans une vision qui, en principe, ne comprend pas la même substance.

En outre, la difficulté de l'interprétation dérive aussi du fait que les concepts des humeurs corporelles utilisées pour traduire les notions indiennes sont eux-mêmes des catégories construites. Les humeurs sont des concepts théoriques de la physiologie dont l'entité est différente de celle des organes du corps. Les humeurs, sauf le sang, ne sont pas des substances tangibles qui peuvent être observées directement par les médecins, et en particulier pendant leurs transformations à l'intérieur du corps. Leurs actions et leurs changements doivent être déduits d'autres facteurs, tels que les symptômes d'une maladie et le raisonnement diagnostique. La traduction du *tridoṣa* est donc un processus qui implique aussi une investigation sur le sens de certaines des principales catégories conceptuelles de la pensée musulmane.

Ce type de traduction montre que les termes et les concepts de la doctrine humorale ne sont pas des éléments statiques, définis par les critères immuables de l'héritage classique. Au contraire, ils constituent des termes dynamiques et flexibles qui permettent aux auteurs d'employer les mêmes mots en changeant le registre sémantique. Malgré la dissonance conceptuelle, aucun de ces auteurs ne se sent obligé de changer d'approche ni d'adopter systématiquement les termes indiens en lieu et place des équivalents arabo-persans au motif que ce nouvel usage pourrait entrer en contradiction avec les définitions canoniques des humeurs données par les auteurs classiques de l'école avicennienne. Les auteurs musulmans n'ont pas la volonté de différencier de façon radicale leurs termes et leurs concepts de ceux de leurs collègues hindous en adoptant des vocables différents de ceux du lexique avicennien.

Parallèlement, il est indispensable d'envisager cette problématique du point de vue des auteurs, des traducteurs et des lecteurs hindous. Ce type de traduction était-il cohérent et acceptable pour les réseaux de savants et de lecteurs hindous de culture persane qui se forment à partir du XVIIe siècle ? Comment percevaient-ils l'écart à la valeur originale du terme imposé par la traduction, ainsi que les nouvelles stratégies épistémiques et herméneutiques déterminées par l'adaptation des matériaux traduits à la culture cible ? En fait, les savants hindous de l'époque moghole qui écrivent des textes médicaux en persan ne révolutionnent pas la méthode de traduction de la doctrine des *doṣa* : ils assimilent et consolident le système utilisé par leurs collègues musulmans.

Dans ce type de traduction, basée sur l'homologie lexicale, des termes tels que *bād* et *ṣafrā'* peuvent être aisément dépouillés de leur identité conceptuelle habituelle pour être revêtus d'une nouvelle identité ayurvédique : ils constituent de nouveaux concepts dont le but est aussi d'interpréter les changements du tempérament de corps déterminés par la variation du climat. L'attribution de valeurs différentes aux termes et aux principes humoraux est également liée de façon étroite à l'interprétation climatique des savants musulmans. Ainsi, la traduction persane de la théorie du *tridoṣa* est aussi un processus d'indianisation du lexique médical persan à travers l'ajout de valeurs conceptuelles locales à des termes et à des catégories scientifiques établies.

1.10.2 *Une tentative de synthèse : le modèle de Šihāb al-Dīn Nāgawrī*

L'exposition et l'interprétation de la doctrine physiologique indienne données par certains auteurs montrent que leur intention n'est pas uniquement de définir les concepts de l'Āyurveda. Traduire l'autre et écrire sur l'autre sont des actes réflexifs qui impliquent également de définir, comparer et défendre les catégories conceptuelles de la pensée musulmane utilisées dans la traduction. Certains médecins avicenniens qui écrivent sur l'Āyurveda s'interrogent sur les principales divergences conceptuelles qui existent entre les deux écoles. La proposition audacieuse de Šihāb al-Dīn Nāgawrī vise à concilier ces divergences en reconsidérant la place assignée à certains éléments de la théorie. Le corollaire principal de cette opération conduit à l'inclusion de *bād* dans le modèle quadripartite d'origine gréco-arabe.

L'air est l'élément de la doctrine du *tridoṣa* qui soulève les discussions les plus significatives parmi les médecins indo-musulmans. Il faut considérer certains aspects de la traduction et de l'interprétation du *bād* ayurvédique à partir du rôle asymétrique que cette substance occupe dans la culture source et dans la culture réceptrice. Parmi les *doṣa* de la doctrine ayurvédique, *vāta* constitue le principe vital le plus important et occupe un rôle central dans l'étiologie des maladies[171]. En revanche, il est le seul principe de la théorie du *tridoṣa* qui, au moins sur un plan lexical, est absent dans la taxonomie humorale de la pensée avicennienne qui considère l'air seulement comme un élément.

Cependant, des divergences d'opinion à ce sujet ne sont pas absentes de la tradition gréco-arabe. Le traité sur les *Vents* du corpus hippocratique contient des indications à propos du vent et en particulier de son rôle pathogénique. Une classification de la pathologie humorale qui rappelle celle de la médecine indienne se retrouve dans un passage bien connu du *Timée* (84d–86a) de Platon, où le philosophe expose trois classes de maladies. La troisième classe est divisée et trois espèces : la première est celle des maladies induites par l'air, la deuxième par le phlegme et la troisième par la bile (84d). Plusieurs études ont examiné ces sources et suggéré l'existence d'une analogie entre les indications sur l'air présentes dans les textes grecs et la pensée médicale indienne[172].

À l'époque musulmane, le vent (*rīḥ*) est mentionné dans quelques traditions concernant les humeurs du corps attribuées aux imams chiites, et en particulier au sixième imam Jaʿfar al-Ṣādiq (m. 148/765). Dans une de ces traditions, relevée dans le *Tuḥaf al-ʿuqūl* d'Ibn Šuʿba al-Ḥarrānī (IVe/Xe siècle), al-Ṣādiq décrit la constitution humaine comme composée de quatre natures (*ṭabāʾiʿ*), quatre piliers (*daʿāʾim*) et quatre éléments de base (*arkān*). Les quatre natures sont le sang (*dam*), la bile (*mirra*), le vent (*rīḥ*) et le phlegme (*balġam*), les quatre éléments de base sont la lumière, le feu, le pneuma (*rūḥ*) et l'eau, tandis que les piliers renvoient aux facultés intellectuelles[173]. Il s'agit d'ailleurs d'une classification des humeurs analogue à celle qui, plusieurs siècles plus tard, sera proposée en Asie du Sud par Šihāb al-Dīn Nāgawrī.

Dans la *Risāla al-ḏahabiyya*, un texte médical arabe associé à l'imam ʿAlī al-Rižā (m. 203/818), *rīḥ* est mentionné parmi les humeurs dans le passage où

171 Sur *vāta* dans la doctrine ayurvédique du *tridoṣa*, voir Wujastyk 1998, p. 115–116.

172 Voir Filliozat 1964, p. 196–237 ; Comba 2001, p. 836–837.

173 Ḥarrānī 1404/1984, p. 354. La même division des humeurs se retrouve dans une tradition attribuée à Jaʿfar al-Ṣādiq qui est mentionnée par Ibn Šahrāšūb 1379/1960, vol. 4, p. 259 ; voir Speziale 2009a, p. 40–41.

sont exposés les rapports entre les humeurs et les parties du corps[174]. Une paraphrase persane de ce passage de la *Risāla al-ḏahabiyya* figure dans le chapitre sur les humeurs et les natures du *ʿIlājāt-i Dārā Šikohī* de Nūr al-Dīn Šīrāzī[175]. Concernant les textes médicaux de la tradition avicennienne, Lutz Richter-Bernburg remarque qu'Ibn Sīnā donne une liste des vents intérieurs dans la discussion sur la douleur et ses causes, et Ismāʿīl Jurjānī adopte ensuite cette classification[176]. Cependant, la classification des humeurs incluant *rīḥ* n'est jamais intégrée dans la pensée des textes médicaux de l'école avicennienne. En outre, les références sur le vent que l'on retrouve dans certaines sources grecques et arabes ne semblent pas faire vraiment partie du contexte intellectuel dans lequel *bād* est traduit et interprété dans les textes persans. Les médecins musulmans en Asie du Sud ne lisaient pas le *Timée* de Platon. Au-delà de la brève citation dans l'ouvrage de Šīrāzī, les textes persans sur l'Āyurveda ne font pas référence aux traditions de Jaʿfar al-Ṣādiq sur les humeurs.

Dans les années quatre-vingts du XIVe siècle, le médecin indien Šihāb al-Dīn Nāgawrī écrit le *Šifāʾ al-maraż*, ouvrage général sur la médecine en vers. Le premier *bāb* du texte est dédié aux causes des maladies du corps (*asbāb-i amrāż badanī*). L'auteur y propose un nouveau schéma quadripartite de la pathologie humorale qui compte les humeurs suivantes : *talḫa*, *bād*, *balġam* et *ḫūn*. Dans cette classification, la bile (*talḫa*) occupe donc une seule place, comme dans la tradition indienne, tandis que la place qui se libère en vertu de la suppression d'une bile est occupée par l'air (voir le tableau 3)[177]. Voici la façon dont l'auteur explique les différences entre les doctrines des deux écoles :

> Selon les médecins indiens, qui disent que le sang se trouve dans la bile, les causes (*ālat*) des affections du corps sont au nombre de trois [...].
>
> Toutes les maladies des hommes se forment à cause de *bād*, de *talḫa* et de *balġam*[178]. Si l'une de ces trois s'intensifie (*mazīd*), une maladie se manifeste alors dans le corps.

---

174 Dans ce schéma, les organes de la tête sont associés au sang, la poitrine est associée au phlegme et au vent, l'épigastre à la bile jaune, et la partie inférieure du ventre à la bile noire. Sur la question de la paternité de la *Risāla al-ḏahabiyya*, voir Speziale 2009a, p. 26–34. Sur le rôle de *bād* dans les croyances populaires iraniennes, voir Floor 2004, p. 74–75.

175 Voir Speziale 2010b, p. 62.

176 Richter-Bernburg 1989.

177 Nāgawrī 1295/1878–1879, p. 5–6.

178 *Balġam* dans la copie manuscrite de Rampur ; autrement « *aḫlāṭ wa ān* » dans les autres copies, qui cependant doit être une erreur de transcription, car *aḫlāṭ* dans ce contexte n'aurait aucun sens dans la doctrine indienne.

> Mais si dans le corps l'une de ces trois choses s'accroît à l'excès, son symptôme (*nišān*) est la mort du malade.
>
> Selon la vision des médecins persans les causes des maladies de l'homme sont au nombre de quatre. Ils considèrent le sang (*ḫūn*) comme la quatrième s'ajoutant à ces trois déjà mentionnées et ils en donnent des preuves solides.

L'exposition des différences est suivie par la description des symptômes des quatre humeurs, divisée en autant de paragraphes, à commencer par les deux nouveaux éléments de la classification de Nāgawrī, *talḫa* et *bād* :

> Apprends donc les symptômes (*ʿalāmāt*) de chacune de ces quatre choses dont je te parle. Certainement *talḫa* est chaud et *bād* est froid et *balġam* est comme le froid.
>
> Les symptômes de *talḫa*. Si l'affection provient de la bile, se manifestent des symptômes chauds et secs, la soif et la pâleur, et il faut soulager ce trouble par le froid.
>
> Les signes de la bile sont la vitesse du pouls et la sécheresse de la langue et [le malade] est toujours enclin au froid comme le poisson qui s'agite hors de l'eau.
>
> Les symptômes de *bād*. Écoute maintenant les symptômes causés par l'excès du vent. Les experts en pathologie le considèrent comme opposé à la bile.
>
> Lors du repas[179], l'excès de sécheresse et de rugosité du corps se manifeste [dans] la bouche.
>
> [Le malade] est atteint sans cesse par la tristesse (*kāmid*) à cause de pensées vaines, le jour et la nuit il se plaint de douleurs aux os.
>
> La rate (*supurz*) et les hémorroïdes s'activent (*ẓāhir šūd*), en raison du fait qu'il [le vent] est comme l'huile.[180]

Il faut remarquer certains aspects implicites et ambivalents de la proposition de Nāgawrī. D'abord, la définition des propriétés de la bile. Lorsqu'il expose les signes de *talḫa* l'auteur lie clairement cette humeur aux symptômes chauds et

179 *Ḫūrdan* dans les manuscrits de Téhéran, Rampur et Copenhague ; *guftan* dans les lithographies, Kanpur 1272/1855–1856, p. 5 ; Bombay 1295/1878–1879, p. 5.

180 Nāgawrī, *Šifāʾ al-maraż*, ms. Rampur, Kitābḫāna-yi Rażā, pers. 5968, ff. 3ᵃ–3ᵇ ; ms. Copenhague, Det Kongelige Bibliotek, pers. XXIII, ff. 31ᵇ–32ᵃ ; ms. Téhéran, Kitābḫāna-yi Majlis, 14404, ff. 10ᵃ–10ᵇ ; Bombay 1295/1878–1879, p. 5–6.

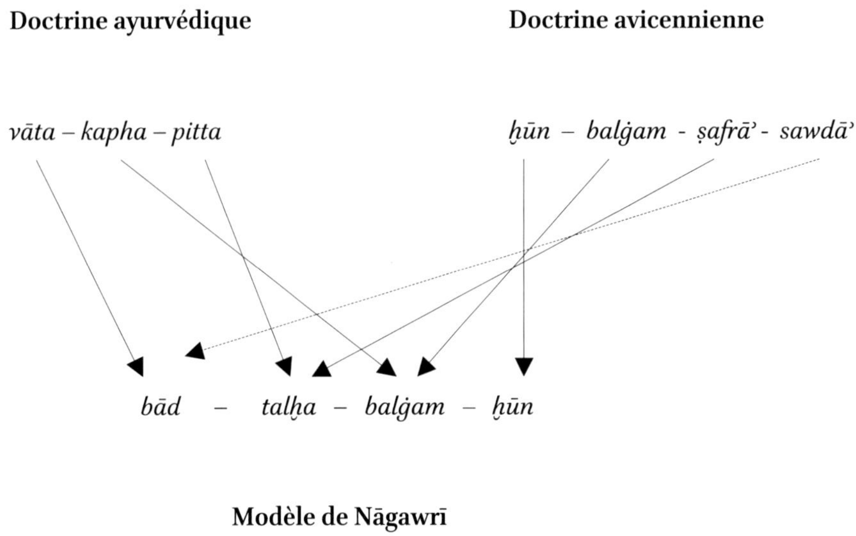

TABLEAU 3 *La classification de la pathologie humorale proposée dans le* Šifāʾ al-maraż *de Šihāb al-Dīn Nāgawrī*

secs. Il semble donc indiquer que par ce terme il est en train de se référer au *ṣafrāʾ* da la tradition avicennienne. D'ailleurs, un choix différent aurait pu être problématique, car la classification proposée comprend le sang, qui est déjà chaud et humide. Malgré cela, dans le paragraphe suivant, Nāgawrī affirme que *talḫa* est le contraire de *bād*, donc il faut plutôt penser ici que *talḫa* est chaud et humide, c'est-à-dire qu'il a les qualités attribuées à la bile ayurvédique par les auteurs postérieurs tels que Firišta et Šāh Ahl Allāh.

Cette discordance ou ambivalence de *talḫa* peut être interprétée de différentes manières. On pourrait penser à un changement de registre conceptuel. Dans le premier passage, l'auteur semble faire référence au *ṣafrāʾ* de la tradition musulmane, tandis que dans le deuxième, il évoquerait le *pitta* de la médecine ayurvédique, jouant justement sur la valeur ambivalente du terme *talḫa*. Sinon, on pourrait penser que Nāgawrī adopte une vision semblable à celle de Riżā ʿAlī Ḫān, qui considérera le *ṣafrāʾ* ayurvédique comme étant à la fois humide et sec. L'incertitude et l'ambivalence, recherchées ou inévitables, dans lesquelles Nāgawrī laisse le lecteur, reflètent de façon très claire les aspects de la traduction persane du *pitta* qu'on a déjà examinés.

En ce qui concerne *bād*, Nāgawrī souligne l'effet psychopathologique de l'excès de cette substance. Le terme employé ici est l'arabe *kāmid*, un synonyme du persan *andūh* (tristesse, peine, mélancolie). À cet égard, il faut noter que, dans la doctrine avicennienne, ce type de troubles, comme la mélancolie, est considéré comme l'effet de l'excès de *sawdāʾ* qui, comme *bād*, est froid et sec. En outre, Nāgawrī précise que *bād* active la rate, organe qui, dans la tradition gréco-arabe, est intimement associé à la mélancolie et à bile noire. Certains éléments de cette description renvoient donc à une analogie, non explicitée directement mais évidente, entre les effets de *bād* et ceux des *sawdāʾ*. D'ailleurs, l'affirmation que les médecins persans « ... considèrent le sang (*ḫūn*) comme la quatrième s'ajoutant à ces trois déjà mentionnés ... » n'a de sens que si l'on considère *bād* et *sawdāʾ* comme des principes analogues et interchangeables.

Les deux derniers paragraphes du premier chapitre du *Šifāʾ al-maraż* exposent les symptômes des deux autres humeurs de la classification de Nāgawrī: *balġam* et *ḫūn*. La définition de leurs qualités naturelles représente une tâche moins compliquée pour l'auteur. Contrairement au cas de la bile, la reconfiguration nécessaire pour inclure *bād* ne modifie pas leur place dans la division quadripartite. Les qualités naturelles de *balġam* et de *ḫūn* restent celles habituellement associées à ces humeurs dans la pensée avicennienne. La description de Nāgawrī est donc également moins originale que celle proposée pour les deux autres humeurs. Le texte énumère essentiellement des symptômes et des troubles qui sont associés à la manifestation du phlegme et du sang. Par exemple, pour expliquer la nature de *balġam*, Nāgawrī écrit que le patient n'est pas enclin au froid et à l'eau, la couleur blanche du visage est également associée au phlegme, tandis que parmi les symptômes du sang on trouve la couleur rougeâtre de l'urine et des yeux[181].

Néanmoins, il faut observer certains aspects moins conventionnels du rôle occupé dans ce modèle par les qualités naturelles associées à *balġam* et à *ḫūn*. Lorsqu'il décrit les symptômes de *balġam*, Nāgawrī ne précise pas s'il se réfère au phlegme avicennien ou au *kapha* ayurvédique. En fait, il est plus plausible de penser qu'il se réfère aux deux, considérant que les médecins musulmans interprètent le *balġam* ayurvédique comme une substance ayant les mêmes qualités naturelles que le phlegme avicennien. Dans le dernier paragraphe, sur les symptômes du *ḫūn*, Nāgawrī souligne davantage le lien entre cette humeur et *talḫa* en expliquant que l'excès (*ziyādat*) de sang est dû à la présence de *talḫa* dans le corps. Par conséquent, même si la nouvelle configuration n'altère pas la place de *balġam* et de *ḫūn*, les couples de qualités naturelles utilisées pour les définir deviennent de catégories qui peuvent indiquer aussi des entités humorales différentes, par rapport à celles des sources avicenniennes.

---

181 Nāgawrī, *Šifāʾ al-maraż*, ms. Rampur, Kitābḫāna-yi Rażā, pers. 5968, f. 3ᵇ; ms. Copenhague, Det Kongelige Bibliotek, pers. XXIII, f. 32ᵃ–32ᵇ; ms. Tehran, Kitābḫāna-yi Majlis, 14404, f. 10ᵇ; Bombay 1295/1878–1879, p. 6. Dans le manuscrit de Rampur l'ordre des deux derniers chapitres est inversé.

Nāgawrī présente sa révision conceptuelle avec une certaine prudence sur un plan formel. En effet, il ne propose pas le nouveau modèle dans un chapitre sur la constitution du corps ou sur la nature des humeurs, mais dans le chapitre sur l'étiologie des maladies. La nuance peut paraître subtile mais il s'agit en fait d'une différence significative. Son but n'est pas de contester ou de refuser les fondements de la doctrine gréco-arabe, mais plutôt de mettre à jour sa vision de la pathologie dans le nouveau contexte physique et culturel.

Néanmoins, le changement conceptuel proposé par Nāgawrī est considérable. Dans les autres textes persans qu'on a déjà examinés, l'interprétation de *bād* s'inscrit dans une logique descriptive de l'objet de la traduction. Bien que la description soit destinée à étendre les connaissances des médecins musulmans, elle n'a pas pour but de restructurer en conséquence la classification humorale de la médecine avicennienne. En revanche, dans le modèle de Nāgawrī l'intégration de deux principes indiens, l'air et l'existence d'une seule bile, reconfigurent la nosographie classique héritée de la culture hellénistique pour l'adapter à celle de l'Asie du Sud. Le vent est ainsi extrait de la doctrine tripartite de l'Āyurveda et se voit intégré à la vision quadripartite de l'école avicennienne. En même temps, la proposition de Nāgawrī ne paraît pas aller dans la direction d'une intégration plus large de la physiologie pneumatique indienne, car il ne mentionne pas les différents types de *vāta* qui sont envisagés par les médecins indiens.

Toutefois, on peut se demander si l'objectif de la classification de Nāgawrī n'est pas double, visant à amender les deux théories à la base de sa nosographie hybride. Sa proposition peut être lue à la fois comme une révision de la doctrine gréco-arabe et comme une proposition visant à reconsidérer la conception ayurvédique qui ne compte pas le sang parmi les humeurs. La position de l'auteur à l'égard de *ḫūn* est très claire dans son schéma : le sang doit être considéré comme une humeur, et sur ce sujet les médecins musulmans « donnent des preuves solides » (*bedānd ilzāmišān rā matīn*). Cette double perspective constitue une interprétation tout à fait plausible, considérant que l'auteur ne déclare pas de façon directe son intention de reconsidérer la doctrine gréco-arabe. Un propos de ce type pouvait être délicat à formuler, mais, en même temps, il aurait été superflu et redondant, compte tenu de la classification proposée, où le concept véhicule de façon assez explicite le propos. Cette double perspective est aussi en cohérence avec la forme de l'argumentation de l'auteur, à savoir : un préambule qui expose (i) la conception indienne, et (ii) la conception greco-arabe, suivi par (iii) le texte principal du chapitre, divisé en quatre brefs paragraphes, qui combine les deux perspectives.

En outre, il faut voir si la vision associant le sang aux humeurs est une perspective complètement absente dans la pensée ayurvédique, où le sang (*rakta*) est habituellement considéré comme l'un des sept *dhātu* (tissus) et non pas comme l'une des humeurs. Jan Meulenbeld, dans un article qui examine le rôle du sang dans la pensée ayurvédique, observe qu'en fait, dans certaines sources, le sang est présenté avec des caractéristiques intermédiaires entre celles d'une humeur (*doṣa*) et celles d'un *dhātu* (élément). Cette condition fluctuante entre les deux catégories est liée notamment au rôle joué par le sang comme facteur étiologique. Tandis que le *Hārītasaṃhitā* attribué au savant Hārīta, un texte composé probablement après l'arrivée des musulmans en Asie du Sud, assigne explicitement au sang les caractéristiques d'un *doṣa*[182].

Ces différences d'opinion ne sont pas ignorées par les médecins musulmans qui s'intéressent à l'Āyurveda. L'exposition de la conception indienne des humeurs et du sang donnée dans le *Taḏkira al-hind* de Riżā ʿAlī H̱ān, en offre un témoignage évident. Riżā ʿAlī H̱ān précise que la vision du sang comme la quatrième humeur est une conception attestée, bien que minoritaire :

> La constitution du corps, la santé et la corruption des *dhātu* (tissus) se basent sur les humeurs qui sont au nombre de trois : *bād*, *balġam* et *ṣafrā*ʾ. Certains disent qu'elles sont quatre et ils considèrent également le sang parmi les humeurs. Plusieurs soutiennent que le sang est l'esprit (*rūḥ*), tandis que certains, la majorité, considèrent que le sang est un élément (*juz*ʾ) du corps, comme la chair[183].

Selon cette perspective, la proposition de Nāgawrī est plus compréhensible du point de vue de la perception de la pensée ayurvédique par les auteurs musulmans. On peut se demander quel a été l'impact du modèle proposé par Nāgawrī sur les auteurs postérieurs, et si ce type de vision, comparant *bād* à une humeur, suscite des réactions critiques parmi les médecins musulmans. Compte tenu des grandes lacunes qui existent dans la recherche sur la littérature médicale persane de l'Asie du Sud, on ne peut pas donner de réponse définitive à cette question. Néanmoins, certains ouvrages indiquent de façon assez claire que les médecins indo-musulmans continuent à débattre sur ce type d'arguments. Tout d'abord, il faut considérer que le *Šifāʾ al-maraż* de Nāgawrī est un texte qui a connu une diffusion importante : il a été copié de nombreuses fois sous forme manuscrite et, par la suite, il a été imprimé au moins deux fois au XIXe siècle[184]. On peut donc estimer que la proposition de Nāgawrī n'a pas pu être

182 Meulenbeld 1991. Le *Hārītasaṃhitā* mentionne le maïs, qui fut importé en Inde après 1500, voir Comba 2001, p. 844 ; Hārīta 1974.

183 Riżā ʿAlī H̱ān 1353/1935, vol. 1, p. 11.

184 À Kanpur en 1272/1855–1856, et à Bombay en 1295/1878–1879.

ignorée par ses collègues. Cependant, il ne semble pas que cette conception hybride de la nosologie, qui envisage le *bād* et une seule bile, soit devenue un nouveau paradigme dominant, capable de supplanter la conception classique de la pensée avicennienne.

On retrouve quelques savants qui intègrent le modèle du *Šifāʾ al-maraż* dans leurs ouvrages. Šayḫ Ḥasan Muqarrab Ḫān (m. 1056/1646) reprend la classification de Nāgawrī dans le *ʿAyn al-šifāʾ*, un traité dédié principalement à la pathologie et au traitement des maladies. La description des symptômes de *talḫa* et *bād* évoquée dans le troisième chapitre du *ʿAyn al-šifāʾ*, sur les principes de la pathologie (*dānistan-i aḥwāl-i marīż*), est semblable à celle du *Šifāʾ al-maraż*, bien que Muqarrab Ḫān y ajoute quelques éléments, tel l'ictère au nombre des troubles qui se manifestent à cause de *bād*[185]. L'influence de l'ouvrage de Nāgawrī est évidente aussi dans le *Ṭibb-i Gōpāl-šāhī* qui adopte la même division quadripartite avec *bād* et *talḫa*. Il s'agit d'un ouvrage médical en vers d'époque imprécise, compilé par un auteur indien qui s'appelle lui-même Gōpāl dans le texte. La description de *talḫa* et de *bād* qui apparaît dans cet ouvrage paraphrase ouvertement celle du traité de Nāgawrī. Dans le titre du premier chapitre de son ouvrage, Gōpāl cite aussi implicitement le titre du traité de Nāgawrī, mais dans la suite du chapitre il s'attribue la paternité du texte[186].

Un autre effort visant à préciser la nature et la fonction de *bād* se retrouve dans le *Mīzān al-ṭibb* d'Akbar Arzānī, un texte rédigé vers le début du XVIIIe siècle. Comme le *Šifāʾ al-maraż*, le *Mīzān al-ṭibb* n'est pas un traité sur la médecine ayurvédique. Il s'agit d'un manuel médico-thérapeutique à caractère didactique. Arzānī aborde la question dans la première *maqāla* de l'ouvrage, sur les propriétés des quatre qualités naturelles et des humeurs de la médecine avicennienne :

> Les humeurs sont au nombre de quatre : *ḫūn*, *balġam*, *ṣafrāʾ* et *sawdāʾ*. La constitution du corps se base sur les humeurs et la plupart des maladies dépendent de leur excès ou carence [...] *Bād* est une vapeur (*duḫān*) froide générée par les humeurs et il est produit surtout par *balġam* et *sawdāʾ*. Cependant, il ne rentre pas dans la constitution du corps (*qawām-i badan*), au contraire des *arwāḥ*. Bien que [*rūḥ*] soit également

---

185 Muqarrab Ḫān, *ʿAyn al-šifāʾ*, ms. Hyderabad, Andhra Pradesh Oriental Manuscript Library and Research Institute, 354, ff. 5a–5b.

186 « *ʿAlāmāt-i talḫa šinū az Gōpāl* », soit « écoute de Gōpāl les symptômes de *talḫa* », Gōpāl, *Ṭibb-i Gōpāl-šāhī*, ms. Hyderabad, Salar Jung Library, pers. *ṭibb* 160, f. 3a.

> généré par la vapeur (*buḫār*) des humeurs, il est le maître du corps (*murabbī-i badan*) et [le principe] sur lequel repose la permanence de la vie corporelle[187].

La position d'Akbar Arzānī est donc plus prudente que celle de Nāgawrī. Arzānī accepte l'existence de *bād* et il précise la nature de cette substance. Cependant, comme Firišta[188], il considère plutôt *bād* comme un produit secondaire dérivé des autres humeurs. Le discours d'Arzānī vise en outre à éviter toute analogie entre *bād* et le *rūḥ* (pl. *arwāḥ*), c'est-à-dire l'« esprit », de la tradition avicennienne. On peut se demander si cette précision constitue en fait une réponse à l'opinion de certains qui étendent la valeur conceptuelle de *bād* jusqu'à l'interpréter comme un principe vital analogue à *rūḥ*, proposant donc une analogie entre le *vāta* ayurvédique et le *rūḥ* avicennien. L'existence d'une telle interprétation ne serait pas très étonnante, bien que, jusqu'à maintenant, on n'ait pas retrouvé de sources persanes qui proposent cette analogie.

En conclusion, les textes persans offrent plusieurs descriptions et commentaires sur la nature et les propriétés de *bād*, le principe le plus important de la doctrine physiopathologique indienne. Les efforts visant à définir ce principe produisent des interprétations non univoques. La traduction du *vāta* de la doctrine ayurvédique par le terme *bād* du lexique scientifique persan est une opération qui comporte une redéfinition du champ conceptuel du terme persan et exclut l'équivalence entre le *bād* ayurvédique et le *bād* élément de la doctrine avicennienne. En outre, l'interprétation de *bād* comme humeur soulève des similitudes avec le *sawdāʾ* de la tradition avicennienne. Si l'on considère l'analogie et la possible substitution entre *bād* et *sawdāʾ*, et celles entre *talḫa* et *ṣafrāʾ*, on peut remarquer que, *mutatis mutandis*, le modèle de Nāgawrī n'altère pas trop la configuration habituelle des rapports entre les humeurs et les quatre qualités naturelles de la pensée gréco-arabe (voir tableau 4).

La majorité des descriptions du *bād* ayurvédique se retrouve dans les textes persans consacrés à la médecine indienne, tandis que certaines interprétations sont données dans d'autres ouvrages qui témoignent du développement de ce débat au-delà des textes spécifiques sur l'Āyurveda. Dans la deuxième moitié du XIVe siècle, bien avant la parution des monographies persanes majeures sur la médecine indienne, Šihāb al-Dīn Nāgawrī propose d'incorporer *bād* dans un nouveau modèle quadripartite de la nosologie humorale. L'opération

187 Arzānī 1268/1851, p. 3.

188 Firišta, *Dastūr al-aṭibbāʾ*, ms. Téhéran Kitābḫāna-yi Malik, pers. 4497, f. 6[a] ; ms. Copenhague, Det Kongelige Bibliotek, pers. XXII, f. 4[b].

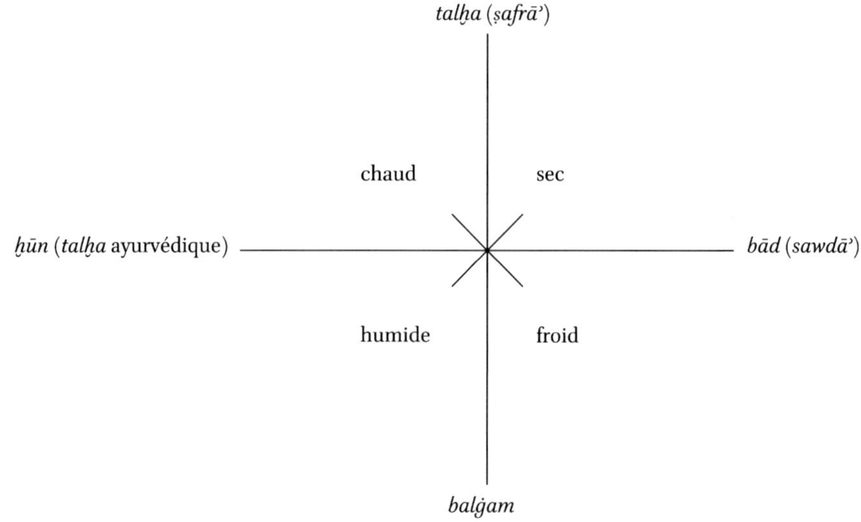

TABLEAU 4 *Reconstruction des relations ambivalentes entre les humeurs et les quatre qualités naturelles de la pensée gréco-arabe, basée sur la description de Nāgawrī. Le* bād *ayurvédique partage les mêmes propriétés que* sawdāʾ*, le froid et le sec. Dans un passage* talḫa *est décrit comme chaud et sec, autrement dit comme similaire au* ṣafrāʾ *avicennien, tandis que, dans un autre passage,* talḫa *peut être compris comme faisant référence à la bile ayurvédique, que plusieurs médecins musulmans considèrent comme chaude et humide, qualités qui sont aussi associées au sang.*

de Nāgawrī peut être lue selon deux optiques différentes, qui, par ailleurs, ne s'excluent pas l'une l'autre. À un premier niveau, l'intention principale de Nāgawrī semble être avant tout de mettre à jour l'ancienne conception d'origine hellénistique dans le nouveau contexte naturel et intellectuel de l'Asie du Sud. Toutefois, l'hypothèse selon laquelle son modèle vise également à étendre la vision indienne du *tridoṣa* à la quatrième humeur est plausible. Si l'on prend en compte la polysémie de *talḫa*, et l'analogie entre les qualités naturelles de *ḫūn* et celles attribuées au *talḫa* ayurvédique, la classification de Nāgawrī devient un modèle unique capable de représenter à la fois les formes révisées des deux doctrines.

À l'époque de Nāgawrī, une telle proposition, véhiculée par un texte persan, ne pouvait pas circuler de manière significative parmi les médecins hindous; la situation évolue à l'époque moghole, avec la formation d'une classe étendue de savants hindous persanophones. À cet égard, on peut justement remarquer que l'un des textes persans connus pour incorporer le modèle de Nāgawrī est l'ouvrage d'un médecin hindou, rédigé probablement entre l'époque moghole tardive et la période coloniale. La vision qui compare *bād* aux humeurs compte déjà quelques précédents dans la tradition gréco-arabe, et plus tard plusieurs savants musulmans en Asie du Sud s'interrogent sur les propriétés et le rôle de cet élément. Cependant, les ouvrages persans des médecins indo-musulmans ne sont pas toujours réceptifs au changement de perspective souhaité par Nāgawrī et adopté par quelques autres ouvrages après lui. L'approche des autres savants musulmans, notamment celle des auteurs des traités sur l'Āyurveda les plus influents, indique plutôt que les deux modèles conceptuels, l'avicennien et l'indien, coexistent dans la culture textuelle persane de l'Asie du Sud, sans aboutir à un effort général de synthèse des deux doctrines.

1.11 Médecine, religion et magie

Les deux cultures médicales, la musulmane et l'indienne, ont des rapports avec d'autres domaines de leur univers culturel respectif, y compris avec des concepts et des pratiques liés à la sphère du savoir religieux et des arts magiques. Ce chapitre étudie les formes sous lesquelles certains de ces éléments, appartenant à l'une ou l'autre culture, sont discutés et intégrés dans les textes persans sur la médecine ayurvédique. D'abord, on précisera les rapports entre les auteurs de ces textes et les milieux religieux musulmans, en particulier les cercles soufis. Par la suite, on montera comment certains éléments religieux de la culture médicale musulmane sont importés et utilisés dans les textes persans sur la médecine indienne. Enfin, on analysera l'incorporation des méthodes de guérison à caractère magico-religieux d'origine indienne, dans les textes persans.

Le soufisme est le principal courant mystique du monde musulman sunnite et il constitue l'un des prismes privilégiés pour l'étude des rapports entre islam indien et hindouisme. Quelques soufis indiens ont formulé des critiques acerbes contre les hindous. Néanmoins, les membres des cercles soufis constituent le groupe de religieux musulmans qui a été le plus favorable au dialogue avec le monde hindou. Plusieurs soufis refusent l'équivalence entre hindouisme et polythéisme et certains considèrent les Veda comme un texte révélé. D'aucuns interprètent les divinités et d'autres figures hindoues comme des entités angéliques ou des personnages ayant une mission analogue à celle des prophètes de l'islam[189]. Quelques-uns incluent dans leurs traités sur le soufisme des méthodes tirées de la tradition hindoue, tels que les mantras[190]. Il faut

189 Voir par exemple le *Majmaʿ al-baḥrayn* de Dārā Šikōh, qui était un adepte de la Qādiriyya, D'Onofrio – Speziale 2011, p. 26, 69–70, 86–87.

190 Parmi ces traités soufis en persan, la *Risāla-yi šaṭṭāriyya* de Bahā' al-Dīn al-Anṣārī Šaṭṭār (m. 921/1515), le *Rušdnāma* de ʿAbd al-Quddus Gangohī (m. 944/1537), le *Niẓām al-qulūb*

préciser que l'incorporation de ces éléments ne concerne pas uniquement la production en langue persane, comme le montre le *Taḏkira-yi Ġawṯiyya* de Gul Ḥasan, un ouvrage en ourdou sur la biographie et les enseignements de son maître, Ġawṯ ʿAlī Šāh Qalandar (1804–1880), qui expose la physiologie ésotérique des *cakra* du yoga, sous forme de diagramme[191].

L'école doctrinale soufie la plus ouverte à ce type d'échanges est celle de la *waḥdat al-wujūd*, soit « l'unicité de l'existence », selon laquelle toute la création, dans sa multiplicité, doit être considérée comme une manifestation de la réalité divine. En Asie du Sud, cette doctrine métaphysique et cosmologique se répand notamment dans les enseignements et dans les traités de deux ordres soufis transrégionaux, la Čištiyya et la Qādiriyya. Cependant, il ne faut pas interpréter cette tendance de façon trop restrictive : des approches conciliantes envers les hindous se retrouvent également parmi les soufis non *wujūdī*, tandis que, parfois, parmi les partisans de « l'unicité de l'existence », on constate des attitudes discordantes au sujet des contacts avec la culture hindoue.

Les soufis indiens rédigent des textes persans qui touchent à différents domaines de la culture hindoue. Plusieurs maîtres soufis s'intéressent aux doctrines et aux pratiques du yoga, tel le šaṭṭārī Muḥammad Ġawṯ Gawāliyārī (m. 970/1562) qui réalise une traduction du traité de yoga *Amṛtakuṇḍa*[192]. En revanche, certains soufis ignorent ce genre de thématiques, tel Żiyāʾ al-Dīn Naḫšabī (m. 751/1350–1351 environ), qui édite une adaptation célèbre du *Śūkasaptatī*, un recueil de contes indiens, sous le titre de *Ṭūṭī-nāma*[193]. La fonction et l'utilisation de ces figures dans les dynamiques d'intégration et d'appropriation du savoir local, sont bien illustrées par la fabrication des quel-

---

de Niẓām al-Dīn Awrangābādī (m. 1142/1729). Sur les rapports entre soufisme et yoga voir Ernst 2005. Sur le traité de ʿAbd al-Quddus Gangohī voir l'article de Digby 1975. Sur les problématiques de la comparaison entre renonçants hindous et musulmans voir Gaborieau 2002.

191 Ġawṯ ʿAlī Šāh Qalandar a étudié les traditions indiennes avec deux *pandit* hindous. Il a été initié à plusieurs ordres soufis, dont les Rasūl Šāhī, une branche de la Qalandariyya issue de la Suhrawardiyya, voir Speziale 2007, p. 141–143. Le *Taḏkira-yi Ġawṯiyya* a été terminé en 1305/1887.

192 Voir Ernst 1996 ; 2003b, p. 205.

193 Żiyāʾ al-Dīn Naḫšabī a écrit aussi un traité à caractère médical, le *Kitāb al-kulliyyat wa al-juzʾiyyat*, où il utilise des termes indiens, bien qu'il n'inclue pas de descriptions du savoir ayurvédique. Plusieurs copies manuscrites des différentes adaptations persanes du *Kokaśāstra* attribuent la traduction à Naḫšabī, voir Munzawī 1382 š./2003, p. 3663–3664. Cependant, cette traduction n'est pas mentionnée dans les chapitres qui lui sont dédiés dans les principaux dictionnaires biographiques des soufis indiens, tels que l'*Aḫbār al-aḫyār* de ʿAbd al-Ḥaqq Dihlawī et le *Mirʾāt al-asrār* de ʿAbd al-Raḥmān Čištī.

ques traités apocryphes sur les savoirs indiens, attribués à des soufis. L'un de ces textes est le *Haft aḥbāb*, un traité d'alchimie attribué à un groupe de sept auteurs, ayant vécu à des époques différentes, parmi lesquels Ḥamīd al-Dīn Nagawrī (m. 643/1246), un maître de l'ordre Suhrawardiyya, et Sulaymān Mandawī (m. 944/1537–1538), lequel avait été initié par le čištī ʿAbd al-Quddus Gangohī aux principes de l'*Amṛtakuṇḍa*[194]. Parmi les sept auteurs supposés de ce traité, on trouve également Gyān Nāth Saʿādatmand, un yogi nāth converti à l'islam qui expose les traditions sur l'alchimie attribuées au savant indien Gorakhnāth, le fondateur de l'école nāth[195]. Le thème de la conversion en tant qu'expédient et procédé narratif pour le passage du savoir d'une tradition à l'autre renvient aussi dans le quatrième chapitre du *Haft aḥbāb*. Cette partie, attribuée à Mīr Muḥammad Hāšim Buḫārī, décrit les méthodes pour la production des acides transmises par Dayā Nāth, un yogi de trois cents ans. Ce dernier les aurait enseignées à Šayḫ Ẓahīr al-Dīn Rūmī après que celui-ci aurait converti à l'islam quatre-vingt-quatre yogis, parmi lesquels Dayā Nāth[196].

Les groupes soufis constituent également le milieu religieux islamique le plus impliqué dans la transmission du savoir médical, dans la culture musulmane de l'Asie du Sud[197]. C'est seulement à partir de l'époque coloniale, que certains oulémas indiens entrent en compétition avec les soufis dans ce domaine, comme ceux de la madrasa de Deoband (Uttar Pradesh), où la médecine *yūnānī* est enseignée à partir de la fin du XIXe siècle[198]. Les savants liés aux cercles soufis produisent plusieurs ouvrages persans sur la médecine ayurvédique, ou qui combinent les remèdes des deux écoles. Ce genre de rapports caractérise notamment les compilateurs de quelques-uns des ouvrages persans les plus connus sur ce sujet, à partir du *Maʿdan al-šifāʾ-i Sikandar-šāhī*. Miyān Bhuwa, de même que son père, a des rapports étroits avec ʿAbd al-Quddus Gangohī, l'un des personnages les plus représentatifs des interactions entre soufisme et hindouisme, au début du XVIe siècle[199]. Le discours introductif du *Maʿdan al-šifāʾ* illustre de façon pertinente comment, pour un savant

194 Voir à ce sujet Digby 1975, p. 36. Rieu a avancé l'hypothèse que le personnage auquel est attribué le cinquième chapitre de l'ouvrage, Mīrān Sayyid Ṭaiyib Awdhī, est Mīr Sayyid Ṭaiyib Bilgrāmī, qui est mort en 1066/1656, Rieu 1881, p. 486. À ce jour, on n'a pas retrouvé de copie datée du *Haft aḥbāb* transcrite avant l'époque moghole.

195 Les nāth sont l'un des groupes de yogis hindous les plus ouverts aux contacts avec le monde musulman, sur les rapports entre les nāth et l'islam voir l'article de Bouillier 2010.

196 Voir Speziale 2006.

197 Voir à ce sujet Speziale 2010a, en particulier p. 33–110.

198 Sur le rôle des oulémas à l'époque britannique, voir Vanzan 1995.

199 Speziale 2010a, p. 43.

tel que Miyān Bhuwa, l'étude de l'Āyurveda peut aisément s'accorder avec l'interprétation de la légitimité du savoir médical, à partir d'une perspective religieuse[200].

Certains de ces auteurs sont issus de familles de soufis. Un exemple significatif est celui de Šāh Ahl Allāh (m. 1190/1776), l'auteur du *Takmila-yi hindī*. Il est le frère de Šāh Walī Allāh (m. 1176/1762), le célèbre théologien et maître naqšbandī de Delhi. Šāh Ahl Allāh est lui aussi un soufi et transmet des enseignements mystiques. La famille de Šāh Walī Allāh dirige une importante madrasa islamique où plusieurs médecins de Delhi font leurs études, parmi lesquels Muḥammad Šarīf Ḫān (m. vers 1222/1807), l'auteur du *Ta'līf-i Šarīfī*. Ce dernier est un descendant de ʿUbayd Allāh Aḥrār (m. 895/1490, Samarkand), un influent soufi naqšbandī du XVe siècle dont plusieurs descendants migrent de la Transoxiane vers l'Asie du Sud, à partir du début de l'époque moghole[201]. Muḥammad Šarīf Ḫān compte parmi les premiers traducteurs en ourdou du Coran et compose un traité sur le soufisme[202]. Parmi ces personnages il faut aussi rappeler Darwīš Muḥammad Īminābādī, l'auteur du *Ṭibb-i Awrang-šāhī*, un médecin qui tient particulièrement à présenter son appartenance au milieu soufi. Il ajoute à son nom le titre persan de Darwīš, « pauvre », dans le sens de renonçant, qui est caractéristique des soufis. Au début de ses ouvrages, il précise être un *murīd* (disciple spirituel) de Farīd al-Dīn Ganj-i Šakar (m. 664/1265, Pakpattan), un maître čištī reconnu de la période prémoghole originaire du Panjab, comme Darwīš Muḥammad[203].

1.11.1 *L'utilisation des traditions islamiques*

Plusieurs textes persans sur l'Āyurveda prennent l'habitude de citer ou de discuter des traditions islamiques, par exemple des passages du Coran ou, plus souvent, des traditions (*ḥadīṯ*, pl. *aḥādīṯ*) du prophète Muḥammad (m. 11/632). Cette utilisation des *aḥādīṯ* de Muḥammad peut être perçue comme l'une des stratégies les plus directes parmi les efforts des savants musulmans pour s'approprier le savoir local. D'ailleurs, cette pratique est aussi intégrée dans des textes persans portant sur d'autres branches du savoir indien. Il convient d'analyser les formes sous lesquelles, la justification religieuse, la référence aux sources scripturales islamiques, peut être associée au matériel indien et même devenir un discours rhétorique servant à assimiler ce matériel.

---

200 Voir à ce sujet le paragraphe suivant (1.11.1.) de ce chapitre.

201 Siddiqi 1982, p. 6–10.

202 Ẓill al-Raḥmān 1995, p. 104.

203 Darwīš Muḥammad, *Ṭibb-i Awrang-šāhī*, ms. Londres, Wellcome Trust Library, pers. 202/c, p. 2.

Selon les traditions musulmanes, la première transmission des sciences et des arts remonte aux anciens prophètes du monothéisme. Cette vision de l'origine du savoir permet aux auteurs de certains de ces textes de rattacher idéalement l'archétype de la tradition musulmane à la science préislamique. À cet égard, on peut se demander s'il s'agit d'une opération originale ou si elle est plutôt basée sur des modèles préexistants. En fait, les modèles ne manquent pas, à commencer par certains commentaires arabes sur la médecine prophétique qui s'efforcent de montrer l'accord entre les traditions de Muḥammad et les principes du savoir grec. Les *aḥādīṯ* du prophète comprennent des indications hétérogènes à caractère médical qui, à partir du IXe siècle, sont réunies dans des recueils et des commentaires en arabe sur la médecine prophétique (*ṭibb al-nabawī*, ou *ṭibb al-nabī* « médecine du Prophète »)[204]. Il s'agit d'un genre littéraire qui donna naissance à plusieurs traités en Asie du Sud, en persan et, par la suite, en ourdou.

Le rapprochement que les savants musulmans d'Asie du Sud opèrent entre les traditions de Muḥammad et le savoir non islamique ne constitue pas, pour l'essentiel, une innovation. Cette pratique est assez analogue au discours de certains traités en arabe sur le *ṭibb al-nabawī*, comme celui d'Ibn al-Qayyim al-Jawziyya (m. 751/1350) et celui attribué à al-Ḏahabī (m. 748/1348), qui exposent en même temps les traditions de Muḥammad et la doctrine d'origine hippocratique, en y indiquant les analogies. Parfois l'on retrouve aussi des indications sur les traditions des indiens, comme dans l'ouvrage attribué à al-Ḏahabī, à propos des habitudes liées à l'alimentation et à l'hygiène, qui constituent des thématiques courantes des ouvrages sur le *ṭibb al-nabawī*[205]. Le traité attribué à al-Ḏahabī mentionne également les Indiens parmi les peuples qui, selon certains, auraient inventé la médecine[206]. Ces textes arabes mentionnent les propriétés médicales de nombreuses substances, bien que les indications originales du prophète à ce sujet soient assez limitées. Parmi ces substances on trouve le costus indien, mentionné par plusieurs traditions du prophète[207], et le myrobolan, un remède bien connu également dans la médecine ayurvédique[208].

Les traités sur la médecine avicennienne mentionnent parfois des traditions de Muḥammad, en particulier au début du texte, une pratique qui est

204 Sur la construction du genre du *ṭibb al-nabawī* dans la culture arabe voir Perho 1995.

205 Elgood 1962, p. 53, 58. Cyril Elgood attribue d'une façon erronée le texte à al-Suyūṭī (m. 911/1505), voir à ce sujet Perho 1995.

206 Elgood 1962, p. 129.

207 Jawziyya 1994, p. 327, 335 ; Elgood 1962, p. 100, 102.

208 Elgood 1962, p. 90–91.

assimilée par les textes persans sur l'Āyurveda. Plusieurs traités sur la médecine indienne, tels que les traductions et les ouvrages de Miyān Bhuwa, Firišta, Amān Allāh Ḫān, Abū al-Fatḥ, Šāh Ahl Allāh, Rižā ʿAlī Ḫān et Aḥmad ʿAlī Ḫān, mentionnent des traditions islamiques au début de leurs textes. Le *ḥadīṯ* du prophète Muḥammad rappelé le plus fréquemment par les textes sur la médecine indienne est celui affirmant que « La science est de deux sortes : la science des corps [c'est-à-dire la médecine] et la science de la religion ». Comme les textes sur les sciences musulmanes, certains de ces traités étaient introduits par des louanges sur Dieu et sur le prophète.

Sur ce sujet, certains auteurs construisent un discours plus élaboré. L'un des meilleurs exemples est présenté dans le premier paragraphe, sur la « Définition de la science médicale et de sa noblesse », du *Maʿdan al-šifāʾ-i Sikandar-šāhī*, l'un des textes fondateurs des études persanes sur l'Āyurveda. La définition du statut de la médecine donnée par Miyān Bhuwa repose entièrement sur les traditions religieuses, il ne cite pas les grands médecins grecs et arabes. Les paroles de Muḥammad invoquées servent à célébrer la noblesse (*šaraf*) de la science médicale et l'importance de son rôle dans la civilisation humaine. Un exemple de ce discours est fourni par le commentaire de la tradition de Muḥammad déjà mentionnée, divisant la science en médecine et en religion, ce qui est interprété comme une affirmation de la prééminence du savoir médical, car la médecine y est mentionnée avant la religion. Miyān Bhuwa évoque aussi le Coran, ainsi qu'une tradition musulmane sur le prophète Moïse auquel Dieu reproche de ne pas avoir pris de médicaments lorsque qu'il était malade. Le message est évident : le musulman doit se servir des remèdes que Dieu a créés dans le monde naturel.

La vision religieuse fournit donc dans le discours de Miyān Bhuwa une justification, voire même une exhortation en vue du projet portant sur l'étude du savoir indien. En outre, à travers certaines traditions prophétiques, des analogies avec la médecine indienne sont implicitement présentées, par exemple le rôle fondamental de la diète[209]. Miyān Bhuwa mentionne également une tradition non médicale de Muḥammad qui, à travers le raisonnement par analogie (*qiyās*), sert à affirmer le principe de la nécessité universelle de la profession médicale, qui va au-delà des divisions entre les religions :

> Le prophète a dit que « Le meilleur des hommes est celui qui est utile aux gens ». Ce *ḥadīṯ* ne signifie pas qu'une personne particulière doit être utile à une personne particulière, dans un moment particulier, mais à

209 Bhuwa Ḫān 1294/1877, p. 4–5.

> tous les hommes, de toutes les époques et de toutes les religions. Donc, cette science est la plus importante et la plus complète des sciences pour la civilisation (*tamaddun*) et la préservation du genre humain, en tous temps et en tous lieux. […] En outre, la noblesse de cette science n'a pas besoin d'autres démonstrations, car certains principes (*uṣūl*) de cette science sont établis par l'expérience (*tajriba*) et la démonstration (*burhān*), certains sur les traditions (*aḫbār*) des prophètes et des savants qui ont connu le rayonnement du savoir [issu] de la niche de la prophétie (*miškāt al-nubuwwat*).[210]

L'influence des textes arabes sur la médecine prophétique est évident en particulier dans un texte indo-persan, le *Muʿālajāt-i nabawī* (Remèdes prophétiques) de Ġulām Imām, appelé parfois Akbarābādī, un auteur vivant à l'époque moghole. Ġulām Imām compose également d'autres ouvrages médicaux, cependant, les détails de sa biographie demeurent très mal connus. Le *Muʿālajāt-i nabawī* est un dictionnaire des médicaments. Il peut être vu comme une tentative d'indianiser le genre du *ṭibb al-nabawī* et d'adapter ce genre aux contextes naturel et culturel de l'Asie du Sud. Voici comment l'auteur présente le propos de son ouvrage :

> J'ai composé ce livre, intitulé *Muʿālajāt-i nabawī*, et l'exposition de cet ouvrage concerne les dires du prophète (*aḥādīṯ*) et les propriétés (*ḫawāṣṣ*) des médicaments indiens, un sujet qui n'est pas traité dans d'autres livres[211].

Ġulām Imām structure son ouvrage sur le modèle des traités sur le *ṭibb al-nabawī* et, plus précisément, sur les listes de remèdes décrits dans les ouvrages comme celui d'Ibn al-Qayyim al-Jawziyya et celui attribué à al-Ḏahabī. Les propriétés des remèdes données dans ces traités reprennent souvent les indications figurant dans les ouvrages sur la pharmacopée. Comme le font ces-derniers, le *Muʿālajāt-i nabawī* mentionne parfois des auteurs et des sources de la tradition grecque et avicennienne. Parmi les médecins et les textes cités par Ġulām Imām on trouve Galien, le *Kitāb al-ḥawī* de al-Rāzī et le glossaire médical arabo-persan *Baḥr al-jawāhir* de Muḥammad ibn Yūsuf al-Harawī[212]. Il mentionne également l'opinion des Indiens au sujet de quelques sub-

210 Bhuwa Ḫān 1294/1877, p. 4.

211 Ġulām Imām, *Muʿālajāt-i nabawī*, ms. Hyderabad, Salar Jung Library, pers. *ṭibb* 239, p. 3.

212 Al-Harawī est le père de Yūsuf ibn Muḥammad et rédige son glossaire en 924/1518.

stances[213]. Comme les autres dictionnaires persans de remèdes indiens, Ġulām Imām donne la prononciation exacte des noms locaux des remèdes.

L'auteur utilise les traditions de Muḥammad pour créer le cadre et, bien sûr, pour légitimer le propos de son ouvrage, c'est-à-dire pour montrer que la connaissance des remèdes indiens faisait déjà partie de l'ancien savoir prophétique de l'islam. Cependant, la majorité des entrées de son dictionnaire concernent des substances qui ne sont pas mentionnées par Muḥammad. En conséquence, l'association avec le savoir prophétique, à travers la référence directe aux *aḥādīṯ*, ne peut se réaliser que de façon sélective. Parmi les substances pour lesquelles l'auteur mentionne un *ḥādīṯ* il y a le *halīlaj-i aswad*, la variété noire du *halīla* (*Terminalia chebula*). Il s'agit d'un fruit originaire d'Asie du Sud qui est très utilisé dans la médecine ayurvédique et qui, selon une tradition attribuée à Muḥammad, constitue un « remède pour toutes les maladies » (*šifāʾ min kulli dāʾ*)[214]. Pour le reste, la plupart des autres traditions prophétiques qui sont évoquées dans le texte concernent des aliments communs comme l'orange, le melon et la violette[215].

Des utilisations similaires se trouvent dans quelques textes sur la zoologie et la médecine vétérinaire. Le *Kursī-nāma-yi mahāwat-girī*, un traité persan illustré sur l'éléphant, offre un exemple explicite de l'appropriation d'un savoir indien à travers son attribution à l'époque anhistorique des prophètes musulmans. Ce traité concis, d'époque inconnue, est attribué au début du texte à Sayyid Aḥmad Kabīr, qui, cependant, apparaît plutôt comme le personnage légendaire auquel par la suite on fait remonter l'origine de la profession. La première partie du texte est rédigée dans le style dialogique question-réponse (*suʾāl-jawāb*). Le sujet abordé par les deux premières questions est l'origine de l'art de conduire les éléphants, qui constitue en réalité un savoir typiquement indien. La réponse affirme que les trois premiers conducteurs (*mahāwat*) de cet animal remontent à l'époque du prophète Noé et qu'avant cela l'éléphant est un démon (*dīw*) sauvage. Ces trois personnages sont Aḥmad Kabīr, Ḫwāja Sulṭān Aḥmad Kabīr et Ḫwāja Aḥmad qui seraient les petits-fils de Noé, selon la généalogie présentée à la fin de l'ouvrage, qui remonte jusqu'à Adam[216].

---

213 Ġulām Imām, *Muʿālajāt-i nabawī*, ms. Hyderabad, Salar Jung Library, pers. *ṭibb* 239, p. 26, 45, 52, 71.

214 Ġulām Imām, *Muʿālajāt-i nabawī*, ms. Hyderabad, Salar Jung Library, pers. *ṭibb* 239, p. 56.

215 Ġulām Imām, *Muʿālajāt-i nabawī*, ms. Hyderabad, Salar Jung Library, pers. *ṭibb* 239, p. 7, 80, 90.

216 *Kursī-nāma-yi mahāwat-girī*, ms. Hyderabad, Salar Jung Library, pers. *bayṭārī* 20, p. 2–3, 14–15.

L'adaptation du *Śālihotra* réalisée pour ʿAbd Allāh Ḫān Fīrūz Jang (m. 1054/1644) offre un autre exemple d'addition d'un prologue islamique à des matériaux indiens. La préface et l'introduction se fondent sur l'analyse de plusieurs traditions musulmanes au sujet de la création et des qualités du cheval, dont une partie, selon le texte, ont été extraites d'un traité d'hippologie (*kitāb-i faras-nāma*) écrit à l'époque du sultan Maḥmūd de Ghazni (r. 998–1030)[217]. Le discours fait souvent référence aux traditions attribuées à Muḥammad et il comprend un récit concernant le prophète Salomon et Gabriel dans lequel l'archange arrête le prophète qui est en train d'exterminer la race des chevaux ailés (*asp bā par*). Muḥammad invite à ne pas laisser le cheval sans une amulette (*taʿwīḏ*) pour éviter qu'il ne soit victime du mauvais œil (*čašm-zaḫm*), comme on fait avec les enfants. Une autre tradition concerne les chevaux préférés de Muḥammad qui conseille d'acheter le *miskīn*, c'est-à-dire de le cheval couleur de musc, et le *kumayt*, le cheval bai unicolore[218]. Un manuscrit de ce traité, copié vers le début du XVIIIe siècle et conservé à la Bibliothèque nationale de France, est illustré avec des miniatures des chevaux conseillés par le prophète, le *miskīn* et le *kumayt*[219]. Celui de Paris ne constituerait pas le premier manuscrit illustré de ce type. Rahbar Fārūqī mentionne un manuscrit, copié en 1058/1648, d'une autre traduction persane basée sur l'ouvrage attribué à Śālihotra qui, à la fin, comprend les portraits et les noms d'environ trente chevaux montés par les prophètes de l'islam[220].

En conclusion, il faut remarquer que les textes persans sur la médecine indienne des auteurs musulmans n'intègrent habituellement pas de description concernant les aspects mythologiques et révélés de l'Āyurveda évoqués dans les textes sanskrits, comme le début du *Carakasaṃhitā*, où il est expliqué qu'« à l'origine, Prajāpati, le Démiurge, avait reçu l'Āyurveda en totalité comme Brahma l'avait enoncé »[221]. Les noms des divinités hindoues et ce genre

217 Ce traité demeure inconnu jusqu'à présent.

218 *Faras-nāma*, ms. Paris, Bibliothèque nationale de France, supplément persan 1554, ff. 6b–7a, 7b–8a.

219 *Faras-nāma*, ms. Paris, Bibliothèque nationale de France, supplément persan 1554, ff. f. 7a (*muskīn*), f. 8b (*kumayt yak-rang*).

220 Fārūqī précise qu'il s'agit d'une copie de l'adaptation du traité de Śālihotra réalisée à la requête du sultan Aḥmad Walī Bahmanī (r. 1422–1435) de Gulbarga (§ 3.5) ; cette copie est réalisée pour Amīr Sayyid ʿAlī ibn Amīr Ibrāhīm, Fārūqī 1420/1999, p. 135–136.

221 Caraka 2011, p. 197. Une courte description de Dhanvantari, le médecin des dieux, se retrouve dans un texte non médical, le *Āʾīn-i Akbarī* d'Abū al-Fażl ʿAllāmī, dans le chapitre qui narre de l'incarnation de Vishnu sous la forme d'une tortue (*kūrma avatāra*), Abū al-Fażl ʿAllāmī, *The Ā-īn-i Akbarī* (tr. anglaise), 1894, vol. 3, p. 310.

de thématiques sont le plus souvent ignorés et effacés dans les ouvrages médicaux des savants musulmans. La mythologie sacrée indienne est remplacée par la référence aux sources de l'islam, et notamment aux dires du prophète Muḥammad qui permettent de mettre en avant la légitimité et l'utilité du savoir traduit. Quelques auteurs en particulier, comme on l'a vu, s'efforcent de donner une introduction ou un cadre islamisé à leurs ouvrages médicaux. Cette forme de traduction, où les *aḥādīṯ* prophétiques prennent la place des divinités hindoues, contribue à reformuler l'identité du domaine intellectuel objet du texte pour l'intégrer dans l'univers culturel des destinataires principaux de ces textes.

Ce type de réception, qui caractérise certains textes sur l'Āyurveda, reflète les modalités selon lesquelles la culture musulmane s'est confrontée et définie par rapport aux traditions non musulmanes et contribue à développer ces modalités. On peut considérer ce type de discours comme une expression, sur le plan scientifique, des tendances plus générales du contexte religieux-culturel contemporain de ces auteurs, notamment de la vision des religieux qui essaient de formuler l'équivalence entre les principes et les figures des deux religions. En même temps, les textes arabes sur le *ṭibb al-nabawī* offrent aux médecins musulmans des exemples et des modèles bien établis de combinaison de matériaux islamiques avec le savoir médical non musulman.

Néanmoins, on remarque des différences et des limites dans la façon dont ce modèle est utilisé dans les ouvrages indiens. Ces derniers ne se livrent pas à une étude comparative approfondie entre le savoir prophétique et le savoir indien, contrairement à ce que font les textes arabes sur le *ṭibb al-nabawī* entre la tradition grecque et la tradition prophétique. Ces quelques efforts n'aboutissent donc pas à la construction d'une variante indianisée du *ṭibb al-nabawī*, sauf pour le cas du *Muʿālajāt-i nabawī* de Ġulām Imām, qui reste cependant un texte plutôt unique en son genre qui ne semble pas susciter l'émulation. Le but des ouvrages de Miyān Bhuwa et de Ġulām Imām est différent de celui des traités sur la médecine prophétique qui cherchent à démontrer la validité de certaines traditions de Muḥammad sur la base de leur concordance avec les principes de la médecine grecque. Les traités persans n'ont pas du tout l'ambition de confirmer les traditions du prophète à partir du savoir médical indien. Le souci principal des savants indo-musulmans semble être plutôt de rendre leurs textes conformes à certains critères de la vision islamique, peut-être aussi pour les rendre plus accessibles aux musulmans sceptiques à l'égard du savoir non islamique.

1.11.2 *Les remèdes magico-religieux indiens dans la culture musulmane*

Les textes persans composés en Asie du Sud décrivent différents remèdes, croyances et procédés indiens à caractère magico-thérapeutique. On peut se demander si l'exposition de ces matériaux reflète un intérêt d'ordre plus « ethnologique », ou plutôt une vision thérapeutique et pragmatique, ou les deux, selon les différents types de croyances et de textes. La discussion des maladies associées au *karmavipāka* faite par Abū al-Fażl ʿAllāmī ne présente pas de vraies implications pratiques[222]. Cependant, on ne peut exclure l'hypothèse que les descriptions de certains matériaux sont destinées à être utilisées et non pas à alimenter une connaissance purement spéculative. D'ailleurs, il faut rappeler les caractéristiques du contexte social dans lequel s'insère la production de ces textes. Des interactions et des dynamiques de ce type sont aussi courantes dans d'autres sphères de la culture indo-musulmane, à commencer par les domaines de la religion et des croyances populaires. Le culte des sanctuaires (*dargāh*) musulmans en l'Asie du Sud a assimilé plusieurs pratiques et éléments tirés des rituels indiens, qui y ont souvent été introduits par les hindous qui fréquentent ces lieux pour demander l'intercession des saints soufis. On trouve plusieurs descriptions de groupes de musulmans, notamment d'hindous convertis à l'islam, qui prient et qui invoquent des divinités hindoues, en cas de maladie, ainsi que des descriptions de musulmans possédés par les esprits hindous et vice-versa. Par exemple, au Panjab, au Bihar, au Bengale, ainsi que dans d'autres régions, les musulmans des classes inferieures vénèrent alors Śītalā, la déesse de la variole[223].

En outre, l'incorporation de remèdes magiques tirés de la tradition hindoue ne constitue pas une innovation des textes médicaux persans de l'Asie du Sud. L'intégration de notions de ce type dans la littérature musulmane est une pratique qui remonte déjà aux textes sur la médecine indienne de l'époque abbasside. Un ouvrage représentatif à cet égard est le *Firdaws al-ḥikmat* de ʿAlī ibn Sahl Rabban al-Ṭabarī (IXe siècle), la plus importante source arabe d'époque abbasside sur la médecine indienne qui ait été conservée jusqu'à nos jours. Dans le chapitre sur la médecine indienne de son ouvrage, al-Ṭabarī consacre un paragraphe, le trente-troisième, aux mauvais esprits (*arwāḥ*) qui possèdent l'homme. Le texte expose les causes et les symptômes de la possession ainsi

222 Voir plus bas dans ce chapitre, p. 116.

223 Sarkar 1985, p. 58. Sur les femmes musulmanes de l'Awadh qui prient alors en secret Kali Durga lorsque leurs fils tombent malades voir Cole 1988, p. 225. Jusqu'à la première moitié du XXe siècle, sur la tombe de Aḥmad Qattāl à Jalalpur Pirwala (Multan), les femmes musulmanes sont exorcisées pendant la journée, les femmes hindoues pendant la nuit, *Gazetter of the Multan District 1923–1924*. p. 124.

que les substances et les pratiques qui chassent les esprits. Le début du paragraphe illustre également la façon dont la référence à l'autorité des prophètes de l'islam peut être utilisée pour interpréter une croyance non musulmane: «J'ai vu que la plupart des communautés concordent à confirmer l'existence des esprits. Les prophètes également, dans leurs livres révélés, mentionnent les démons et les *jinn*. Cependant les philosophes grecs nient cela[224]». Le *Kitāb fī ajnās al-ḥayyāt wa al-sumūmhā* de Rāy Hindī, un autre texte de l'époque abbasside, qui illustre les connaissances des Indiens sur les serpents, expose des mantras pour le traitement des morsures de ces animaux[225].

Dans la culture musulmane de l'Asie du Sud ces matériaux circulent à travers différents types de textes. D'abord, à travers les traductions en persan d'ouvrages sanskrits qui traitent de ce type de thématiques, tel que l'*Aṣṭāṅgahṛdayasaṃhitā*, dont la quatrième partie (*uttarasthāna*) comprend trois chapitres consacrés aux symptômes et au traitement de la possession par des démons (*bhūta*). Le *Dastūr al-Hunūd*, la version persane du *Madanavinoda* réalisée par Amān Allāh Ḫān (m. 1046/1637), conserve la mention des propriétés anti-démoniaques des remèdes qui sont présentés dans le texte sanskrit[226]. Le *Cikitsāñjana* de Vidyāpati inclut un carré magique (*yantra*) pour soigner la céphalalgie qui doit être écrit sur de l'écorce de bouleau et lié à la tête du patient. Dans la traduction persane de l'ouvrage de Sayyid Aḥmad (début du XVIIIe siècle), le terme *yantra* est traduit à la fois par les termes arabes *naqš* (gravure) et *taʿwīḏ* (amulette), et le carré magique, dont la somme des lignes vaut trente-six[227], est présenté soit dans sa version originale avec les chiffres indiens, soit dans une version avec les chiffres arabes (voir figure 3)[228].

En outre, ce genre de matériaux est intégré dans quelques nouveaux traités en persan, tel que le *Ta'līf-i Šarīfī* de Muḥammad Šarīf Ḫān (m. 1222/1807) de Delhi. La plupart des indications données sur ce sujet concernent des substances réputées efficaces pour le traitement de la possession[229]. Par exemple, Muḥammad Šarīf Ḫān explique que le *bhoj-pattar*, l'écorce de bouleau, un

224 Ṭabarī 1996, vol. 2, p. 693, 695.

225 L'ouvrage n'est pas conservé, voir Verma 1992, p. 474.

226 Voir Abdul Bari 2003, p. 56, 58.

227 Le carré magique est basé sur le principe selon lequel la somme des chiffres des lignes et des colonnes du carré donne toujours le même résultat, trente-six dans le cas présent.

228 Sayyid Aḥmad, *Kuḥl al-čašm-i ṭabībān*, ms. Venise, Biblioteca Nazionale Marciana, Or. CXLIX, ff. 5b–6a. Dans le *Cikitsāñjana*, le carré magique est évoqué au vers 228 du texte, voir Meulenbeld 1999–2002, vol. IIa, p. 326.

229 L'auteur mentionne également la croyance selon laquelle la dent de loup portée au cou des enfants les protège du mauvais œil, Šarīf Ḫān 1280/1863, p. 43.

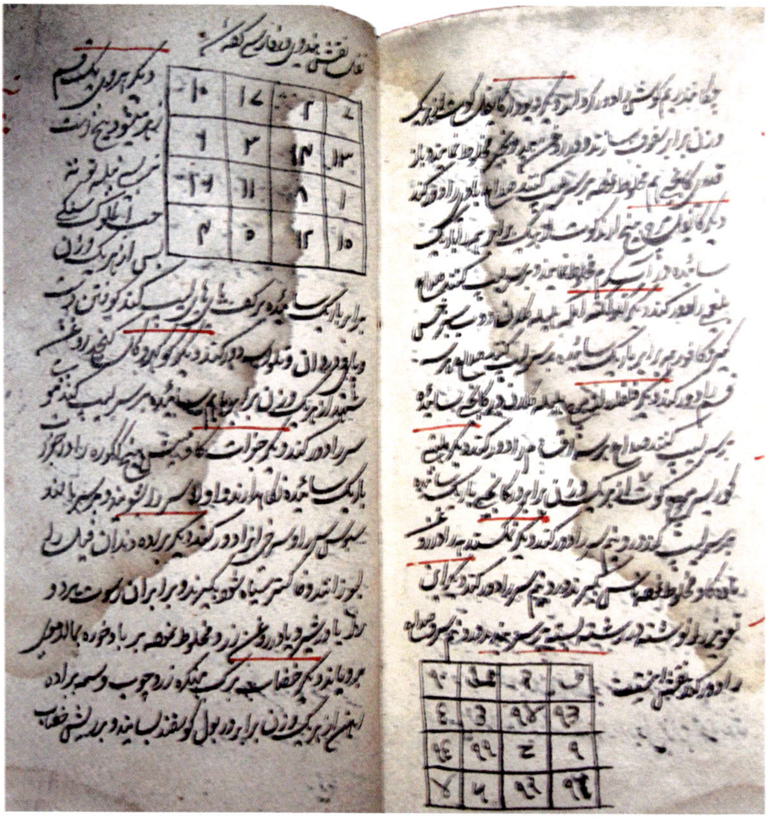

FIGURE 3 *Le carré magique* (yantra, *glosé par les termes arabe* naqš *et* taʿwīḏ) *pour le traitement de la céphalalgie, illustré dans la traduction persane du* Cikitsāñjana *de Vidyāpati, réalisée par Sayyid Aḥmad*
SAYYID AḤMAD, *KUḤL AL-ČAŠM-I ṬABĪBĀN*, MS. VENISE, BIBLIOTECA NAZIONALE MARCIANA, OR. CXLIX, FF. 5B–6A

arbre commun au Cachemire qui est utilisé également pour faire le papier, est utile pour des maladies corporelles, comme les troubles du phlegme, ainsi que pour les afflictions des démons et des *jinn* (*āsīb-i dīv wa jinn*)[230]. Ce type de propriété est le plus souvent mentionnée à la fin des listes des troubles traités par un médicament simple, mais il arrive parfois qu'elle soit mentionnée au début de la liste, comme dans le cas du *murā* ou *murhā*, une feuille amenée de Lahore, qui est recommandée contre la possession par les *jinn* et les fées (*parī*), ainsi que contre la lèpre et les troubles du vent (*bād*) et des autres humeurs[231].

230 Šarīf Ḫān 1280/1863, p. 42–43.
231 Šarīf Ḫān 1280/1863, p. 193–194.

Nūr al-Dīn Šīrāzī (XVIIe siècle) expose la conception de la physiologie mystique du souffle (*dar maʿrifat-i ijrā-yi nafs wa manāfiʿ-i ān*) des ascètes (*murtāżān*) hindous, dans le trente-septième chapitre de la *ḫātima* (conclusion) du *ʿIlājāt-i Dārā Šikōhī*. Il expose les analogies entre les deux narines et les principes solaires et lunaires, les caractéristiques et l'emplacement des souffles associés aux cinq éléments, et les effets qu'ils ont sur l'homme. Les souffles corrélés à la terre et à l'eau ont des effets bénéfiques, contrairement au souffle inhérent à l'air (*bād*), qui est très nocif, et de celui associé au feu qui détermine le chagrin (*diltangī*) et la maladie (*bīmārī*)[232]. Des matériaux de ce type sont intégrés par la suite dans quelques ouvrages en ourdou sur l'Āyurveda composés à l'époque coloniale, comme la traduction de l'*Amṛtasāgar* réalisée par Pandit Pyarelal, qui comprend plusieurs mantras et talismans (*yantra*) pour la guérison[233].

Des connaissances et des pratiques hindoues sur ce sujet sont également exposées dans la littérature non médicale. Le traité soufi persan *Laṭāʾif-i Ašrafī* comprend un chapitre sur les invocations, le cinquante-huitième, qui présente soit les méthodes musulmanes soit des pratiques hindoues. Cet ouvrage constitue le recueil des discours (*malfūẓāt*) et des enseignements d'Ašraf Jahāngīr Simnānī (m. 829/1425 environ), un maître originaire de Semnan (Iran) qui migre en Inde et est initié à plusieurs ordres soufis, dont la Čištiyya. Le *Laṭāʾif-i Ašrafī* est compilé par son disciple, Niẓām al-Dīn Yamanī[234]. Simnānī expose quelques mantras, transcrits en caractères persans, comme antidote pour le venin du serpent et du scorpion. Le soufi précise la façon d'utiliser ces invocations, par exemple le fait qu'un mantra, pour être efficace, doit être répété un certain nombre de fois le matin et le soir, ce qui constitue d'ailleurs aussi une instruction typique des invocations islamiques à caractère thérapeutique. Le mantra contre la morsure du scorpion doit être récité sur de la terre qui ensuite doit être appliquée sur la partie du corps qui a été mordue par la queue du scorpion[235].

Le *Fāl-nāma*, un ouvrage sur les arts occultes composé à une époque non précisée par Ḥusayn Wajudī Šāh, un soufi de Hyderabad, inclut plusieurs *falīta* dont un qui représente Hanuman, la divinité singe des hindous. Le *falīta* ou *fatīla* (*palītā* en hindi) est une « mèche » à brûler et à inhaler qui peut être imbibée de substances médicales, ou formée par une écriture talismanique.

232 Nūr al-Dīn Šīrāzī, *ʿIlājāt-i Dārā Šikōhī*, ms. Téhéran, Kitābḫāna-yi Majlis, pers. 6224, p. 1555.

233 Pyarelal 1970, voir en particulier p. 680–688. L'*Amṛtasāgar* est un traité médical composé pour le raja Pratap Singh (r. 1778–1803) de Jaipur en langue mārvāṛī.

234 Lawrence 1978, p. 53–55.

235 Yamanī 1423/2002, p. 647–648.

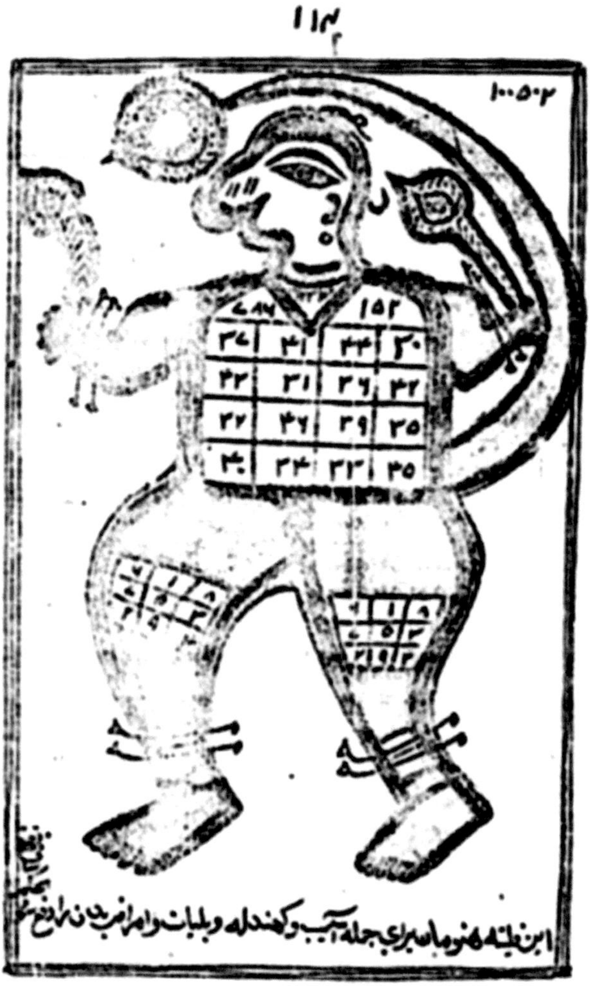

FIGURE 4 *Le* falīta *représentant la divinité hindoue Hanuman. Le carré magique sur la poitrine a comme somme cent trente-deux, tandis que le carré sur les deux jambes a comme somme quinze.*
WAJUDĪ ŠĀH, *FĀL-NĀMA*, P. 114

Le *falīta* de Hanuman est utilisé contre le *jinn* et pour les maladies du corps et inclut trois carrés magiques, dont un sur la poitrine et deux sur les jambes (voir figure 4). Le texte de Ḥusayn Wajudī Šāh est en ourdou, cependant la légende qui explique les propriétés du *falīta* de Hanuman est en persan, ce qui peut indiquer que l'auteur a repris cette illustration d'une source plus ancienne[236].

236 Wajudī Šāh, *Fāl-nāma*, ms. Hyderabad, bibliothèque de la *dargāh* de Yūsufhayn, p. 114.

Les adaptations en arabe et en persan du traité de yoga *Amṛtakuṇḍa* incluent des sujets comme la constitution et la physiologie mystiques du corps humain, le contrôle du souffle en cas de maladie, la posture méditative pour soigner les maladies de la peau et d'autres pratiques pour guérir les yeux et le mal de tête[237]. Une thématique exposée principalement en dehors des textes médicaux persans est la doctrine du *karmavipāka* qui explique l'origine des maladies par les fautes commises dans les vies antérieures. La présentation de cette doctrine qui a connu la circulation la plus importante dans la culture persane est celle qui est incluse au XVIe siècle dans le *Āʾīn-i Akbarī* d'Abū al-Fażl ʿAllāmī[238].

Des croyances magico-religieuses à caractère médical font donc partie, pour une très longue période, du champ des interactions entre les deux cultures, considérant que les premiers textes sur ce sujet paraissent déjà en arabe à l'époque abbasside. Cependant, aucune trace de ce type d'interactions n'est aujourd'hui visible dans la culture médicale *yūnānī* de l'Asie du Sud. La référence au domaine magico-religieux est un aspect qui plus que tout autre va être complètement effacé par la modernisation des médecines traditionnelles indiennes au XXe siècle. Néanmoins, l'héritage de ces contacts reste, de nos jours, encore assez perceptible dans certains rituels d'intercession thérapeutique qui se déroulent dans plusieurs *dargāh* soufies indiennes. Au Deccan, comme dans d'autres régions, les rituels de la *ziyāra*, la « visite » à la tombe d'un saint soufi, qui est souvent réalisée pour demander une guérison, comprennent des éléments dérivés de la culture hindoue, telle l'offrande de fleurs fraîches et d'autres produits caractéristiques de la *pūjā*, la cérémonie d'adoration d'une divinité[239].

1.12 Les visions discordantes et les critiques du savoir indien

L'attitude des savants musulmans envers la culture indienne n'est homogène ni dans le contexte des études scientifiques, ni dans les autres domaines de l'interaction entre les deux cultures. Il s'agit d'un phénomène caractérisé par

237 Voir Husain 1928, p. 297–299 ; Ernst 2003b, p. 213, 216–219.

238 Abū al-Fażl ʿAllāmī 1877, vol. 2, p. 120–124. Un texte persan consacré à ce sujet est le *Karma-bipāka*, une traduction réalisée à l'époque d'Awrangzeb, *Karma-bipāka*, ms. Cambridge, Cambridge University Library, Eton 153. Pour un passage sur ce sujet dans une autre chronique moghole voir Haidar 2007, p. 44.

239 Voir Speziale 2010a, p. 131–133.

la coexistence de multiples facettes et de visions opposées. D'abord, il faut rappeler que les auteurs de plusieurs sources arabes et persanes font l'éloge des sciences indiennes. Le thème de l'excellence des Indiens dans le domaine scientifique fait partie de la construction de l'imaginaire musulman de l'Inde, et cela déjà plusieurs siècles avant le développement de la culture indo-persane. Les auteurs musulmans du IXe siècle, qui écrivent en arabe, célèbrent notamment la suprématie des Indiens dans les domaines de l'astronomie, des mathématiques et de la médecine[240]. Le chapitre sur l'Inde du poème historique *Nuh sipihr* d'Amīr Ḫusraw (m. 725/1325) offre l'une des expositions les plus célèbres de cette thématique dans la culture indo-persane, où l'auteur explique que toutes les sciences naturelles et mathématiques sont originaires de ce pays et que le savoir philosophique de brahmines est supérieur à celui des savants grecs[241]. La vision d'Amīr Ḫusraw établit donc une hiérarchie entre les savoirs scientifiques des différentes civilisations, où le savoir grec est relégué dans une position subordonnée par rapport à la science indienne. D'ailleurs, cette hiérarchie ne définit pas uniquement une comparaison entre les savoirs grec et indien. Implicitement, elle permet d'interpréter de façon analogue le rapport entre le présent et le passé des interactions musulmanes avec les cultures non islamiques.

En même temps, les contacts avec la culture hindoue suscitent à plusieurs reprises des réactions critiques de la part des savants indo-musulmans. Il ne s'agit pas d'un mouvement homogène sur un plan historique, intellectuel et social : ce genre de critique provient des religieux conservateurs mais également de certains milieux soufis. Parmi les thématiques et les cibles principales de ces attaques, on compte les interactions dans le domaine des croyances et des doctrines religieuses, la politique d'ouverture vers les hindous des souverains musulmans, ainsi que l'attribution de postes aux hindous dans l'administration des souverains musulmans[242]. Au XVIe siècle, Miyān Ṭāha Farmulī, qu'on a déjà évoqué pour sa connaissance de l'Āyurveda, déclare pourtant que

240 Sur ces thèmes dans les textes de l'écrivain al-Jāḥiẓ (m. 255/868) et de l'historien al-Yaʿqūbī (m. 897 environ), voir Khan 1997, p. 180–181, 201.

241 Amīr Ḫusraw 1981 (tr. anglaise), p. 53–54 ; voir p. 35–49 sur la vision de l'Inde comme paradis sur terre (liée à la croyance qu'Adam serait descendu sur terre sur l'ile de Ceylan) et sur la supériorité du climat indien ; p. 79–86 sur l'excellence des langues indiennes.

242 Voir à ce sujet Speziale 2012b, p. 527–528. Sur la compétition entre les soufis et les yogis et sur le *Ḥujjat al-hind* de Miḥrābī, un ouvrage polémique contre l'hindouisme, voir Digby 1970. Voir aussi Digby 1975, p. 33–34 ; Friedmann 2000, p. 73–74 ; Bausani 1968, p. 97. Sur le milieu chiite de l'État princier d'Awadh voir Cole 1988, p. 224–229.

toute la mythologie (*tamāmī dīn*) des hindous est absurde (*bāṭil*), que leurs textes n'ont pas de valeur (*iʿtibār*) et qu'il est trompeur pour les musulmans d'y croire[243]. Dans le domaine de la physiologie mystique, le soufi de Delhi Šāh Walī Allāh (m. 1176/1762), le frère du médecin Šāh Ahl Allāh, refuse toute comparaison entre les méthodes pour le contrôle du souffle des soufis naqšbandī et celles des yogis[244]. Des réactions contraires se manifestent également dans le milieu des savants hindous. À cet égard il faut remarquer en particulier que, à l'époque moghole, les brahmines orthodoxes critiquent l'apprentissage de la langue persane par les hindous[245]. En même temps, on peut déduire que certaines de ces critiques ont une portée et une influence assez relatives dans l'ensemble. Les réactions des brahmines n'arrivent pas à arrêter l'assimilation du persan par les élites hindoues qui, au contraire, augmente à l'époque moghole tardive, tandis que les polémiques de certains savants musulmans ne font que rarement obstacle aux processus qu'ils critiquent.

Pour revenir au domaine médical, les réserves des savants musulmans peuvent être divisées en deux catégories principales : (i) la critique et le refus du médecin hindou, et (ii) les divergences d'opinion sur certains éléments de la doctrine et de la pratique médicales. La première thématique est attestée en particulier dans quelques récits des soufis, tandis que la deuxième concerne plus directement les textes médicaux. L'attaque contre la figure du médecin indien ne semble pas être un phénomène très fréquent. Néanmoins, il s'agit d'une attitude dont on retrouve quelques cas, notamment parmi les religieux. Une image emblématique de l'ambivalence de l'attitude de certains soufis est offerte par un récit concernant le čištī Ṣadr al-Dīn, qui a vécu à l'époque pré-moghole. Comme le remarque Simon Digby, bien que Ṣadr al-Dīn soit un partisan de l'école de la *waḥdat al-wujūd* (unicité de l'existence) et qu'il soit enclin à admettre l'authenticité des états mystiques des yogis, il attaque durement un médecin hindou au seul titre qu'il n'est pas musulman[246]. La position du naqšbandī Muḥammad Baqī bi-llāh (m. 1012/1603) constitue un autre exemple de la première catégorie. Il s'oppose à toute association entre islam et hindouisme et, lorsqu'il est atteint d'une maladie, il refuse d'être traité par un médecin hindou[247]. La position de Baqī bi-llāh s'insère donc dans une attitude plus générale de refus des contacts avec les hindous et ne doit

243 Muštāqī 1422/2002, p. 178.
244 Walī Allāh s.d., p. 82.
245 Voir Pingree, 1997, p. 86 ; Wujastyk 2005, p. 6.
246 Digby 1970, p. 7.
247 Alam 2009, p. 172.

peut-être pas être interprétée principalement comme un refus de la figure du *vaidya* en tant que médecin.

Plusieurs auteurs musulmans de textes médicaux discutent des différences de perspective existant sur certains sujets entre les médecins musulmans et les *vaidya* hindous. Les divergences concernent souvent des aspects précis de la pratique médicale, comme l'emploi de certains remèdes et méthodes thérapeutiques. L'objectif de certaines remarques est de définir des différences, elles n'ont pas de connotation immédiatement polémique. Muḥammad Šarīf Ḫān, dans l'article sur le pois chiche vert (*bunṭ* en hindi, *nuḫūd* en persan) du *Ta'līf-i Šarīfī*, remarque la différence d'opinion existant entre les médecins indiens, qui utilisent cette substance pour ses effets sur les humeurs, et les musulmans qui l'emploient plutôt par voie externe et notamment pour le traitement des verrues. À cet égard, Šarīf Ḫān cite le *Tuḥfa*, très vraisemblablement le *Tuḥfa al-Mu'minīn* de Mīr Mu'min Ḥusaynī Tunakābunī[248], et précise qu'il a expérimenté personnellement (*dar tajriba-yi man*) l'emploi prescrit dans cet ouvrage[249].

Certains savants musulmans expriment un regard critique sur l'utilisation des substances métalliques et des remèdes iatrochimiques prescrits par les médecins hindous. La question est discutée dans l'article sur l'oxyde d'arsenic (*sumbul-khār*) du *Ta'līf-i Šarīfī*. Après avoir énuméré les différents types de cette substance dans le lexique indien, Šarīf Ḫān souligne le désaccord qui existe entre les médecins indiens, qui l'utilisent fréquemment, et les musulmans qui, en revanche, pensent qu'il ne faut pas employer ce type de substances toxiques, sauf en association avec d'autres substances correctives (*muṣliḥāt*). Šarīf Ḫān précise qu'il l'utilise très peu par voie interne (*jahat-i ḫūrdan*); à la fin de l'article, il conseille de l'employer avec prudence[250]. Akbar Arzānī fait référence dans le *Qarābādīn-i Qādirī* à une différence d'opinion analogue entre les médecins indiens et les musulmans à propos de l'utilisation de la litharge (*murdār-sang*)[251]. La critique des remèdes et des pouvoirs alchimiques des hindous est un thème que l'on retrouve également dans le contexte soufi. Ḥamīd al-Dīn Nāgawrī, un čištī du XIIIe siècle, critique précisément l'accent mis par les yogis sur les plantes médicinales et les remèdes du *rasāyana*, sans cependant réfuter leur efficacité dans certaines circonstances[252]. Néanmoins,

248 Une pharmacopée composée en Iran au XVIIe siècle.

249 Šarīf Ḫān 1280/1863, p. 42.

250 Šarīf Ḫān 1280/1863, p. 124–125.

251 Voir Abdul Bari 2002, p. 29, 31.

252 Rizvi 1986, vol. 1, p. 327. Sur le refus par les soufis des pouvoirs alchimiques des yogis voir Digby 1970, p. 21–23. Sur l'opinion du čištī Burhān al-Dīn Ġarib (m. 738/1337 environ) à

il faut bien préciser que, malgré ces critiques, les méthodes de l'iatrochimie indienne font l'objet de nombreuses descriptions dans les textes persans, qui témoignent de l'intérêt significatif porté à ces connaissances par les médecins musulmans, et dont le texte de Šarīf Ḫān constitue d'ailleurs un bon exemple.

Les divergences les plus significatives sur le plan scientifique sont celles qui concernent le cadre théorique et les principes de base de la doctrine physiologique des deux écoles. Les questions principales soulevées et discutées par les médecins musulmans concernent les conceptions des éléments et des humeurs, à partir de leur aspect quantitatif. La vision des médecins hindous, qui admet un nombre impair et inégal d'éléments et d'humeurs, contraste évidemment avec les principes de symétrie et d'opposition réciproque qui sont à la base de la vision quadripartite de la doctrine gréco-arabe.

Darwīš Muḥammad aborde ces questions dans le premier chapitre du *Ṭibb-i Awrang-šāhī*. Les deux premiers paragraphes (*faṣl*) du chapitre sont consacrés à la théorie des éléments (*arkān*) et des humeurs (*aḫlāṭ*). Dans le premier, Darwīš Muḥammad construit son discours en expliquant au début que Dieu a créé l'homme de la mixture (*imtizāj*) de quatre éléments qui sont sujets à la corruption (*fasād*) et à l'extinction (*fanā'*). Par la suite, il précise que certains médecins indiens, tels que Dhanvantari, Suśruta et Caraka, affirment que l'homme est composé de cinq principes (*tattva*) dont le cinquième est l'éther (*āsmān*). Cependant, selon Darwīš Muḥammad cette conception (*qawl*) est absurde (*bāṭil*), car dans ce cas il y aurait dû exister également l'élément opposé (*żidd*), car un élément qui manque de son opposé ne peut pas subsister longtemps dans la constitution (*tarkīb*) de l'homme[253]. Le second paragraphe est structuré de façon analogue. Après avoir présenté la vision quadripartite des humeurs de l'école gréco-arabe, l'auteur écrit que les médecins indiens affirment qu'il existe trois humeurs car ils considèrent que le sang se trouve dans la bile (*ṣafrā'*). Selon Darwīš Muḥammad, cette vision est également erronée, car une chose subtile (*laṭīf*) ne peut pas demeurer dans une autre chose subtile, et si elle y demeure elle se corrompt. En outre, la bile réside dans la vésicule biliaire (*zahra*) et elle est la cause du mouvement du sang, qui, en revanche, réside dans le foie[254].

propos des techniques alchimiques frauduleuses utilisées par un yogi, voir Ernst 2005, p. 27.

253 Darwīš Muḥammad, *Ṭibb-i Awrang-šāhī*, ms. Londres, Wellcome Trust Library, pers. 202/c, p. 4–5.

254 Darwīš Muḥammad, *Ṭibb-i Awrang-šāhī*, ms. Londres, Wellcome Trust Library, pers. 202/c, p. 5.

D'ailleurs, la synthèse des deux doctrines formulée par Šihāb al-Dīn Nāgawrī se fonde sur les postulats selon lesquels les humeurs sont au nombre de quatre et que le sang doit être compris parmi elles. Le premier chapitre du *Taḏkira al-hind* relève également les divergences d'opinion sur les éléments constitutifs de la nature humaine. Riżā ʿAlī Ḫān évoque ouvertement de l'existence parmi les savants de querelles et disputes (*munāqašāt wa manāziʿāt*) à ce sujet. Comme Darwīš Muḥammad, il est en désaccord avec la doctrine indienne des cinq éléments. Il considère erroné (*fāsid*) la vision indienne car, à son avis, quatre éléments sont suffisants pour la symétrie (*taqwīm*) du corps. Néanmoins, Riżā ʿAlī Ḫān essaie de recomposer partiellement la distance entre les deux visions. Il propose d'interpréter le rapport entre l'éther (*ākāśa*, glosé par le persan *āsmān*) et les éléments, à travers les catégories aristotéliciennes de la matière et de la forme. Il explique que, en réalité, considérer *ākāśa* comme un élément constitutif est correct car la vraie signification d'*ākāśa* n'est pas celle que croient les Indiens. La signification d'*ākāśa* est le « commandement céleste » (*amr-i samāwī*), qui n'est pas un élément matériel (*juzw-i māddī*), mais un élément de la forme (*juzw-i ṣūrī*). Aucun composé ne peut être vide de matière et de forme, donc les quatre éléments constituent la matière tandis que l'*amr-i samāwī* constitue la forme (*ṣūrat*). Selon Riżā ʿAlī Ḫān, l'éther, dans cette acception, peut être considéré comme un élément intérieur de la structure du corps, et non pas extérieure, ce qui, précise l'auteur, s'accorde avec la vision des Indiens (*ġaraz-i īšān*)[255].

En conclusion, il faut remarquer que d'autres médecins musulmans font le choix de ne pas discuter ce type de divergences évidentes entres les deux écoles sur le plan doctrinal. Néanmoins, les textes de Nāgawrī, de Darwīš Muḥammad et de Riżā ʿAlī Ḫān, indiquent que la réception de certains concepts théoriques de la médecine ayurvédique n'est pas un phénomène neutre, qui se limite à mentionner le savoir de l'autre. Bien au contraire, la traduction suscite des interrogations et des discussions significatives concernant les principes de base de la doctrine médicale. La définition du savoir de l'autre pousse certains auteurs à préciser et à défendre les principes de leur propre savoir dans le contexte scientifique local. Un contexte où, il faut le rappeler, les médecins musulmans constituent un groupe minoritaire de savants, beaucoup moins nombreux que celui de leurs collègues hindous.

D'ailleurs, ce type de défense devient presque inévitable dans une attitude cognitive où le savoir indien est constamment présenté et interprété à travers le prisme lexical et conceptuel de la pensée gréco-arabe. La pensée utilisée

255 Riżā ʿAlī Ḫān 1353/1935, vol. 1, p. 7.

pour interpréter l'autre peut être redéfinie par l'interaction, comme le montre l'ouvrage de Šihāb al-Dīn Nāgawrī. Pourtant, ni Nāgawrī ni d'autres auteurs ne renoncent à l'axiome de la division quadripartite du monde naturel et du corps humain, une question qui reste justement la plus importante des divergences débattues, jusqu'au XIXe siècle, par les textes persans.

CHAPITRE 2

Le *ḥakīm* et le *vaidya* : médecins, auteurs et traducteurs

La deuxième partie de l'ouvrage étudie les caractéristiques des groupes de médecins et de savants impliqués dans les interactions entre les cultures scientifiques musulmane et hindoue. Comme on l'a montré dans la première partie, la traduction en persan de matériaux médicaux indiens doit être perçue davantage comme le produit des efforts de savants qui doivent adapter leur savoir-faire à l'environnement local, que comme le résultat de la politique culturelle de quelques dynasties indo-musulmanes. Dans ce contexte la traduction doit d'abord être considérée comme un instrument qui permet aux savants d'accomplir cette adaptation, plutôt qu'une finalité. Les interactions entre les groupes de savants et les cultures scientifiques de l'Asie du Sud, sont ici analysées dans une perspective symétrique qui vise à mettre en évidence à la fois les approches des médecins musulmans dans leur étude du savoir indien, et les formes de persanisation des connaissances des savants hindous. L'analyse des tendances contemporaines à la construction d'une variante persanisée de l'Āyurveda, ainsi que l'étude du contexte dans lequel elle se déroule, montrent que ce processus ne s'insère pas dans une logique de transmission unidirectionnelle du savoir, mais bien dans une dynamique bidirectionnelle de transfert et d'appropriation des connaissances.

Le premier chapitre, sur les auteurs musulmans, revient sur le rôle central joué par le facteur ethnique dans les différentes tendances de la production scientifique des médecins musulmans en Asie du Sud. Le second chapitre analyse le rôle joué par la transmission orale et personnelle des connaissances dans les échanges et les rapports pédagogiques entre les différents groupes de savants. Les deux derniers chapitres approfondissent la question des rapports entre les lettrés hindous, la culture persane et les institutions musulmanes. Les descriptions des sciences arabo-persanes que l'on retrouve dans les sources sanskrites ont souvent conduit à penser que les savants hindous ont, dans l'ensemble, un intérêt plutôt limité pour la médecine ainsi que pour plusieurs autres sciences de la tradition musulmane[1]. Cette partie de l'ouvrage se pro-

1 Cette vision est également transmise par le poète musulman Amīr Ḫusraw (XIVe siècle) qui a vécu plusieurs siècles avant la parution des premiers ouvrages scientifiques persans

 | DOI: 10.1163/9789004352766_004

pose de réexaminer cette représentation conventionnelle, en analysant le rôle joué par les textes persans dans la transmission des disciplines scientifiques musulmanes aux savants hindous.

2.1 Les médecins musulmans et le savoir indien

La majorité des textes persans sur l'Āyurveda sont composés par des auteurs musulmans, notamment les nouveaux traités sur ce sujet qui ont une influence significative sur l'ensemble de la culture médicale persane. Ce chapitre analyse de façon détaillée l'identité de ces auteurs et les aspects spécifiques qui caractérisent le groupe des savants impliqués dans cette production. Les études des médecins musulmans constituent un important phénomène de rayonnement de la tradition ayurvédique au-delà des frontières de la culture hindoue. À cet égard, il faut rappeler que les musulmans ne sont pas les seuls savants non-hindous qui étudient la médecine ayurvédique, en Asie du Sud. Cette discipline est étudiée et pratiquée depuis longtemps par les moines bouddhistes et les jaïns[2]. Les auteurs des traités persans sur la médecine indienne ne sont que l'un des derniers groupes de savants non-hindous entrant en contact avec l'Āyurveda.

D'abord, il faut revenir sur certains caractères du milieu savant musulman en Asie du Sud, où opèrent différents groupes de traducteurs et d'auteurs de textes médicaux. Plusieurs siècles durant, l'élite scientifique et médicale musulmane de l'Asie du Sud compte de nombreux savants émigrés, provenant en particulier de l'Iran et de l'Asie centrale, et parfois du monde arabe et ottoman. Parmi ces savants – dont plusieurs sont chiites – certains arrivent à occuper des postes importants dans l'administration des royaumes indo-musulmans. À l'époque d'Akbar (r. 1556–1605), les médecins iraniens Abū al-Fatḥ Gīlānī (m. 997/1589), Ḥakīm ʿAlī Gīlānī (m. 1018/1609) et ʿAyn al-Mulk Šīrāzī (m. 1003/1595) sont nommés *ṣadr* (chef des affaires religieuses et des *waqf*) de différentes provinces de l'empire moghole. Mīr Muḥammad Muʾmin Astarābādi (m. 1034/1624), un autre savant en médecine émigré d'Iran, devient

composés par les savants hindous de l'époque moghole. Dans le *Nuh sipihr*, il donne une représentation assez éloquente de l'idée selon laquelle les hindous sont indifférents aux sciences des autres civilisations. Il écrit que les savants de tous les pays vont en Inde pour étudier la science et l'art, tandis que les brahmines de l'Inde ne vont nulle part pour acquérir le savoir, Amīr Ḫusraw 1368/1949, p. 167.

2 Kenneth Zysk a examiné l'influence exercée par le milieu religieux bouddhiste dans l'élaboration du savoir médical ayurvédique, voir Zysk 1991 ; voir aussi Pingree 2001a, p. 693, 700.

le *pišwā* (premier ministre) du sultanat quṭbšāhide de Golconde. Cette élite d'étrangers (*āfāqī, ʿajam*), puis leurs descendants, constituent une caste puissante, ce qui, sur le plan politique, génère, à plusieurs reprises, des tensions avec les élites locales indiennes islamisées[3]. En ce qui concerne les médecins, la présence et l'influence de ces savants iraniens caractérisent principalement la cour moghole et celles des sultanats du Deccan, en particulier Ahmadnagar (1491–1633) et Golconde (1518–1687)[4]. La migration de médecins étrangers vers l'Inde et leur emploi dans les cours des souverains musulmans locaux sont des phénomènes particulièrement visibles aux XVIe et XVIIe siècles et qui déclinent au cours du XVIIIe siècle.

Ces savants étrangers apportent une contribution essentielle à la formation des traits les plus arabisés et les plus iranisés des études scientifiques et philosophiques musulmanes en Asie du Sud. Dans le contexte médical, leur influence est fondamentale pour le développement des traductions du *Qānūn* d'Ibn Sīnā et des classiques arabes sur la scène littéraire indienne. La mode des traductions persanes et des commentaires des classiques médicaux arabes, qui se développe en Inde à partir du XVIe siècle, constitue au début une création de cette classe d'émigrés (§1.3.1). Les premiers textes importants de ce type sont rédigés par des médecins iraniens, Rustam Jurjānī et Ḥakim Wālī Gīlānī, qui exercent à la cour de Burhān Šāh I (r. 1509–1553) d'Ahmadnagar et qui réalisent des versions persanes des textes arabes d'Ibn al-Bayṭār (XIIIe siècle) et d'Ibn Jazla (XIe siècle)[5].

En revanche, les ouvrages médicaux qui nous sont parvenus indiquent clairement que la puissante caste des médecins étrangers, et notamment le groupe des Iraniens, n'apporte qu'une faible contribution à la production de traités persans sur le savoir médical ayurvédique. Le médecin et poète Yūsuf ibn Muḥammad « Yūsufī » (XVIe siècle), qui migre du Khorasan en Inde et compose le *Qaṣīda dar luġāt-i hindī*, peut être considéré comme l'une de rares exceptions. Une autre exception pourrait être évoquée à savoir celle de Muḥammad Qāsim Firišta, qui est né à Astarabad (Iran) vers 978/1570. Cependant, Firišta quitte l'Iran avec son père lorsqu'il est encore enfant et il grandit en Inde[6].

---

3 Sur le Deccan voir Coslovi 1991.

4 Sur les médecins étrangers opérant à la cour moghole voir Hameed 1986.

5 L'ouvrage d'Ibn al-Bayṭār, un savant originaire d'Andalousie, est le *Jāmiʿ li-mufradāt al-adwiya wa al-aġḏiya*, un traité sur les remèdes simples. Le traité d'Ibn Jazla, un nestorien de Bagdad converti à l'islam, est le *Taqwīm al-abdān fī tadbīr al-insān*, qui a été également traduit en latin.

6 Hambly 1999.

Le groupe des médecins musulmans qui fournit la contribution la plus importante à l'ouverture des études médicales persanes aux matériaux indiens est celui des savants nés en Asie du Sud, qui inclut les descendants des émigrés, c'est-à-dire les médecins issus de familles établies en Asie du Sud depuis une ou plusieurs générations. Les données biographiques de nombre de ces auteurs sont souvent limitées et peu étudiées, et notamment celles des auteurs des textes les moins connus. Néanmoins, les données disponibles pour quelques-uns des savants les plus renommés permettent d'identifier certains aspects de l'identité de ce groupe d'auteurs, ainsi que leur affiliation à d'autres groupes sociaux. En ce qui concerne leurs rapports avec la société musulmane, on a déjà remarqué que plusieurs auteurs de traités persans sur la médecine indienne sont des savants liés au milieu religieux de leur époque, et notamment aux cercles soufis (§ 1.11).

Parmi ces médecins, il y a des membres de familles aristocratiques de savants. Certaines familles font remonter leur lignage à des personnages musulmans d'origine étrangère. Muḥammad Šarīf Ḫān, comme on l'a déjà vu, fait partie de l'influent clan des aḥrārī, c'est-à-dire les descendants de ʿUbayd Allāh Aḥrār. Ces auteurs sont souvent des fils de médecins, tels Muḥammad Šarīf Ḫān et Nūr al-Dīn Šīrāzī. Ce dernier est le fils de ʿAyn al-Mulk Šīrāzī, le médecin et ophtalmologue de la cour moghole qui, du côté maternel, est un descendant du célèbre philosophe et théologien iranien Jalāl al-Dīn Dawānī (m. 908/1502)[7]. Un autre exemple est celui de Riżā ʿAlī Ḫān, dont le père Maḥmūd ʿAlī est aussi un médecin. L'ouvrage composé par Maḥmūd ʿAlī et terminé par son fils, le *Taḏkira al-hind*, constitue un témoignage emblématique de la transmission du savoir indien à l'intérieur d'une famille de médecins musulmans. Cette transmission familiale de notions du savoir local devient courante en Asie du Sud, surtout à propos des connaissances pharmacologiques. Elle constitue, certainement, l'un des facteurs qui contribuent le plus à cristalliser l'assimilation d'éléments du savoir indien par les élites scientifiques musulmanes.

Certains savants font leur carrière comme dignitaires des cours musulmanes et non en tant que médecins. Miyān Bhūwa ibn Ḫawāṣṣ Ḫān, le compilateur du *Maʿdan al-šifāʾ*, est le fils d'un noble de la cour de Sikandar Lodī (r. 1489–1517). Il devient vizir du sultan mais tombe ensuite en disgrâce sous le règne d'Ibrāhīm Lodī (1517–1526) et meurt en prison[8]. Un autre cas de ce type est celui d'Amān Allāh Ḫān « Amānī » (m. 1046/1637), le traducteur du *Madanavinoda*. Il est le fils de Mahābat Ḫān Ḥusaynī (m. 1044/1634), un haut commandant de

7 Badāʾūnī 1986, vol. 3, p. 229.

8 Muštāqī 1422/2002, p. 154.

l'armée moghole, et fait une brillante carrière dans l'administration moghole[9]. Amān Allāh devient vice-gouverneur de Kaboul puis gouverneur des provinces du Bengale, Malwa et Bālāghāt; l'empereur Šāh Jāhān (r. 1628–1658) lui donne le titre de Ḫān-i Zamān.

Plusieurs de ces auteurs sont des savants éclectiques qui ne s'intéressent pas uniquement à la médecine mais écrivent également des ouvrages sur d'autres sujets, ce qui constitue une caractéristique assez courante dans la culture musulmane. Amān Allāh Ḫān compose un dictionnaire des termes arabes et persans, un ouvrage historique, un *dīwān* de poèmes, sous le nom de plume d'Amānī, ainsi que deux recueils de lettres, dont le *Ruqʿāt-i Amān Allāh Ḥusaynī*, sur le soufisme[10]. Nūr al-Dīn Šīrāzī compile également des recueils de lettres et un traité sur le soufisme, le *Marātib al-wujūd*, tandis que son *ʿIlājāt-i Dārā Šikōhī* touche à plusieurs sujets non médicaux[11]. Plus que comme médecin, Muḥammad Qāsim Firišta est davantage connu pour être historien et l'auteur d'un ouvrage important sur les dynasties musulmanes de l'Asie du Sud, le *Gulšan-i Ibrāhīmī*, dont l'introduction inclut une description des rois hindous de l'époque pré-musulmane[12].

Le fait que les médecins étrangers se spécialisent dans la traduction à partir de l'arabe, tandis que les traités sur l'Āyurveda sont composés principalement par des auteurs indiens, n'empêche toutefois pas l'émergence de savants actifs dans les deux domaines de la traduction. Certains auteurs de traités persans sur la médecine indienne réalisent également des traductions de textes de la tradition médicale arabe, notamment à l'époque moghole tardive. Šāh Ahl Allāh traduit en persan le *Mūjaz al-Qānūn* d'Ibn al-Nafīs (m. 687/1288)[13]. Muḥammad Šarīf Ḫān compose plusieurs traductions, commentaires et annotations d'ouvrages médicaux arabes, notamment du *Qānūn fī al-ṭibb* d'Ibn Sīnā et de ses abrégés[14]. En outre, plusieurs de ces médecins s'intéressent aux nouvelles substances qui sont introduites par les Européens, comme Nūr al-Dīn Šīrāzī et Muḥammad Šarīf Ḫān qui écrivent sur les propriétés du *Smilax china* (squine), appelé *čūb-i čīnī* en persan.

---

9 Nawāz Ḫān 1999, vol. 1, p. 211–219.

10 Speziale 2010d.

11 Voir Speziale 2010c.

12 Sur l'introduction de l'ouvrage, voir Truschke 2012, p. 302–306. Le *Gulšan-i Ibrāhīmī* donne également plusieurs informations sur les hôpitaux établis par les souverains musulmans en Inde.

13 Le *Mūjaz al-qānūn* est un abrégé en arabe du *Qānūn* d'Ibn Sīnā.

14 Ẓill al-Raḥmān 1995, p. 103–104.

Lorsque l'on analyse les orientations de la traduction d'ouvrages médicaux en Asie du Sud, il faut donc prendre en compte la non homogénéité des rôles joués par les savants locaux et par les médecins de langue persane arrivés de l'étranger. Concernant la production de traités médicaux persans, au XVIe et au XVIIe siècles, il faut se demander dans quelle mesure ces deux tendances que sont (i) la traduction des classiques arabes et (ii) l'ouverture sur le savoir indien, sont liées au clivage entre les élites savantes étrangères et locales. La prévalence de l'un ou de l'autre des deux groupes constitue, en fait, l'un des principaux facteurs qui contribuent à expliquer les traits de certains centres et phases de production, et notamment des lieux et des périodes marquées par la diminution de production d'ouvrages persans sur la médecine indienne (§ 3.2 et 3.3).

En même temps, cela n'indique pas que les médecins musulmans étrangers constituent un groupe de savants *a priori* opposés à l'interaction avec le savoir local. Par exemple, Ḥakīm ʿAlī Gīlānī, au besoin, n'hésite pas à avoir recours à un remède indien (§ 2.3.2). En outre, les critiques majeures du savoir ayurvédique viennent justement des Indiens musulmans auteurs de traités persans sur ce sujet. La différence entre les thématiques de la production littéraire des deux groupes de médecins constitue, pour l'essentiel, une conséquence logique de leur formation scientifique et linguistique. Les médecins musulmans nés en Asie du Sud, en plus du persan et de l'arabe, apprennent des langues locales, ce qui leur permet d'interagir avec la société indienne non musulmane et de rentrer en contact avec des matériaux scientifiques locaux. En revanche, les médecins étrangers ont souvent émigré vers l'Asie du Sud après avoir terminé leur formation scientifique qui était basée sur l'étude des ouvrages de la tradition arabe et persane. La première génération de savants émigrés n'a pas, le plus souvent, les connaissances linguistiques et scientifiques nécessaires pour écrire des traités sur la médecine indienne, tandis que ces compétences sont acquises progressivement par les générations suivantes de médecins.

2.2 Maîtres et disciples : l'enseignement de la médecine

Les rapports pédagogiques entre savants musulmans et hindous se structurent notamment selon des modalités dérivées des formes déjà prédominantes dans les deux cultures scientifiques. La famille (*ḫāndān*, *ḫānawāda*) et l'enseignement privé chez un maître sont sans doute les contextes les plus importants en ce qui concerne la transmission du savoir médical dans la culture musulmane de l'Asie du Sud. On transmet, au sein des lignages familiaux, les secrets les mieux gardés de la pratique médicale, comme les formules expérimentées et l'art difficile du diagnostic du pouls. La méthode d'enseignement se fonde sur l'instruction orale, sur la lecture et le commentaire des ouvrages médicaux. Certains élèves étudient avec différents maîtres avant de terminer leur formation. Il faut noter que des textes médicaux sont également enseignés dans plusieurs madrasa de l'Asie du Sud, notamment à partir de la deuxième moitié du XVIe siècle. Cependant, les madrasa, pas plus que les hôpitaux, ne jouent le rôle principal dans la formation professionnelle avancée des médecins[15]. C'est seulement à l'époque coloniale, que le pouvoir de l'enseignement privé et des lignages familiaux est partiellement redéfini par l'établissement de nouvelles écoles de médecine traditionnelle, inspirées par les modèles coloniaux.

La formation médicale est donc liée au cadre maître-disciple (*pīr-murīd*), un binôme qui joue d'ailleurs une fonction centrale dans la plupart des formes de transmission du savoir dans la culture musulmane indienne, que ce soit dans le milieu scientifique ou dans le milieu religieux[16]. Ces caractéristiques de l'éducation médicale musulmane ne sont pas très différentes des formes d'enseignement typiques du contexte indien et de sa culture scientifique. Le rapport maître-disciple (*guru-śiṣya*), ainsi que la transmission du savoir dans le cadre de la famille, constituent justement des éléments importants de l'enseignement des matières scientifiques dans le monde hindou[17]. Dans l'introduction du *Maʿdan al-šifāʾ-i Sikandar-šāhī*, Miyān Bhūwa explique ainsi l'importance de la formation chez des maîtres experts:

> Cette science se compose de deux ailes (*bāzū*): l'étude (*ḫāndan*) et la pratique (*ʿamal kardan*). Celui qui étude la science mais ne connaît pas la pratique est comme un oiseau qui veut voler avec une seule aile, ce qui n'est pas possible. Donc, il faut que l'élève étudie la science médicale chez un maître expert (*ustad-i kāmil*) et qu'il connaisse les principes généraux de la médecine, et [il faut] qu'il [l'élève] acquière l'expérience pratique (*tajriba*) chez un médecin expert (*ṭabīb-i ḥādiq*), afin qu'il ne fasse pas d'erreurs dans la pratique médicale[18].

Plusieurs auteurs et traducteurs de textes médicaux et scientifiques persans qui traitent des matériaux indiens ont étudié avec des maîtres non musulmans. Au

15 Sur les hôpitaux voir Speziale 2012c, p. 2–4.

16 Sur le contexte religieux voir Pinto 1995. Sur les rapports entre maîtres et disciples musulmans et hindous, voir ʿAbd Allāh 1992, p. 276–281.

17 Voir Comba 2001, p. 853; Pingree 2001a, p. 694–695.

18 Bhuwa Ḫān, 1294/1877, p. 4.

XIVe siècle, Šihāb al-Dīn Nāgawrī, offre un témoignage de sa formation éclectique, dans le dernier chapitre du *šifā' al-maraż*. Il n'est pas fils de médecin et il est le premier dans sa famille à apprendre cette profession. Nāgawrī raconte avoir étudié avec un maître musulman, et avoir par la suite beaucoup fréquenté les yogis (*basī ḫidmat-i jūgyān*) dans le but d'améliorer sa connaissance de la médecine[19]. ʿAbd al-Ḥayy Ḥasanī (m. 1341/1923), dans son dictionnaire biographique des savants indo-musulmans, écrit que Muḥammad Qāsim Firišta a étudié avec le maître indien Caturbhuj al-Hind[20]. Au XVIIe siècle, au Deccan, Muḥammad Qulī « Jāmī » réalise une traduction persane en vers d'un ouvrage sur la sexologie indienne. À la fin de l'introduction, il explique avoir rencontré des difficultés considérables dans son travail et avoir été obligé de rendre visite aux personnes expérimentées (*āzmūda*) dans cet art (*hunar*), les yogis (*jūgī*) et les ascètes itinérants (*saiyāḥ*), pour approfondir ses connaissances dans ce domaine[21].

On trouve des exemples de ce genre jusqu'à l'époque coloniale. Pandit Hari Govind, le fils d'un brahmine de Faizabad, est l'un des médecins ayurvédiques illustres de la ville de Hyderabad pendant la première moitié du XXe siècle. Ḥakīm Šifā'-i Ḥaydarābādī lui consacre un chapitre dans son ouvrage biographique en ourdou sur les médecins de la ville, rédigé dans les années 1930. Pandit Hari Govind connaît également la médecine *yūnānī*, l'ourdou, le persan, et porte un intérêt pour le soufisme[22]. Il compte parmi ses élèves des médecins musulmans, dont Ḥakīm Muḥammad ʿAlī Ḫān Naqšbandī[23] et Ḥakīm Bāqir Ḥusaynī. Ce dernier est le troisième fils de Ḫwāja Maḥbūb Allāh (m. 1313/1895), un maître soufi qādirī notoire de Hyderabad[24]. En 1906, Ṣādiq Ḥusayn, un autre élève de Hari Govind, ouvre à Hyderabad une école privée de médecine ayurvédique, en collaboration avec des collègues hindous[25].

Les sources persanes et ourdoues montrent que ce type de rapports pédagogiques se développe également dans la direction opposée. À partir de la deuxième moitié du XVII[e] siècle, on trouve plusieurs informations sur des savants hindous qui étudient le persan, la médecine et d'autres matières avec

19 Nāgawrī 1295/1878–1879, p. 98.
20 Ḥasanī 1411/1990, p. 396.
21 Muḥammad Qulī, 'Jāmī', *Laḏḏat al-nisā'*, ms. Londres, British Library, add. 17,489, ff. 12[b]–13[a] ; voir aussi Fārūqī 1420/1999, p. 149.
22 Šifā'-i Ḥaydarābādī 1952, p. 198.
23 Muḥammad Nāṣir 1944, p. 129.
24 Muḥī al-Dīn Qādirī 1992, p. 241.
25 Husain – Bhatnagar 2002, p. 117–118.

des maîtres musulmans. Ladhamal ibn Bhairav écrit dans la préface de son traité médical *Baḥr al-fawā'id* qu'il a été étudiant de Mīr Abū al-Fatḥ Čištī, médecin réputé de l'époque d'Awrangzeb qui dédie ses ouvrages médicaux à cet empereur moghol. Avant d'étudier avec Abū al-Fatḥ, Ladhamal ibn Bhairav a été le disciple d'un autre maître musulman, Šayḫ ʿAbd al-Raqīb[26]. Dans les premières décennies du XVIIIe siècle, Aithappā un médecin indien de Bijapur (Deccan) et auteur d'un texte persan intitulé *Kitāb-i baḥrī wa barrī*, mentionne au début de son ouvrage qu'il a étudié avec deux médecins musulmans, Ḥakīm Muḥammad Ḥusayn Yūnānī et Ḥakīm Muḥammad Maʿṣūm Iṣfahānī[27].

Ḥakīm Sukhānanda (m. 1285/1868) est issu d'une famille de Kāyastha (scribes) de Delhi. Comme de nombreux autres lettrés hindous des époques mogholes et coloniales, il compose des poèmes en persan et en ourdou. Il étudie la médecine, mais également le *nujūm* (astrologie) et de *raml* (géomancie), avec Ḥakīm Mu'min Ḫān, et il lit des textes persans et arabes avec plusieurs autres enseignants[28]. Pandit Rāj Nārāyaṇ (XIXe siècle) descend d'une famille de pandits du Cachemire versés en arabe et en persan. Il fréquente les yogis et il est très attiré par le soufisme. Il approfondit la langue persane avec un maître iranien et il étudie les textes médicaux avec Ḥakīm Rasūl Ḫān, à Ajmer (Rajasthan)[29]. Certains de ces médecins hindous étudient également l'arabe et des textes médicaux arabes, comme Swāmī Kedār Nāth (n. 1857), de Meerut (Uttar Pradesh), qui apprend auprès des *vaidya* hindous et des médecins musulmans, Qāżī Żiyā' al-Dīn, originaire du Panjab, et Ḥakīm Faṣīḥ al-Dīn. Parmi les textes qu'il étudie en arabe, on remarque un commentaire du *Kitāb al-asbāb wa al-ʿalāmāt*, le traité médical de Najīb al-Dīn al-Samarqandī, un savant qui a vécu entre le XIIe siècle et le XIIIe siècle, à Samarkand et à Herat (Afghanistan)[30].

Un autre exemple de la formation composite de ces savants est le parcours de Rāja Sītal Parśād Jainī qui descend d'une famille de médecins ayurvédiques de Farrukhnagar, un centre proche de Delhi, la ville où il s'installe après 1857. Il apprend le sanskrit et la médecine ayurvédique avec son père et le persan

26 Ladhamal ibn Bhairav, *Baḥr al-fawā'id*, ms. Londres, Wellcome Trust Library, pers. 88, ff. 2^{a-b}.

27 Aithappā, *Kitāb-i baḥrī wa barrī*, ms. Edinburgh, Edinburgh University Library, 257, f. 2^{a}.

28 Ẓill al-Raḥmān 1995, p. 194–195.

29 Fīrūz al-Dīn 1913, vol. 1, p. 734–735.

30 Il étudie en persan le *Kifāya-yi Manṣūrī* de Manṣūr ibn Ilyās et les ouvrages principaux d'Akbar Arzānī, le *Mīzān al-ṭibb*, le *Ṭibb-i Akbar* (une traduction commentée du *Kitāb al-asbāb wa al-ʿalāmāt*) et le *Mufarriḥ al-qulūb* (un commentaire d'un abrégé du *Qānūn fī al-ṭibb* d'Ibn Sīnā), Fīrūz al-Dīn 1913, vol. 1, p. 501.

et l'ourdou à la madrasa. Il étudie la médecine de l'école musulmane chez Ḥakīm Ḫayr Allāh Beg, avec lequel il lit plusieurs traités, dont le *Mīzān al-ṭibb* d'Akbar Arzānī, la pharmacopée *Mufradāt-i Nāṣirī*, et le *Qānūnča* de Maḥmūd ibn Muḥammad ibn ʿUmar Čaġmīnī (m. 745/1344 environ). Le *Qānūnča* est un épitomé du *Qānūn fī al-ṭibb* d'Ibn Sīnā et il est très utilisé pour l'enseignement médical, dans différentes régions du monde musulman[31]. En outre, Rāj Sītal étudie des textes sur la médecine moderne occidentale avec un médecin hindou de Delhi[32].

À Hyderabad, Rām Kṛṣṇa, un autre élève de Hari Govind, connaît le persan et étudie la médecine *yūnānī* avec Mawlawī Ḥusayn Ḫān[33]. Le rôle joué par les différentes institutions éducatives dans la formation médicale est bien illustré par la formation de Ḥakīm Tārā Cand Zubdat al-Ḥukamāʾ, un médecin du Gujarat qui termine ses études vers la fin du XIXe siècle. Il commence à étudier quelques livres de médecine à l'école mais ensuite il doit finir sa formation chez un enseignant privé, Ḥakīm Ḫudā Baḫš[34]. Le *Rumūz al-aṭibbāʾ*, un recueil en ourdou de biographies de médecins, offre d'autres exemples de savants hindous qui, jusqu'au début du XXe siècle, étudient avec des enseignants musulmans[35].

En outre, il faut observer qu'à l'époque coloniale certains médecins hindous étudient la langue persane directement dans leur famille. Dīwān Mān Singh (n. 1864) est Agarwāl et médecin ayurvédique de Farrukhnagar; il participe aux activités du All India Vedic and Yunani Tibbi Conference[36]. Dīwān Mān Singh étudie le persan avec son grand-père, Gulāb Singh[37]. Un autre exemple est celui de Gokul Cand, un Khatrī originaire du village de Dholar (Gujarat) qui étudie le persan chez son grand-père, avec lequel il lit l'ouvrage d'Abū al-Fażl ʿAllamī, l'historien de la cour d'Akbar[38]. Il se forme ensuite avec des médecins musulmans, avec lesquels il étudie des abrégés du *Qānūn fī al–*

31 Un savant originaire de la région du Khwarezm, en Asie centrale.

32 Fīrūz al-Dīn 1913, vol. 2, p. 468–469.

33 Šifāʾ-i Ḥaydarābādī, 1952, p. 92.

34 Fīrūz al-Dīn 1913, vol. 1, p. 336–337.

35 Voir Rādhā Kiṣan de Rawalpindi, qui étudie des livres de médecine avec Ḥakīm Faqīr Muḥammad Čištī, et Ḥakīm Rūp Cand (n. 1847) de Jalandhar (Panjab), qui étudie le persan pendant six ans et est un élève de Sayyid Ṯanā Allāh Ḥakīm Jālandharī, Fīrūz al-Dīn 1913, vol. 1, p. 652, 576.

36 Une conférence de médecins traditionnels indiens qui est lancée, dans la première décennie du XXe siècle, par le médecin et leader politique musulman Ajmal Ḫān (m. 1927).

37 Fīrūz al-Dīn 1913, vol. 1, p. 76–77 ; Ẓill al-Raḥmān 1995, p. 278–279.

38 Fīrūz al-Dīn 1913, vol. 2, p. 468.

ṭibb, le *Mīzān al-ṭibb* d'Akbar Arzānī, et le *Kifāya-yi Manṣūrī*, un manuel persan général de médecine écrit par le savant iranien Manṣūr ibn Ilyās (*fl.* XIVe siècle)[39].

Les sources persanes et ourdoues offrent donc une image de la classe médicale indienne marquée par d'importantes interactions pédagogiques entre maîtres et élèves de différentes cultures scientifiques et religions. Elles montrent qu'il s'agit d'un phénomène bidirectionnel qui se développe et s'intègre dans les formes de transmission du savoir médical déjà établies et enracinées dans les deux cultures, notamment l'enseignement privé, dispensé à des groupes de disciples, où l'instruction orale intègre la lecture des textes. L'ouvrage de Šihāb al-Dīn Nāgawrī indique que l'apparition de ce type d'interaction remonte à l'époque pré-moghole, tandis que les sources en ourdou montrent clairement que ces contacts perdurent jusqu'à l'époque coloniale tardive. Ils se raréfient par la suite avec le déclin des formes pédagogiques sur lesquelles ils se basent, avant de disparaître tout à fait à l'époque postcoloniale avec la création de collèges modernes pour les médecines traditionnelles, qui renforcent les identités sectaires et exclusivistes des deux écoles.

2.3 Les médecins indiens au sein de la culture et des institutions musulmanes

2.3.1 *Les* vaidya *dans les sources musulmanes*

Les chapitres suivants poursuivent deux buts parallèles : analyser les rapports entre les savants hindous et les cultures scientifique et textuelle musulmanes de l'Asie du Sud ; analyser le rôle et la circulation de ces savants dans certaines institutions musulmanes, qu'elles soient liées à l'exercice de la profession médicale, ou à caractère pédagogique. Par rapport à la culture textuelle musulmane de l'Asie du Sud, il faut distinguer deux problématiques. La première concerne les savants dans les sources, à savoir les formes de représentation et les biographies des médecins hindous dans les textes persans et ourdous. La seconde, est la question du rapport entre les savants et les sources, c'est-à-dire les formes d'usage, de production et de réception de la culture textuelle persane par les savants non musulmans.

39 Le *Kifāya-yi Manṣūrī* est un ouvrage qui, à cette époque, connaît une diffusion assez importante en Inde, où il est imprimé à plusieurs reprises, en version lithographié, au cours de la deuxième moitié du XIXe siècle.

Les ouvrages persans et ourdous sont rarement pris en compte par les études sur l'histoire des médecins ayurvédiques. Il faut donc d'abord regarder quels sont les genres des sources musulmanes produites en Asie du Sud qui fournissent des descriptions concernant cette classe de savants. Outre les textes composés et copiés par les hindous, les chroniques historiques et les biographies de savants en persan et en ourdou sont deux genres de choix pour la connaissance de l'activité des *vaidya*. En ce qui concerne les chroniques, on retrouve surtout deux types de témoignages sur les médecins non musulmans. Quelques chroniques des souverains indo-musulmans relatent des épisodes relatifs à l'activité des médecins hindous dans les différentes cours ; elles seront analysées plus en détail dans le prochain chapitre. Certaines chroniques et des ouvrages historiques comprennent des chapitres sur les savants illustres de l'époque, dont certains incluent les noms des médecins. Le plus ancien ouvrage de ce genre est probablement le *Tārīḫ-i Fīrūz-šāhī* de Żiyāʾ al-Dīn Baranī (*fl.* XIVᵉ siècle), une importante histoire de sultans de Delhi, jusqu'au règne de Fīrūz Šāh Tuġluq (r. 1351–1388). Baranī mentionne les médecins indiens à la fin du paragraphe qu'il consacre aux médecins du règne du sultan ʿAlāʾ al-Dīn Ḫaljī (r. 1296–1316). Il mentionne qu'à cette époque, à Delhi, les savants de Nagaur (Rajasthan), les brahmines et les jaïns sont des médecins renommés (*mašhūr*), comme Mah Candra et Jājā Jarrāḥ, c'est-à-dire le chirurgien (*jarrāḥ*)[40].

Les *vaidya* illustres de l'époque du moghole Akbar (r. 1556–1605), sont mentionnés dans les paragraphes sur les médecins du *Ṭabaqāt-i Akbarī* de Niẓām al-Dīn Aḥmad (m. 1003/1594), une histoire générale de l'Inde, et dans l'*Āʾīn-i Akbarī* d'Abū al-Fażl ʿAllāmī, un ouvrage sur l'administration et les institutions de l'empire d'Akbar. Niẓām al-Dīn énumère vingt-six médecins illustres de l'époque. Bien que la plupart soient musulmans, la liste comprend Mahādeva, Durgā Mal, le chirurgien Candra Sena et deux autres chirurgiens hindous[41]. Abū al-Fażl donne une liste de vingt-neuf médecins dont les quatre derniers sont hindous. Parmi eux seulement Mahādeva est mentionné également par Niẓām al-Dīn, tandis que les autres cités dans l'*Āʾīn-i Akbarī* sont : Bhīma Nāth, Nārāyaṇ et Shivājī[42]. La mort de Nārāyaṇ et Bhīma Nāth, qui a lieu en 1589, est mentionnée dans l'*Akbar-nāma*[43]. Abū al-Fażl ʿAllāmī estime que ces deux

40 Baranī 1860, p. 363.

41 Niẓām al-Dīn Aḥmad 1996, vol. 2, p. 713–714.

42 Abū al-Fażl ʿAllāmī 1872, vol. 1, p. 234.

43 L'histoire du règne d'Akbar compilée par Abū al-Fażl ʿAllāmī. L'*Āʾīn-i Akbarī* constitue la troisième partie de l'*Akbar-nāma*, bien que l'*Āʾīn-i Akbarī* circule également comme texte indépendant.

médecins sont célèbres dans l'Inde entière et que les devins de la cour ont interprété leur décès comme un signe du fait qu'Akbar, qui quelques jours auparavant s'était blessé lors d'une battue de chasse, n'aurait plus eu besoin d'avoir recours à des médecins[44]. Les paragraphes sur les médecins inclus dans ces ouvrages se limitent principalement à des listes de noms et ne donnent pas de détails plus précis à leur égard. Néanmoins, ces références sembleraient indiquer que certains médecins ayurvédiques devaient également être des savants très reconnus dans le milieu musulman, pour être inclus par les historiens dans les listes des personnages de leur époque.

Les biographies (*taḏkira*) des personnages illustres et des savants constituent un genre de texte caractéristique de la culture musulmane, qui émerge à partir de l'époque médiévale, dans différentes langues et régions. En ce qui concerne les médecins, les premiers textes de ce type sont composés en arabe, au Moyen orient, par Jamāl al-Dīn ibn al-Qifṭī (*Tārīḫ al-ḥukamā'*) et par Ibn abī Uṣaybiʿa (*ʿUyūn al-anbā' fī ṭabaqāt al-aṭibbā'*), deux savants vivant au XIIIe siècle[45]. Il s'agit de biographies collectives, dans lesquelles chaque article est dédié à un médecin. Les deux auteurs traitent principalement des médecins de l'époque musulmane, mais incluent également les biographies de plusieurs savants grecs, tandis que l'ouvrage d'Ibn abī Uṣaybiʿa comprend aussi des notices sur les médecins indiens qui exercent sous le califat abbasside (§ 1.1.). En Asie du Sud, la compilation de *taḏkira* se développe davantage au cours de l'époque moghole, lorsque de nombreux recueils de biographies sont composés en persan. Ces ouvrages concernent principalement les vies des nobles, des poètes et des soufis, mais aussi d'autres catégories sociales. Quelques poètes hindous composent également des *taḏkira* des poètes persans[46]. Des notices sur les médecins musulmans sont incluses dans quelques *taḏkira* à caractère collectif, tel le *Ma'āṯir al-umarā'* de Nawāz Ḫān et de son fils ʿAbd al-Ḥayy, un ouvrage du XVIIIe siècle qui recueille les biographies des notables de l'époque moghole. Cependant, on ne connait pas de *taḏkira* entièrement consacrés aux médecins indo-musulmans ayant été composées à l'époque moghole.

Les biographies des médecins commencent à paraître en ourdou, au cours de la dernière phase de la période britannique. Les *tadhkira* des médecins traditionnels émergent comme genre littéraire dans une phase où la médecine *yūnānī* est parcourue par de fortes tendances à caractère réformiste et moderniste, dont plusieurs aspects se reflètent dans ces textes, à partir de

44 Abū al-Fażl ʿAllāmī 2000, vol. 3, p. 866.

45 Ibn al-Qifṭī 1903 ; Ibn abī Uṣaybiʿa, 1992.

46 Voir Pellò 2008.

l'utilisation de la langue ourdou comme moyen d'expression scientifique[47]. C'est à l'époque coloniale, lorsque l'autorité scientifique du savoir *yūnānī* est attaquée par la science occidentale, que les médecins musulmans produisent les premiers efforts significatifs visant à reconstruire l'histoire et l'identité de leur tradition, et à décrire le milieu des savants contemporains. Cette réflexion conduit également la plupart des auteurs musulmans de ces textes à s'interroger sur l'histoire, ancienne et contemporaine, des médecins ayurvédiques, ainsi que sur leurs rapports avec la culture musulmane.

Les premiers de ces textes sont composés à Lahore, une ville qui occupe une place importante dans la première phase de réforme institutionnelle de la culture *yūnānī*[48]. En 1913, est publié le *Rumūz al-aṭibbā'* (Les mystères des médecins) de Hakīm Muḥammad Fīrūz al-Dīn. Ce médecin *yūnānī* dirige une revue médicale en ourdou et prend part à l'*All India Vedic and Yunani Tibbi Conference*. Il connaît également la médecine indienne et écrit un ouvrage volumineux en ourdou sur sa pharmacopée, intitulée *Dawā-yi hindī* (Médicament indien)[49]. Le *Rumūz al-aṭibbā'*, en deux volumes, dresse les portraits des médecins contemporains de Fīrūz al-Dīn, originaires en particulier de la région du Pendjab. L'ouvrage comprend les biographies de cent cinquante-neuf médecins, dont vingt sont ayurvédiques[50]. Afin de recueillir les matériaux nécessaires à son ouvrage, l'auteur voyage dans plusieurs villes et il écrit à de nombreux médecins. Or, seul un nombre limité d'entre eux lui répondent. L'une des raisons de cette réticence provient probablement du fait que Fīrūz al-Dīn, en plus d'un résumé biographique, demande les *mujarrabāt* des médecins, c'est-à-dire leurs « remèdes expérimentés ». Selon certains médecins réformistes, les remèdes de la tradition doivent être communiqués et leur efficacité vérifiée par la méthodologie scientifique moderne. Mais les *mujarrabāt* font partie des secrets de l'art, du savoir-pouvoir que les médecins gardent et transmettent à l'intérieur de leur famille et parmi leurs élèves[51]. Néanmoins, la majorité des médecins hindous inclus dans l'ouvrage acceptent d'envoyer leurs *mujarrabāt*. En particulier, tous les articles sur les *vaidya* qui

47 Sur les réformes de la médecine *yūnānī* à l'époque coloniale, voir Attewell 2007 ; Speziale 2010a, p. 64–76, 95–110 ; Speziale 2012a, p. 170–185.

48 Voir à ce sujet Attewell 2007, p. 103–107.

49 Quraishi 1991, p. 121.

50 Fīrūz al-Dīn 1913.

51 À l'époque moghole, le médecin autodidacte Nicolò Manucci (XVIIe siècle) offre une illustration assez emblématique – et extrême – de cette attitude ; il relate le cas d'un médecin hindou qui préfère mourir en prison plutôt que montrer comment il traite les abcès, voir De Valence 2000, p. 150.

étudient le persan, ou la médecine, avec des savants musulmans, incluent des « remèdes expérimentés ». Quelques-uns envoient même des descriptions assez détaillées de leurs remèdes, comme Rāja Sītal Parśād Jainī et Tārā Cand Zubdat al-Ḥukamā' (§ 2.2.), dont les *mujarrabāt* occupent plusieurs pages[52]. À cette époque, l'appartenance à une famille de médecins et la formation privée chez un médecin renommé, constituent toujours les attributs principaux du statut d'un médecin. Pour cette raison, la généalogie et la liste des maîtres constituent souvent les toutes premières informations données par ces biographies.

Un autre médecin de Lahore, Ġulām Gīlānī Šams al-Aṭibbā' (m. 1926), publie le *Tārīḫ al-aṭibbā'* (Histoire des médecins)[53]. L'ouvrage de Ġulām Gīlānī est très différent de celui de Fīrūz al-Dīn. Fīrūz al-Dīn se fait le chroniqueur de son époque. Ġulām Gīlānī en revanche s'intéresse aux grandes figures de l'histoire, dans le but d'écrire un ouvrage remontant aux origines de la science médicale. Il est également médecin allopathique et il mentionne les savants grecs dans son ouvrage, ainsi que les médecins occidentaux modernes. Le dernier chapitre est consacré à la médecine ayurvédique. Ġulām Gīlānī évoque les origines mythologiques de l'Āyurveda, la révélation de Brahma et il consacre des paragraphes à Dhanvantari, à Nāgārjuna, et aux personnages et aux auteurs illustres de la tradition, à partir de Suśruta, Caraka et Vāgbhaṭa. Il appelle à plusieurs reprises les médecins indiens *hamāre bhā'ī*, « nos frères ». Les ouvrages sur l'histoire de l'Āyurveda utilisés par Ġulām Gīlānī sont surtout des ouvrages en anglais, dont *A Short History of Arian Medical Science* de Bhagvat Sinh Jee, publié à Londres, en 1896, et *Medicine of Ancient India* du sanskritiste allemand Rudolf Hörnle (1841–1918). En outre, il est capable d'obtenir des informations de certains médecins ayurvédique de Lahore. Ġulām Gīlānī souligne le fait qu'on ne trouve pas de livres en sanskrit sur l'histoire de l'Āyurveda et, pour cette raison, il espère que ses « frères hindous » accompliront pour lui un *du'ā* (une prière de bénédiction) pour le service qu'il a rendu par son ouvrage[54].

Des *taḏkira* de médecins sont rédigées à Hyderabad (Deccan), une autre ville qui à cette époque occupe une place importante dans le mouvement de réforme de la médecine traditionnelle. À Hyderabad, les efforts pour moderniser les institutions *yūnānī* sont soutenus par la politique de santé de l'État princier des Niẓāms. Ces ouvrages sont notamment publiés à l'époque du dernier Niẓām, 'Uṯmān 'Alī Ḫān (r. 1911–1948), lorsque le programme de réforme

52 Rāja Sītal Parśād Jainī décrit également plusieurs prescriptions de son père et de son grand-père, Fīrūz al-Dīn 1913, vol. 2, p. 337–343, 469–479.

53 Ḥakīm Ġulām Gīlānī 1912.

54 Ḥakīm Ġulām Gīlānī 1912, p. 839.

étatique de la médecine *yūnānī* connaît sa phase la plus importante. Vers 1937–1939 est rédigée la *Taḏkira-yi aṭibbā'-i ʿahd-i ʿuṯmānī*, de Hakīm Šifā'-i Ḥaydarābādī[55]. L'ouvrage est consacré aux médecins de la région de l'auteur. Il contient les biographies de cent cinquante-six médecins, dont dix-neuf sont des *vaidya*. Parmi ces médecins, on rencontre des figures qui occupent des postes importants à l'intérieur des nouvelles institutions médicales, tel Rādhā Kṛṣṇa, qui est le directeur de la Dawāḫāna Niẓām-i Ayurvedik, le dispensaire ayurvédique d'État, dédié au dernier Niẓām[56].

Les biographies de quelques médecins hindous sont également incluses dans le *Tīr ba-hadaf*, rédigé en 1941 par Ẓafar al-Dīn Muḥammad Nāṣir[57]. Comme Fīrūz al-Dīn de Lahore, il est l'éditeur d'une revue médicale en ourdou et, pour rédiger sa *taḏkira*, il contacte ses collègues au Deccan et leur demande de brèves autobiographies et leurs *mujarrabāt*. Il est presque certain que Ẓafar al-Dīn a connu la *taḏkira* de Muḥammad Fīrūz al-Dīn et qu'il a tenté d'employer la même méthode. Le résultat est similaire. Ẓafar al-Dīn publie uniquement les biographies comportant des *mujarrabat*; son ouvrage n'inclut que les biographies de cinq médecins ayurvédiques.

Toujours à Hyderabad, est publié en 1937 *Islāmī ṭibb šāhānah sar-parastiyūn men* de Qāżī Muʿīn al-Dīn Rahbar Fārūqī, la première histoire en ourdou de la médecine *yūnānī*. Fārūqī abandonne le genre canonique de la *taḏkira* pour composer une histoire globale de la médecine au sein du monde musulman, dont le modèle inspirateur est donné par les histoires occidentales de la médecine. L'ouvrage mentionne à plusieurs reprises les médecins ayurvédiques. Une section de la première partie est consacrée au patronage de la médecine et des savants ayurvédiques dans le monde abbasside[58]. Les chapitres qui traitent des études médicales dans les royaumes musulmans de l'Inde et d'Hyderabad incluent également plusieurs références aux médecins indiens et aux contacts entre les deux cultures médicales.

Rahbar Fārūqī est spécialiste de droit musulman et il est initié au soufisme. Comme d'autres soufis, il est prêt à rechercher des analogies entre les figures fondatrices des deux traditions. Dans le premier chapitre de son ouvrage, il analyse la question de l'origine de la science médicale. Fārūqī présente les traditions islamiques habituelles selon lesquelles la première transmission du savoir médical remonte aux anciens prophètes du monothéisme, Adam

55 Šifā'-i Ḥaydarābādī 1952. Ce médecin compose également une *taḏkira* sur les soufis du Deccan.

56 Šifā'-i Ḥaydarābādī, 1952, p. 91–92.

57 Muḥammad Nāṣir 1944. Voir aussi Attewell 2007, p. 136–137.

58 Fārūqī 1420/1999, p. 13–23.

et Seth, et il souligne le fait que les hindous ont une doctrine analogue qui concerne Dhanvantari[59], comme les zoroastriens eu égard à leur prophète Zarathushtra[60]. Dans le chapitre sur l'époque des sultans Tuġluq (1320–1414), Fārūqī précise la raison pour laquelle les musulmans commencent à appeler les médecins ayurvédiques « *miṣrī* », c'est-à-dire celui qui réside dans une ville (*miṣr*), et le fait que cette dénomination n'a rien à voir avec l'Égypte qui, en arabe, est aussi appelé *miṣr* :

> Quand les premiers conquérants musulmans arrivèrent [en Inde] ils appelèrent dans leur langue les médecins locaux *miṣrī*. Cela en raison du fait que les médecins locaux résidaient dans les cours et dans les capitales de leur roi, tandis que les musulmans, au début, habitaient plus éloignés et lorsque quelqu'un avait besoin d'appeler un médecin local il disait appeler le médecin d'une certaine ville (*miṣr*). De cette façon, les médecins [hindous] furent appelés *miṣrī* par les conquérants musulmans[61].

Les nouveaux textes en ourdou offrent des matériaux de première importance pour la recherche sur l'histoire intellectuelle et sociale des médecins ayurvédiques à l'époque britannique. Ces ouvrages reprennent le modèle canonique de la *tadkira*, un genre qui demeure populaire dans la culture musulmane d'Asie du Sud jusqu'à l'époque coloniale, en le combinant avec des méthodes plus contemporaines, notamment dans le cas des ouvrages de Muḥammad Fīrūz al-Dīn et de Ẓafar al-Dīn Muḥammad Nāṣir, qui sollicitent les contributeurs de leurs revues pour écrire des notices autobiographiques. Une autre innovation de ces textes ourdous est l'inclusion des *mujarrabāt* des médecins, qui ne constituent pas un élément hérité des modèles plus anciens, comme les ouvrages d'Ibn al-Qifṭī et d'Ibn abī Uṣaybiʿa. Cela reflète l'importance acquise par cette thématique dans la culture et la littérature médicales indo-musulmanes. Les *tadkira* de Muḥammad Fīrūz al-Dīn et de Hakīm Šifāʾ-i Ḥaydarābādī, en particulier, constituent des sources majeures pour l'étude des rapports entre les médecins musulmans et les *vaidya* hindous à l'époque coloniale. En même temps, ces ouvrages témoignent de la dernière phase de ces interactions, qui vont rapidement se déstructurer quelques décennies plus tard.

---

59 Divinité de la médecine et médecin des dieux.

60 Fārūqī 1420/1999, p. 3.

61 Fārūqī 1420/1999, p. 92.

2.3.2 *Les médecins au service des nobles*

Il faut revenir plus en détail sur les notices concernant la mobilité des savants de différentes cultures à la cour des souverains de l'Inde. Les sultans et les nobles musulmans emploient de nombreux médecins musulmans ; et ce type d'emploi, comme on l'a vu, attire plusieurs générations de savants musulmans étrangers. Les médecins employés à la cour peuvent aspirer à des salaires beaucoup plus importants que ceux de leurs collègues. Le médecin iranien Ruknā Kāšī (m. 1066/1656), qui se trouve en Inde à l'époque des empereurs moghols Jahāngīr et Šāh Jahān, reçoit un salaire de 24,000 roupies par an[62]. Nicolò Manucci rapporte que le salaire annuel du médecin en chef de la cour du prince moghol Šāh ʿĀlam (m. 1124/1712), le fils d'Awrangzeb et de la fille d'un maharaja hindou, atteint 100,000 roupies, alors que celui d'un médecin venant d'être recruté est seulement de 300 roupies par mois[63].

Les souverains et les nobles musulmans emploient également à leur service plusieurs types de savants hindous, comme les *munšī* (secrétaire), les astronomes, les astrologues et les médecins. En outre, les hindous sont progressivement intégrés dans l'administration des États musulmans où ils parviennent à occuper des postes politiques de premier plan, comme Todar Mal (m. 997/1589), le ministre des finances d'Akbar, et son descendant Candu Lal, qui devient le premier ministre (*dīwān*) de l'État des Niẓāms. Le patronage des *vaidya*, comme on l'a vu dans le premier chapitre, est une pratique qui remonte déjà à l'époque abbasside. En Asie du Sud, les premiers témoignages datent de l'époque pré-moghole. Le *Tajribāt al-mujarrabāt-i Ġiyāṯ-i šāhī* mentionne que Malik Lālā est l'un des médecins privés au service du sultan ʿAlāʾ al-Dīn Ḫaljī (r. 1296–1316) de Delhi[64]. Le sultan du Cachemire Zayn al-ʿĀbidīn (r. 1420–1470) adopte une politique tolérante envers les hindous et commande les premières traductions persanes du *Mahābhārata* et de la *Rājataranginī* de Kalhaṇa, une chronique du Cachemire. Le sultan a quelques connaissances en médecine et administre personnellement des remèdes. Zayn al-ʿĀbidīn patronne Śrī Bhatta, un illustre médecin ayurvédique local qui traite un gonflement du sultan que les autres médecins musulmans et hindous n'ont pas su guérir. Śrī Bhatta occupe la charge d'*afsar al-aṭibbāʾ* (chef des médecins) et il demande au sou-

---

62 Fārūqī 1420/1999, p. 107.

63 Manucci 1989, vol. 4, p. 205, 210. Voir le chapitre suivant (2.3.3) pour une comparaison avec le salaire d'un surintendant d'hôpital, à la même époque.

64 Saʿd Allāh Niẓāmī Zanjānī, *Tajribāt al-mujarrabāt-i Ġiyāṯ-i šāhī*, ms. Hyderabad, Salar Jung Library, pers. *ṭibb* 31, f. 2ª. Sur cet ouvrage voir le chapitre 3.1.

verain le retour des brahmines qui ont été expulsés du Cachemire pendant le règne du sultan Sikandar l'iconoclaste (r. 1389–1413)[65].

Peu après Zayn al-ʿĀbidīn, le sultan du Bengale ʿAlāʾ al-Dīn Ḥusayn Šāh (r. 1494–1519), le fondateur de la dynastie qui porte son nom, adopte également une attitude d'ouverture envers les hindous et emploie à son service personnel le *vaidya* Mukunda Das[66]. Le médecin indien Bīmā Jī, le bossu (*kūz-pušt*), occupe le poste de *raʾīs al-aṭibbāʾ* (chef des médecins) à la cour du sultan Ibrāhīm ʿĀdil Šāh II (r. 1580–1627) de Bijapur, un personnage qui nourrit un intérêt profond pour la culture et la musique indiennes[67]. Muḥammad Qāsim Firišta est un contemporain de Bīmā Jī et les deux savants entrent certainement en contact à la cour de Bijapur. Dans son *Dastūr al-aṭibbāʾ*, Firišta appelle Bīmā Jī avec le titre honorifique de Jālīnūs-i zamān, le « Galien de son âge », qui est habituellement réservé aux médecins musulmans les plus illustres[68].

La coutume d'employer des médecins hindous dans les cours musulmanes est ensuite attestée dans plusieurs sources concernant l'époque moghole. La coexistence à la cour moghole de différents groupes de savants a également pu générer quelques antagonismes entre les tenants des deux écoles. Un jour qu'Akbar est atteint de douleurs internes, Abū al-Fażl rend compte de l'opposition qui divise les partisans du traitement proposé par les médecins persans de la cour et ceux qui sont favorables à l'opinion des médecins indiens. Finalement, Akbar a recours au laxatif recommandé par les médecins persans, et il est guéri[69]. Nonobstant sa chute, ce récit confirme le fait que l'opinion des médecins indiens est assez influente à la cour, étant donné qu'elle parvient à rivaliser avec l'opinion de la puissante élite des médecins iraniens. En même temps, les cours des souverains ne sont pas seulement des lieux de compétition entre les différentes écoles, mais également des contextes où se réalisent des contacts et des échanges de connaissances et de pratiques, entre les médecins musulmans et hindous, comme l'indiquent les rapports entre Firišta et Bīmā Jī. L'*Akbar-nāma* relate un épisode instructif à cet égard : lorsqu'Akbar est blessé, à cause d'une chute de cheval, Ḥakīm ʿAlī Gīlānī traite les blessures de l'empereur avec une huile qui lui a été donnée par des médecins indiens ; Abū al-Fażl rapporte que le jour même il y a eu une amélioration[70].

---

65 Abū al-Fażl ʿAllāmī, *The Ā-īn-i Akbarī*, 1891 (tr. anglaise), vol. 2, p. 388 ; Verma 1980, p. 72.

66 Verma 1970, p. 362.

67 Fārūqī 1420/1999, p. 140.

68 Firišta, *Dastūr al-aṭibbāʾ*, ms. Copenhague, Det Kongelige Bibliotek, pers. XXII, f. 66a.

69 Abū al-Fażl ʿAllāmī 2000, vol. 3, p. 583–584.

70 Abū al-Fażl ʿAllāmī 2000, vol. 3, p. 866.

Jahāngīr (r. 1605–1627), qui par sa mère est le fils d'une princesse rajpute, écrit dans ses mémoires (*Tūzuk-i Jahāngīrī*) que son épouse Nūr Jahān (m. 1055/1645), au cours d'une maladie, est traitée par des médecins musulmans et hindous[71]. Dans un autre passage, il relate que les médecins hindous et musulmans sont convaincus de la mort imminente de Šarīf Ḫān, un dignitaire de l'époque, qui finalement se rétablit[72]. À cette époque, on trouve également un médecin hindou, Rag Nāth auquel l'empereur donne un *manṣab*[73] de 800 soldats[74]. Šāh Jahān (r. 1628–1658), comme son père, est le fils d'une princesse rajpute. Candar Bhān Brahman, un *munšī* hindou de sa cour, évoque le fait que l'empereur consulte régulièrement les médecins *yūnānī* et indiens, ainsi que les astronomes, les brahmines et les pandits[75]. Rahbar Fārūqī mentionne deux chirurgiens non musulmans employés au service de Šāh Jahān : Jag Jīvan Jarrāḥ, qui est considéré comme le meilleur chirurgien de l'époque, et Hāmūn Jarrāḥ que le souverain récompense d'une somme de pièces d'argent équivalente à son poids[76]. À l'époque d'Awrangzeb (r. 1658–1707), des villages et des terres sont attribués à des médecins hindous comme *madad-i maʿāš*. Le *madad-i maʿāš* est une forme de rétribution qui implique le droit de bénéficier des revenus de propriétés ; il peut inclure l'exemption de certains impôts et les successeurs du bénéficiaire peuvent en hériter[77].

Cette coutume continue à se développer au niveau régional, dans les villes des État princiers musulmans. À cette période, on trouve également la notice d'un savant indien employé dans une cour musulmane en dehors de l'Asie du Sud. Il s'agit de l'alchimiste Janī Hindī qui, en Iran, est attaché à la cour de Karīm Ḫān (r. 1750–1779), le fondateur de la dynastie Zand, qui établit sa capitale à Chiraz[78]. Au Bengale, le nawāb Mīr Jaʿfar (r. 1757–1760 et 1763–1765), l'allié des britanniques a, à son service, le médecin ayurvédique Rāmasena Kavīndramaṇi qui est l'auteur de quelques textes en sanskrit[79]. Le *vaidya* Śrī Rām, ancêtre de Rāja Sītal Parśād Jainī (XIXe siècle), est le conseiller particulier (*mušīr-i ḫāṣṣ*) du nawāb de Farrukhnagar et le médecin des appartements du

71 Jahāngīr 1978, vol. 2, p. 53.

72 Jahāngīr 1978, vol. 1, p. 130.

73 Poste d'officier de l'armée moghole.

74 Čāndpūrī 1960, p. 98.

75 Kinra 2008, p. 261–262 ; Kinra 2015, p. 118.

76 Fārūqī 1420/1999, p. 110–111.

77 Datta 1962, p. 30, 68 ; sur le *madad-i maʿāš*, voir p. v–vi.

78 Algar 1993.

79 Gangadharan 1982, p. 156.

souverain[80]. Les médecins ayurvédiques sont patronnés dans la plus grande principauté musulmane de l'Inde, celle des Niẓāms de Hyderabad, notamment au début du XIXe siècle, et pendant la première moitié du XXe siècle. Parmi eux, Ḥakīm Rajū Laʿl (m. 1337 f.[81]/1927–1928) devient le médecin particulier (*ṭabīb-i ḫāṣṣ*) du sixième Niẓām, Mīr Maḥbūb ʿAlī Ḫān Bahādur (r. 1869–1911). Ḫuršīd Jāh, un membre des Pāygāh, une influente famille aristocratique de la ville, attribue également un *manṣab* à Ḥakīm Rajū Laʿl[82].

À l'époque des États princiers, cette pratique se développe également dans la direction inverse. Un cas emblématique est celui des Ḫwājagān, ou Šarīfī[83], qui s'affirment progressivement comme l'une des familles de médecins *yūnānī* les plus influentes de l'époque britannique. Plusieurs membres de ce grand clan sont employés par les maharajas hindous de Gwalior, Jaipur et Patiala. Parmi eux, Wāriṯ ʿAlī Ḫān (m. 1243/1827) devient le médecin particulier et le conseiller de Dawlat Rāo Scindia (r. 1794–1827) de Gwalior et reçoit un *jāgīr*[84] du maharaja[85]. Un autre membre de cette famille, Wāṣil Ḫān (m. 1835), est employé comme médecin particulier du maharaja Pratap Singh (r. 1778–1803) de Jaipur et pour une période est nommé également à la tête du département des informations (*dāroġa-yi ḫabar*). Le maharaja le récompense avec un *jāgīr* comprenant dix villages[86]. Candu Lal (m. 1261/1845), le *dīwān* de Hyderabad à l'époque de Sikandar Jāh (r. 1803–1829), à son service un groupe de médecins musulmans. Parmi eux, Ḥakīm Šifāʾ Ḫān (m. 1841), qui est considéré comme l'un des médecins musulmans les plus experts de la ville, et est l'auteur de plusieurs traités médicaux, dont un ouvrage sur la pharmacopée dédié à son parton, intitulé *Muʿālajāt-i Čandu Laʿl*[87]. Vers la même période, Ḥakīm ʿAzīz al-Dīn, dont la famille est originaire de Boukhara, en Ouzbékistan, entre au service du souverain sikh Ranjit Singh (r. 1801–1839), en tant que médecin particulier, conseiller et ambassadeur du souverain[88].

80 Fīrūz al-Dīn 1913, vol. 2, p. 468.

81 L'État des Niẓāms adopte le calendrier *faṣlī* (abrégé en f.) et non le calendrier lunaire musulman. Le calendrier *faṣlī* est solaire, comme celui hindou, mais le début de l'année *faṣlī* est fixé en octobre et non en mars – avril.

82 Šifāʾ-i Ḥaydarābādī, 1952, p. 94–95.

83 La famille prend à cette époque ce patronyme de Muḥammad Šarīf Ḫān, l'auteur du *Taʾlīf-i Šarīfī*.

84 Assignation des revenus des terres et des villages.

85 Siddiqi 1982, p. 23.

86 Siddiqi 1982, p. 29.

87 Fārūqī 1420/1999, p. 165–166, 169–170.

88 Čāndpūrī 1979.

En conclusion, les cours des souverains et des nobles reflètent la pluralité des savoirs et des pratiques médicales présents dans la société et dans la culture scientifique indiennes. Certains *vaidya* hindous arrivent même à occuper les plus hauts postes de la hiérarchie médicale des sultanats musulmans, notamment au Cachemire et à Bijapur, où ils sont nommés *raʾis al-aṭibbāʾ* (ou *afsar al-aṭibbāʾ*), une charge qui se trouve le plus souvent attribuée aux médecins musulmans. À l'époque moghole et à la période des États princiers, ils peuvent même aspirer à se voir attribuer un *manṣab*[89] par leurs patrons musulmans, c'est-à-dire l'un des attributs principaux du pouvoir aristocratique en Asie du Sud.

Après une première période pendant laquelle cette mobilité interculturelle est attestée principalement dans les cours musulmanes, le phénomène devient bidirectionnel, avec l'affirmation des États princiers hindous. Les médecins musulmans doivent s'adapter aux conditions politiques changeantes et aux nouvelles opportunités de recrutement, ce qui amène plusieurs d'entre eux à entrer au service des nouveaux pouvoirs régionaux hindous. Pendant plusieurs générations, les membres d'une famille comme les Šarīfī n'hésitent pas à prendre cette voie, une stratégie qui permet à certains d'entre eux d'acquérir le statut de *jāgīr-dār*, qui les fait entrer dans les rangs de l'aristocratie féodale indienne.

2.3.3 *Les* vaidya *dans les hôpitaux*

Le développement des hôpitaux figure parmi les contributions apportées par la culture musulmane à la société et au monde scientifique indien, où les hôpitaux ne sont apparemment pas des institutions très courantes lors de l'arrivée des musulmans[90]. Il faut donc voir comment les médecins hindous s'intègrent dans les nouveaux établissements patronnés par les musulmans. Les musulmans établissent des hôpitaux et des dispensaires, appelés *dār al- šifāʾ* ou *šifāʾ-ḫāna*, dans des nombreuses villes indiennes. Les premières institutions de ce type mentionnées dans les sources remontent à l'époque pré-moghole. Entre le XIVe siècle et le siècle suivant, les sultans indiens fondent des hôpitaux à Delhi, Srinagar, Bidar et à Mandu. À l'époque moghole, on dispose de références à propos d'hôpitaux ayant été établis à Agra, Fatehpur Sikri, Ahmadabad, Surat, Delhi, Awrangabad, Hyderabad, et dans des centres mineurs tels Etawah et Chiniot. Plusieurs *dār al- šifāʾ* font partie de complexes incluant d'autres établissements comme une mosquée, un mausolée, une madrasa ou un hammam.

---

89 Voir *supra* note 72.

90 Voir à ce sujet Basham 1998, p. 34–36.

Par exemple, le *dār al- šifāʾ* de Ahmadabad, sur lequel nous allons bientôt revenir, est attaché à la madrasa et au tombeau de Šāh Wajīh al-Dīn ʿAlawī[91].

La fondation d'hôpitaux est principalement liée aux efforts des souverains et des nobles, même si ces institutions sont surtout fréquentées par les classes non aisées[92]. Certains hôpitaux sont fondés ou entretenus grâce à des *waqf* (fondation de mainmorte) et des *jāgīr* (revenus de terres et de villages). Cependant, à l'époque moghole, l'empereur Jahāngīr (r. 1605–1627) établit que l'ensemble des dépenses pour les hôpitaux des villes mogholes doit être prélevé sur le *ḫāliṣa*, c'est-à-dire les terres se trouvant sous l'administration directe du gouvernement impérial[93]. À l'époque d'Awrangzeb, le salaire du *dāroġa* (surintendant) de l'hôpital d'Awrangabad est de 136 roupies net par mois (180 roupies brut)[94]. Cela est donc assez inférieur aux salaires des médecins employés à la cour. Un poste à l'hôpital doit cependant être considéré comme suffisamment intéressant pour amener un important religieux de Surat à écrire des lettres à l'empereur Awrangzeb afin de recommander qu'un certain médecin soit embauché au sein de l'hôpital de cette ville[95].

Les descriptions des médecins employés dans ces institutions à l'époque prémoderne sont rares et le plus souvent assez brèves. Néanmoins, ces quelques témoignages indiquent clairement que certains *dār al- šifāʾ* emploient également des médecins ayurvédiques et qu'ils ont des services séparés pour les patients hindous. L'emploi de médecins indiens dans les *dār al- šifāʾ* est attesté à partir de la période médiévale des sultanats et ce phénomène perdure jusqu'à l'époque moghole tardive. Comme Basham l'a observé, il est très plausible que, dans les hôpitaux établis par les musulmans en Asie du Sud, les *vaidya* aient été au service des hindous qui autrement auraient été pollués par le contact avec les impurs[96].

Le plus ancien témoignage connu à cet égard concerne le *dār al- šifāʾ* établi à Bidar (Deccan), la capitale du sultanat bahmanide, par le sultan ʿAlāʾ al-Dīn II (r. 1435–1457). Muḥammad Qāsim Firišta mentionne l'hôpital de Bidar dans son ouvrage historique, le *Gulšan-i Ibrāhīmī*. Il écrit que le sultan a constitué en *waqf* les revenus des quelques villages pour les dépenses en médicaments (*adwiya*) et en nourriture de l'hôpital. En sus, il précise qu'au *dār al- šifāʾ* on

91 Sur la madrasa ʿAlawī, voir Ḥasanī 1977, p. 180–181 ; Kaur 1990, p. 28.

92 Voir Speziale 2012c, p. 6 ; Preckel 2012.

93 Jahāngīr, 1978, p. 9.

94 Khan 1958, p. 122–123.

95 Awrangzeb 1908, p. 124.

96 Basham 1998, p. 40.

employait à la fois des médecins musulmans et des médecins hindous[97]. Firišta vit au Deccan plus d'un siècle après la fondation de l'hôpital et ne précise pas exactement s'il est toujours en fonction à son époque. Selon une autre source, citée par Rahbar Fārūqī, tous les types de régimes y sont dispensés gratuitement, ce qui indique probablement qu'une alimentation différente est préparée, selon que les patients sont hindous ou musulmans[98].

À l'époque d'Awrangzeb (r. 1658–1707), des médecins hindous sont employés dans le *dār al- šifāʾ* établi à Etawah (aujourd'hui située en Uttar Pradesh) par le nawāb Ḫayr Andīš Ḫān, lorsqu'il est gouverneur de cette ville. L'hôpital est fondé dans le but de soigner les pauvres. Le *dār al- šifāʾ* d'Etawah emploie huit médecins, dont cinq sont musulmans et trois hindous, Kanwal Nain, Sukhānand et Nainsukh. À propos des trois consultants hindous (*munšīrān-i hindī*), Ḫayr Andīš Ḫān relate qu'ils étaient ses vieux amis (*rafīq-i qadīm*)[99]. Un autre cas de ce type se retrouve un peu plus tard au Gujarat, où deux médecins ayurvédiques, dont les honoraires sont payés par le gouvernement, travaillent au dispensaire du sanctuaire de Wajīh al-Dīn ʿAlawī (m. 998/1590), à Ahmadabad[100]. ʿAlī Muḥammad Ḫān, un historien du Gujarat et dignitaire moghol, nous rapportant ceci vers le milieu du XVIIIe siècle, explique que ces médecins ayurvédiques soignent les hindous, dont ils connaissaient bien le traitement (*muʿālaja-yi ānhā ba-nikū dānand*). Le salaire de ces médecins est plutôt modeste. L'un des deux *vaidya* reçoit un honoraire de huit *āṅa* par jour, c'est-à-dire une demi roupie[101], plus huit *āṅa* pour les médicaments, tandis que l'autre *ṭabīb-i hindī* a un salaire de dix *āṅa* par jour, la même somme que le médecin *yūnānī* qui occupe la charge de *dāroġa*[102]. Au XVIIIe siècle, Aithappā, un médecin hindou et auteur du *Kitāb-i baḥrī wa barrī*, affirme au début de son ouvrage être rattaché au *dār al- šifāʾ* de Bijapur[103].

En conclusion, les quelques descriptions plus précises concernant l'activité professionnelle dans les *dār al- šifāʾ* indiens mentionnent assez souvent la présence des médecins ayurvédiques, ce qui laisse supposer qu'il s'agit d'un

97 Firišta 1290/1874, p. 333.

98 Fārūqī 1420/1999, p. 136. La source citée par Fārūqī est le *Tārīḫ-i Rašīd al-Dīn Ḫānī*, un ouvrage historique en ourdou composé au XIXe siècle par Ġulām Imām Ḫān.

99 Fārūqī 1420/1999, p. 114–115.

100 Šāh Wajīh al-Dīn est un important savant islamique du Gujarat et un soufi lié à l'ordre Šaṭṭāriyya, voir Desai 2003, p. 89–91; Kugle 2014.

101 Un *āṅa* est un seizième de roupie.

102 Ḫān 1930, p. 187.

103 Aithappā, *Kitāb-i baḥrī wa barrī*, ms. Edinburgh, Edinburgh University Library, 257, f. 2[a].

phénomène répandu aussi dans d'autres hôpitaux et dispensaires pour lesquels on ne possède aucune information sur les médecins qui y travaillent, c'est-à-dire la grande majorité de ces institutions. Il est vraisemblable que l'emploi de médecins hindous dans les établissements fondés par les musulmans ait pour objectif principal de rendre accessibles ces services à la communauté hindoue, en respectant les règles de pureté rituelle de l'hindouisme. Le témoignage de ʿAlī Muḥammad Ḫān précise clairement qu'ils sont au service de la « secte hindoue » (*firqa-yi hunūd*). L'intégration des *vaidya* constitue donc une stratégie instrumentale afin d'intégrer et d'adapter ces institutions à la société indienne, qui est en majorité non musulmane.

D'ailleurs, les hôpitaux ne sont pas les seules institutions musulmanes touchées par ce type de phénomène en Asie du Sud. Des efforts de ce type sont réalisés également dans les caravansérails, un autre établissement typique de la culture musulmane, qui peut faire partie des complexes comprenant des *dār al-šifāʾ*. À l'époque de Šīr Šāh Sūrī, le roi d'origine pashtoun qui régna de 1540 à 1545, des services séparés pour les hindous sont introduits dans les caravansérails établis sur les routes indiennes et entretenus aux frais de l'État[104]. Les hôpitaux, ainsi que les caravansérails, constituent donc des cas importants d'institutions musulmanes qui essayèrent de s'ouvrir à la majorité hindoue à travers la création de services séparés, en accord avec les différentes interdictions à caractère religieux. La madrasa est une autre institution concernée par ce type de phénomène.

2.3.4 *Les étudiants hindous dans les madrasa*

Plusieurs sources musulmanes évoquent le fait que les hindous commencent à apprendre le persan à l'époque pré-moghole, notamment durant le règne de Sikandar Lodī (r. 1489–1517)[105]. Cependant, c'est à l'époque moghole que ce phénomène devient plus important; et cela à partir du règne d'Akbar (r. 1556–1605), où le persan est déclaré langue officielle de l'empire. Aux cours de siècles suivants, de nombreuses générations d'étudiants hindous se forment dans les madrasa musulmanes. Un grand nombre d'hindous entreprennent ces études dans le but de se qualifier pour les postes administratifs et d'être embauchés comme secrétaires (*munšī*) et comptables des nobles, emplois pour lesquels la

104 Sarwānī 1865, p. 147–148.

105 Sur les références à ce sujet dans le texte de Ibn Baṭṭūṭa (m. 770/1368–1369), et dans les deux ouvrages historiques de Badāʾūnī et de Firišta, voir ʿAbd Allāh 1992, p. 35–36, 44; Ghani 1929, p. 73–74, 129–130.

connaissance avancée du persan était indispensable[106]. Parmi les groupes les plus concernés par ce phénomène on trouve en particulier les brahmines, les Kāyastha (scribes[107]) et les Khatrī[108].

Pendant leurs études à la madrasa les hindous entrent en contact avec plusieurs matières de la tradition scientifique persane et musulmane. L'enseignement des disciplines rationnelles (*maʿqūlāt*) et scientifiques se développe notamment à l'époque moghole, grâce aux réformes réalisées sous Akbar. Abū al-Fażl ʿAllāmī donne une liste détaillée des matières étudiées à cette époque : l'arithmétique, la comptabilité (*siyāq*), l'agriculture, l'arpentage (*masāḥat*), la géométrie, l'astronomie, l'économie domestique (*tadbīr-i manzil*), l'art du gouvernement (*siyāsat-i mudun*), la médecine, la logique, suivies par les sciences naturelles (*ṭabīʿī*), mathématiques (*riyāżī*), religieuses (*ilāhī*), ainsi que l'histoire[109]. La révision du cursus (*niṣāb*, *niṣāb-i dars*) réalisée dans la seconde moitié du XVIe siècle accroît considérablement l'influence des disciplines scientifiques et des savoirs techniques et elle marginalise la place des études religieuses islamiques. La réforme du programme a pour but de former des fonctionnaires maîtrisant les disciplines techniques ; en même temps elle reflète l'orientation de la politique religieuse d'Akbar, qui entend limiter l'influence des oulémas musulmans dans son empire. Cette révision est destinée à avoir un impact sur l'étude des disciplines scientifiques dispensée dans les madrasa indiennes, dont l'enseignement est conservé dans le *dars-i niẓāmī*, le programme qui s'impose en Inde au XVIIIe siècle[110].

La réduction de la place accordée aux disciplines religieuses islamiques, constitue évidemment un facteur qui joue, en même temps, un rôle important dans l'ouverture des institutions pédagogiques musulmanes aux étudiants hindous. La formation des hindous à la madrasa continue à être un phénomène très courant à l'époque des États princiers et durant la période britannique. Le persan demeure la langue officielle de l'administration des plusieurs

---

106 Voir ʿAbd Allāh 1992, p. 267–271 ; Alam 1998, p. 326–328 ; sur le rôle du *munšī* hindu dans la culture moghole voir Kinra 2008.

107 Pingree observe que les Kāyastha ont aussi pris parti à la formation de la littérature ayurvédique, Pingree 2001a, p. 693.

108 Une minorité de cette caste de guerriers, fonctionnaires et marchants, s'est convertie à l'islam.

109 Abū al-Fażl ʿAllāmī 1872, p. 201–202.

110 Le *dars-i niẓāmī* réintègre les disciplines religieuses dans le cursus mais conserve l'enseignement des matières scientifiques. Voir Sufi 1941, p. 120, 124. Le *dars-i niẓāmī* est le cursus développé à la madrasa Farangī Maḥall de Lucknow, où étudient également des hindous, Kaur 1990, p. 53 ; Robinson 2002, p. 90.

principautés musulmanes et hindoues, héritières des institutions de l'empire moghol[111]. Au début, les britanniques se retrouvent également confrontés au rôle hégémonique du persan en tant que langue et instrument du pouvoir politique. Ils gardent le persan dans l'administration de la Compagnie des Indes orientales, jusqu'à 1837, et ils emploient de nombreux *munšī* persanophones à leur service. En 1781, le gouvernement britannique établit une madrasa à Calcutta pour la formation du personnel indien, la Madrasa-yi ʿĀliyya, où, au début, le cursus se base sur le modèle du *dars-i niẓāmī*[112]. En outre, les rapports et les documents sur l'éducation indigène rédigés par les britanniques, au XIXᵉ siècle, comprennent les premières descriptions statistiques à grande échelle concernant l'éducation des hindous dans les madrasa.

En 1838, le troisième rapport de William Adam sur les écoles du Bengale et du Bihar est publié[113]. Adam souligne que, jusqu'à son époque, la raison principale pour laquelle de nombreux hindous étudient le persan est la pratique administrative. Parmi les villes analysées par ce rapport est Murshidabad, qui, jusqu'à la moitié du XVIIIᵉ siècle, a été la capitale des nawāb du Bengale. Durant ces années, dans le district de Murshidabad il y a en tout dix-neuf écoles de persan et d'arabe. Les étudiants hindous dans le cursus persan sont au nombre de soixante-et-un, plus que les musulmans qui sont quarante-et-un. Ces hindous sont surtout des brahmines et des Kāyastha. En revanche, l'école arabe compte seulement sept étudiants, dont un seul brahmine. Certaines madrasa persanes emploient des enseignants hindous, comme dans le cas du district de Birbhum. Les soixante-et-onze madrasa de cette province emploient soixante-dix enseignants dont cinq sont hindous, en majorité des brahmines. Comme à Murshidabad, les étudiants hindous dans le cursus persan sont plus nombreux que les musulmans, et la plupart des hindous sont des brahmines et des Kāyastha[114].

Certains établissements sont entretenus par les hindous, comme ceux de la ville de Burdwan, au Bengale occidentale, où deux écoles persanes sont patronnées par le raja local. L'impact de ces institutions est bien illustré par les statistiques: les hindous constituent plus du quatre-vingt-dix pour cent des étudiants des deux écoles financées par le raja. À Burdwan aussi, l'on

---

111 Par exemple, le persan demeure jusqu'à 1884 la langue officielle de l'État de Hyderabad. Jusqu'à 1889, il est la langue de l'administration des maharajas du Cachemire (1846–1947).

112 La médecine y est enseignée par un professeur anglais à partir de 1827 et jusqu'à l'ouverture du moderne Calcutta Medical College, en 1836, Kaur 1990, p. 47.

113 Adam remet son premier rapport aux autorités britanniques trois ans plus tôt, en 1835.

114 Adam 1838, p. 64–66.

trouve deux étudiants hindous dans les écoles arabes[115]. Dans certaines écoles, le cursus comprend des textes persans composés par des auteurs hindous, comme dans le cas des madrasa du Bihar du sud. Parmi les textes étudiés on trouve deux ouvrages sur l'*inšāʾ* (épistolographie) et un texte de grammaire composés par des hindous. Le prestige obtenu à cette époque par la maîtrise du persan est bien illustré par une anecdote évoquée par William Adam. Il relate que le raja Mitrajit Singh (1762–1840) de Tikari (Bihar) lui avait donné un ouvrage en persan sur l'agriculture dont il affirmait être l'auteur. Après l'avoir lu, Adam rapporte que l'ouvrage est en fait la copie d'un autre livre qui avait été traduit en persan par un certain Lewis Dacosta[116].

Une autre description de ce phénomène est offerte par le rapport de Reginald Thornton, *Memoir on the Statistics on the Indigenous Education within the North Western Provinces of the Bengal Presidency*, qui est paru en 1850. Le document illustre l'état des études persanes dans la ville de Delhi, le plus important centre de la culture musulmane d'Asie du Sud. Dans la région de Delhi existent à cette époque environ deux cent cinquante madrasa persanes. Environ un tiers des leurs étudiants sont des hindous et une dizaine de professeurs sont également hindous. Il faut noter que cent soixante écoles persanes forment uniquement des musulmans, soixante-cinq uniquement des hindous, et seulement quarante-trois forment des étudiants des deux groupes[117]. Thornton n'explique pas les causes de cette ségrégation des espaces pédagogiques. Cependant, il est très probable que l'adoption de ces mesures ait été dictée par les mêmes facteurs qui poussent d'autres institutions musulmanes à s'adapter aux exigences religieuses de la population hindoue, comme on l'a vu dans le cas des hôpitaux. Le respect des normes religieuses doit même probablement être plus important dans les madrasa, que dans les hôpitaux, considérant le nombre important de brahmines qui fréquentent les écoles.

Deux ans plus tard est imprimé le rapport de Henry Stewart Reid, qui comprend les données sur les madrasa persanes de plusieurs villes de la région actuelle de l'Uttar Pradesh : Agra, Aligarh, Bareilly, Etawah, Farrukhabad, Mainpuri, Mathura et Shahjahanpur. Comme William Adam, Reid est convaincu que la qualité des madrasa persanes et des professeurs des madrasa est plus élevée que celle des écoles de hindi[118]. Reid cite à cet égard le rapport de John Muir[119]

115 Adam 1838, p. 66–69.

116 Adam 1838, p. 71–73.

117 Thornton 1850, p. 25.

118 Il écrit à ce sujet que : « *On the whole the Persian teacher is more intelligent, better paid and more competent than the Hindi school master* », Reid 1852, p. 17.

119 J. Muir, *Report on the Indigenous Schools in Zilâ Azimghar in 1846*.

sur les écoles de Azamghar, qui offre une image de la façon dont l'éducation persane des hindous est perçue par les administrateurs britanniques: «*The importance of the Persian education in opening the mind of the Hindus and imparting to them more sound, and rational ideas than their own indigenous literature conveys, cannot be doubted*». Muir souligne également que les Kāyastha persanophones ont une connaissance de l'arithmétique et du *siyāq* (comptabilité) qui est supérieure à celle des musulmans cultivés[120]. Dans certaines villes, comme Agra, le nombre d'étudiants musulmans est plus important que celui des hindous. Cependant, dans l'ensemble de la région analysée par le rapport, les hindous qui étudient le persan sont 5,526 contre 4,528 musulmans. La plupart des hindous sont de Kāyastha (3,639), suivi par les brahmines (500), les Banya (481, une caste de commerçant aisés) et les Rajputs (362). À Bareilly, seules les Kāyastha sont plus nombreux que tous les étudiants musulmans[121]. En même temps, le rapport remarque que les Kāyastha dans les écoles de hindi et de sanskrit sont seulement 639, soit environ un sixième des ceux qui étudient dans les madrasa persanes[122].

Les rapports britanniques attestent qu'un phénomène analogue s'est développé dans la direction opposée, bien que dans une dimension plus modeste. Dans la première moitié du XIXe siècle, plusieurs musulmans étudient dans les écoles de hindi, mais rarement de sanskrit. Les étudiants musulmans des écoles de hindi des villes examinées par Reid sont deux cent soixante-cinq, soit environ dix pour cent des étudiants d'origine brahmine, mais seulement deux pour cent de la population totale des étudiants hindous[123]. Plusieurs savants musulmans arrivent également à être recrutés comme enseignants dans les écoles de hindi[124].

Les données sur les étudiants hindous des madrasa n'indiquent que très rarement combien d'entre eux sont issus de familles de *vaidya*. Les rapports regroupent principalement les données par castes, tandis que les *vaidya*, qui sont souvent des brahmines, ne constituent pas une caste. C'est uniquement dans les régions du Bengale et de l'Assam qu'ils sont reconnus comme une caste distincte[125]. William Adam mentionne justement les données sur les

120 Reid 1852, p. 54–55.

121 Reid 1852, p. 48.

122 Reid 1852, p. 78–79.

123 Reid 1852, p. 74, 79, 191.

124 Par exemple, dans les écoles de hindi de Meerut, on compte vingt enseignants musulmans, ce qui représente presque dix pour cent du nombre d'enseignants de caste brahmine, Thornton 1850, p. 34, voir aussi p. 27, 30, 31, 72–73.

125 Voir à ce sujet, Pingree 2001a, p. 692–693.

Vaidya dans deux districts du Bengale occidentale, Birbhum et Burdwan. Les madrasa persanes de Birbhum comptent dix Vaidya, qui représentent en nombre la quatrième caste après les brahmines, les Kāyastha et les Kaivarta. Ils constituent quatre pour cent environ de la totalité des étudiants hindous. Dans le district de Burdwan, les Vaidya sont au nombre de quatre et ils représentent environ un pour cent des hindous inscrits dans le cursus persan[126]. Ces pourcentages doivent être extrapolés avec prudence ; néanmoins, ils donnent une idée approximative du nombre de *vaidya* concernés par ces études, par rapport à l'ensemble des hindous, qui, probablement, est proche de la réalité. Compte tenu de l'approximation d'un tel calcul, si l'on utilise ces pourcentages à plus grande échelle, cela indiquerait que, à l'époque de la rédaction de ces rapports, il y a en Asie du Sud plusieurs centaines de *vaidya* qui étudient dans les madrasa.

Pour certaines madrasa, les rapports britanniques mentionnent les textes qui y sont étudiés, parmi lesquels on trouve des ouvrages de médecine. Deux madrasa du district de Burdwan font également partie de *waqf* (bien de mainmorte) qui incluent des hôpitaux. Deux textes médicaux sont enseignés dans les madrasa persanes du Bihar du sud, où étudient huit cent cinquante-six hindous. Il s'agit de deux ouvrages d'Akbar Arzānī, le *Mīzān al-ṭibb* et le *Ṭibb-i Akbar*[127]. Ces deux textes sont assez similaires, ils n'approfondissent pas les aspects théoriques de la discipline mais se concentrent davantage sur les aspects pratiques de la pathologie et de la thérapeutique. Les deux sont ordonnés selon l'ordre *az sar tā qadam* (de la tête aux pieds). Le *Ṭibb-i Akbar*, composé en 1112/1700–1701, est une adaptation persane du commentaire arabe de Nafīs ibn ʿIważ al-Kirmānī, médecin du timouride Uluġ Beg (m. 853/1449), sur le *Kitāb al-asbāb wa al-ʿalāmāt* de Najīb al-Dīn al-Samarqandī (XIIIe siècle). Reid mentionne seulement un texte de médecine dans son rapport, et quatre textes d'arithmétique[128]. On peut noter que le *Ḫulāṣa al-makātib*, un texte composé probablement par un auteur hindou qui expose le programme des écoles à l'époque d'Awrangzeb, inclut dans le cursus la traduction persane du *Līlāvatī* de Bhāskara, un traité sur l'arithmétique et la géométrie[129]. Cependant, tous les textes scientifiques mentionnés par les rapports d'Adam et de Reid sont

126 Adam 1838, p. 66, 69.

127 Quatre-vingts pour cent des étudiants hindous du Bihar du sud sont des Kāyastha, Adam 1838, p. 68, 73.

128 Reid 1852, p. 57, 183.

129 Sufi 1941, p. 77. Il s'agit de la traduction qui est réalisée en 995/1587 par Fayżī (m. 1004/1595) à la requête de l'empereur moghol Akbar.

des ouvrages de la tradition scientifique musulmane, et l'on ne trouve pas de traduction persane des sources scientifiques indiennes.

Avant la fin du XIXe siècle, on ne connaît pas de madrasa consacrées exclusivement à l'enseignement de la médecine. C'est seulement à l'époque britannique, que des madrasa et des collèges de médecine *yūnānī* sont fondés, dans le but de réformer la méthode traditionnelle d'enseignement, basée sur la formation privée. En 1889, ʿAbd al-Majīd Ḫān (m. 1901), le frère aîné d'Ajmal Ḫān (m. 1346/1927), fonde à Delhi la Madrasa-yi ṭibbiyya. Peu après, la Madrasa-yi ṭibbiyya de Hyderabad est établie dans le cadre du nouveau département de médecine *yūnānī* (*sar-rišta-yi ṭibābat-i yūnānī*), fondé par l'État des Niẓāms, entre 1889 et 1891. Dans les décades suivantes, de nombreux établissements de ce type voient le jour dans différentes villes et régions indiennes. Ces nouvelles institutions sont fréquentées surtout par les musulmans ; cependant, elles attirent également des étudiants hindous, et quelques médecins hindous y sont également employés comme enseignants. Ḥakīm Amīr Singh, le petit-fils Ḥakīm Sukhānanda (m. 1285/1868), est issu d'une famille de savants hindous de Delhi versés dans les sciences musulmanes. Amīr Singh est le premier hindou à obtenir le *sanad* (diplôme) de la Madrasa-yi ṭibbiyya de Delhi, où il étudie sous la direction de ʿAbd al-Majīd Ḫān[130].

Taralōka Nāth Jalālābādī (n. 1314/1897) est un autre *ḥakīm* hindou qui est aussi poète : il écrit sous le nom de plume de « Aʿẓam ». Originaire de Jalalabad, au Panjab, il passe le *sanad* de « médecin expert » (*ḥakīm-i ḥāḏiq*) et obtient ensuite le diplôme avancé de *umda al-ḥukamāʾ* (chef des médecins). Ḥakīm Taralōka Nāth devient le principal du Bhupendra Ṭibbiyya Kālij de Patiala (Panjab), une école où sont enseignées tant la médecine *yūnānī* que la médecine ayurvédique[131]. Ces interactions se prolongent donc jusqu'à la dernière phase de la période britannique, comme le montre aussi le parcours de Ḥakīm Madan Mōhan Lal (n. 1338/1920) qui étudie au Ṭibbiyya kālij de Delhi, établi par Ajmal Ḫān, et par la suite est employé pour quelques temps comme lecteur dans le même collège[132].

Pour résumer, les matériaux étudiés dans ce chapitre montrent que les hindous se sont fortement intégrés dans les institutions pédagogiques introduites par les musulmans en Asie du Sud. Il s'agit d'un phénomène qui perdure pendant une période très longue, d'environ quatre siècles, qui débute à l'époque

130 Ẓill al-Raḥmān 1995, p. 196.

131 Le Bhupendra Ṭibbiyya Kālij existe encore aujourd'hui et constitue l'un des rares institutions indiennes qui continuent à délivrer des diplômes dans les deux systèmes médicaux. Sur Taralōka Nāth, voir Ẓill al-Raḥmān 1995, p. 302.

132 Ẓill al-Raḥmān 1995, p. 309.

moghole et s'achève seulement au XXe siècle. La population étudiante des madrasa musulmanes s'indianise considérablement, au point qu'au XXe siècle les hindous constituent la majorité des effectifs dans de nombreuses institutions, tandis que certaines évoluent en tant qu'écoles réservées entièrement ou presque aux hindous, comme dans le cas des madrasa des régions de Delhi et de Burdwan. Il s'agit donc d'un fait culturel et social qui transforme profondément la fonction des madrasa, par rapport au reste du monde musulman.

En même temps, ce processus redéfinit profondément les frontières de l'univers culturel et scientifique des savants hindous. Dans les madrasa, les hindous étudient le persane, parfois aussi l'arabe, et ils lisent les textes de la tradition musulmane, parmi lesquels des traités scientifiques. Le haut niveau d'assimilation et d'appropriation de la culture persane par les savants hindous est bien illustré par le fait que plusieurs d'entre eux arrivent également à enseigner dans les madrasa indiennes, y compris donc aux étudiants musulmans. Ce phénomène progressif de persanisation des études des brahmines, des Kāyastha et d'autres castes, qui s'accomplit aussi fréquemment à travers l'instruction privée, est évidemment l'un des principaux facteurs qui expliquent la parution, à partir de l'époque moghole, de textes scientifiques persans composés par des savants hindous.

2.4 La production scientifique en persan des savants hindous

Les savants hindous participent à la production de traductions persanes de textes scientifiques sanskrits dès l'époque pré-moghole. Des ouvrages comme les versions persanes de l'*Aṣṭāṅgahṛdayasaṃhitā* et du traité de Śālihotra, réalisées pour les sultans du Gujarat (XVe–XVIe siècles), sont rédigées avec la collaboration de pandits locaux (§ 1.9.). Cependant, on a très peu de détails sur les collaborateurs hindous de ces textes. La production de textes persans par les savants non musulmans devient un phénomène plus tangible à partir de la deuxième moitié du XVIIe siècle, c'est-à-dire moins d'un siècle après la réforme akbarienne du cursus qui ouvre progressivement les madrasa indiennes à la majorité non musulmane de la population. Les hindous écrivent des ouvrages persans dans différentes disciplines, à commencer par celles qui sont les plus liées à leur emploi comme *munšī*, c'est-à-dire l'épistolographie (*inšāʾ*) et la comptabilité (*siyāq*)[133]. Ils composent également des chroniques historiques,

133 Pour une liste, cependant incomplète, des ouvrages des auteurs hindous sur ces matières voir ʿAbd Allāh 1992, p. 247, 250–252, 271–272, 286–289; pour une liste incomplète des textes médicaux, voir p. 249–250.

notamment des États princiers hindous, ainsi que de nombreux *dīwān* de poèmes[134].

Si l'on considère le contexte plus large dans lequel se manifeste cette production, il faut remarquer qu'au XVIIIe et au XIXe siècles les hindous ne sont pas les seuls savants non musulmans qui s'emparent des formes d'expression de la culture persane. Les chrétiens indiens et les Européens apprennent également cette langue et nombreux sont ceux qui composent des poèmes en persan[135]. D'aucuns rédigent des textes médicaux qui véhiculent des connaissances occidentales, mais, en même temps, sont influencés par les caractéristiques du milieu médical indien. Le *Tuḥfa al-masīḥā*, rédigé vers 1749 par Dominic Gregory Bautist, est basé sur des sources médicales occidentales, musulmanes et indiennes[136]. La famille de José De Silva (m. 1826), l'auteur du *Mufradāt-i hindī* (§ 3.4.), constitue un cas remarquable de famille de savants chrétiens indianisés qui composent et copient des ouvrages médicaux persans[137]. Les membres de la famille De Silva, d'origine portugaise, s'installent à Jaipur, Bharatpur (Rajasthan) et Bhopal. Plusieurs d'entre eux pratiquent la médecine comme profession héréditaire et portent le titre arabe de *ḥakīm*, « médecin ». Parmi les textes persans sur les remèdes rédigés et copiés par les De Silva, on trouve des traités sur les traditions persanes[138] et indiennes[139]. Les hindous ne sont donc pas les seuls acteurs du phénomène de désislamisation de l'utilisation savante du persan, bien qu'ils y contribuent largement.

Les premiers textes connus à caractère scientifique écrits par des auteurs hindous remontent à l'époque de l'empereur moghol Awrangzeb (r. 1658–1707). Dharma Nārāyaṇ compose en 1074/1663–1664, dans la ville d'Etawah, le

134 Sur les poètes voir Pellò 2008, 2012, 2014.

135 Sur la production poétique en ourdou et en persan des Européens en Inde, voir l'étude de Saksena s.d.

136 Son auteur, surnommé Dakhanī Bēg, est issu d'une famille chrétienne qui a migré d'Alep (Syrie) et il s'installe à Udaipur, voir Ivanow 1926, p. 418–419.

137 Sur la généalogie des De Silva et les poèmes persans composés par les membres de cette famille, voir Saksena s.d., p. 151–166. L'auteur du *Mufradāt-i hindī* pourrait être le père du José De Silva qui compose le *Qarābādīn-i farangī*, voir Saksena s.d., p. 155.

138 Dom Agostinho De Silva, le père de Joseph De Silva (1838–1909), réalise en 1844 à Bharatpur une copie du *Ṭibb-i Akbar* d'Akbar Arzānī; un autre membre de la famille réalise, en 1849, à Bhopal, une copie de la *Qarābādīn-i Qādirī* d'Arzānī; les deux manuscrits sont conservés à Aligarh, Ibn Sina Academy of Medieval Medicine and Sciences.

139 Ḥakīm Joseph De Silva de Bharatpur, formé soit à l'école avicennienne soit au moderne collège médical d'Agra, compose un volumineux traité qui combine les méthodes de la médecine indienne, *yūnānī* et occidentale, voir Saksena s.d., p. 154, 158. Ce texte n'a pas été retrouvé jusqu'à présent.

Badāʾiʿ-i funūn, un ouvrage d'arithmétique basé sur le *Līlāvatī* de Bhāskara[140]. Il faut évoquer de façon plus précise la gamme des connaissances véhiculées par les textes médicaux et scientifiques des auteurs hindous. Comment ces ouvrages se positionnent-ils par rapport aux tendances de la production persane contemporaine, et à l'orientation des échanges entre les deux cultures? Les savants hindous composent des ouvrages sur les sciences de leur tradition, comme le *Badāʾiʿ-i funūn* de Dharma Nārāyaṇ. Parmi les ouvrages de ce type, on compte la traduction du *Śālihotra* réalisée par Anand Rām, sous le titre de *Rāḥat al-faras*. Il n'est pas certain qu'il s'agisse d'Anand Rām Muḫliṣ (m. 1164/1751), *munšī* indien issu d'une famille de Khatrī de Lahore, initié à la poésie persane et au soufisme par Mirzā ʿAbd al-Qādir Bedil (m. 1133/1720), et auteur d'un lexique persan et d'un *dīwān* réputés.[141]. Le *Rāḥat al-faras* est un ouvrage commissionné pour un noble musulman, comme la traduction de Dayā Nāth du *Pākāvalī*, faite à la requête de Sikandar Jāh, le souverain de Hyderabad[142]. Les savants hindous contribuent donc à rendre disponible en persan des ouvrages et des matériaux indiens. Cependant, cela ne signifie pas qu'ils utilisent les textes persans comme un instrument visant en premier lieu à traduire et à diffuser les sources médicales sanskrites dans la culture musulmane. En fait, les thématiques abordées par leurs ouvrages dévoilent un univers conceptuel qui reflète et utilise les différents savoirs scientifiques et médicaux accessibles aux savants d'Asie du Sud à partir de la première modernité.

Plusieurs médecins hindous rédigent des ouvrages qui exposent des connaissances tirées des traités persans ou qui combinent les savoirs et les pratiques des médecins musulmans et ayurvédiques. D'ailleurs, la connaissance et l'apprentissage d'ouvrages médicaux de la tradition musulmane par d'autres savants hindous sont bien illustrés par le cas du poète persan Lachhmī Nārāyaṇ Muḥabbat (XVIIIe siècle, Delhi) qui a récité plusieurs fois le *Canon* d'Avicenne du *b* de *bismillāh* jusqu'au *t* de *tammat*, c'est-à-dire du début à la fin[143]. Ladhamal ibn Bhairav est l'un des premiers savants hindous à écrire un ouvrage médical en persan: le *Baḥr al-fawāʾid* qui est composé à l'époque du souverain

140 L'auteur est issu d'une famille de Kāyastha. Ethé a écrit que l'ouvrage a été dédié à Awrangzeb, Ethé 1903, vol. I, c. 1233. Voir aussi Ivanow 1984, p. 701; Blochet 1934, p. 144. Sur les textes persans concernant les mathématiques et l'astronomie, composés par les savants hindous du XIXe siècle, voir Ansari 2005.

141 Sur Ānand Rām Muḫliṣ voir ʿAbd Allāh 1992, p. 150–168; Gorekar 1970, p. 131.

142 Dayā Nāth, *Tarjuma-yi Pākāvalī*, ms. Hyderabad, Andhra Pradesh Oriental Manuscript Library and Research Institute, 449.

143 Pellò 2012, p. 99–100.

moghol Awrangzeb[144]. L'auteur étudie avec des maîtres musulmans (§ 2.2.) et, dans la préface, il précise avoir basé son ouvrage sur les livres des traditions indienne et grecque (*intiḫāb-i kutub ahl-i hind wa yūnān*)[145]. L'introduction (*muqaddima*) du *Baḥr al-fawā'id* aborde le diagnostic du pouls et des urines, ainsi que les trois humeurs (*bād, ṣafrā', balġam*) de la pathologie médicale. Le reste de l'ouvrage est divisé en une trentaine de chapitres qui sont arrangés selon l'ordre du *Mādhavanidāna*[146]; les chapitres finaux abordent quelques arguments variés, dont les propriétés du *čūb-i čīnī* (*Smilax china*) et les procédés iatrochimiques.

Vers 1133/1720, Aithappā de Bijapur écrit le *Kitāb-i baḥrī wa barrī* un ouvrage qu'il dit avoir compilé pour le profit de son fils Canpā, lui aussi un médecin. À la fin de la préface, l'auteur précise avoir basé son texte sur le *Ḏaḫīra Ḫwārazm-šāhī* et la pharmacopée du médecin iranien Zayn al-Dīn Ismāʿil al-Jurjānī (*fl.* VIe/XIIe siècle). Le *Ḏaḫīra Ḫwārazm-šāhī* est un manuel médical persan très renommé, lu par les savants dans le monde iranien et en Asie du Sud. Il est assez possible qu'Aithappā ait étudié l'ouvrage d'Ismāʿil al-Jurjānī avec ses maîtres musulmans, dont l'un est issu d'une famille originaire d'Ispahan (§ 2.2.). Le *Kitāb-i baḥrī wa barrī* aborde le diagnostic et le traitement des maladies; il comprend un glossaire trilingue (arabe, persan, hindi) de termes médicaux[147].

Au XVIIIe siècle est copié le seul manuscrit connu à présent du *Dawā al-ʿilal*, ouvrage en cinq chapitres (*bāb*) par le brahmine Bhagavant Dās[148]. Le premier est consacré à la pathologie et à la thérapie des maladies, tandis que les autres traitent de certains médicaments spécifiques, parmi lesquels ceux pour la virilité (dans le deuxième *bāb*), les huiles (*rūġan*) et les oxydes (*kuštan*) des métaux (dans le troisième *bāb*) et les onguents pour les enflures (*marhamāt-i dunbal*, dans le quatrième *bāb*). Le premier chapitre est le plus important de l'ouvrage. Il est divisé en soixante-deux paragraphes dont le premier aborde les fièvres, comme dans le *Mādhavanidāna*. Néanmoins, les autres paragraphes du pre-

144 Ladhamal ibn Bhairav, *Baḥr al-fawā'id*, ms. Londres, Wellcome Trust Library, pers. 88; ms. Copenhague, Det Kongelige Bibliotek, pers. XXVI. L'ouvrage aurait été composé en 1104/1692 d'après le manuscrit de Londres; ou en 1115/1703–1704, d'après le manuscrit de Rampur, voir Ṣiddīqī 1417/1996, p. 445.

145 Ladhamal ibn Bhairav, *Baḥr al-fawā'id*, ms. Londres, Wellcome Trust Library, pers. 88, f. 3a.

146 L'ouvrage est divisé en trente-sept chapitres dans le manuscrit de Londres et en trente-quatre chapitres dans le manuscrit de Copenhague; voir aussi Storey 1971, p. 266.

147 Aithappā wālid-i Canpā, *Kitāb-i baḥrī wa barrī*, ms. Edinburgh, Edinburgh University Library, 257, p. 2–12 pour le glossaire.

148 Bhagavant Dās Brahman, *Dawā al-ʿilal*, ms. Paris, Bibliothèque nationale de France, supplément persan 1167, copié au XVIIIe siècle selon Blochet 1912, p. 115.

mier *bāb* sont disposés *grosso modo* selon l'ordre *az sar tā qadam* (de la tête aux pieds) des textes musulmans, à partir des pathologies de la tête. Ce type d'arrangement des paragraphes évoque celui utilisé au XVIIIᵉ siècle par Šāh Ahl Allāh dans le *Takmila-yi hindī* (§ 3.4) et se trouve également dans le *Mujarrabāt* de Bačhū Lāl Tamkīn (voir ci-dessous). Bhagavant Dās expose également quelques médicaments des médecins musulmans, dont des prescriptions à base de *čūb-i čīnī* (*Smilax china*) de Ḥakīm Abū al-Qāsim et de Ḥakīm ʿAbd al-Raḥman[149].

Un autre ouvrage basé sur un texte persan est le *Ṭibb-i Gōpāl-šāhī* de Gōpāl qui, comme on l'a déjà vu, utilise le *Šifāʾ al-maraż* et reproduit la classification des humeurs formulée par Šihāb al-Dīn Nāgawrī[150]. Le *Ṭibb-i Gōpāl-šāhī* offre une illustration plutôt singulière de l'utilisation d'un traité d'un médecin musulman, par un auteur hindou, également pour exposer des concepts de l'école ayurvédique[151]. L'éclectisme conceptuel de ces auteurs est bien illustré aussi par le *Bāġ-i razzāqī*, composé en 1311/1893–1894 par Rāja Girdharī Parśād Bāqī (m. 1896 environ), un noble Kāyastha de Hyderabad qui écrit également en ourdou et dont les vers utilisent des symboles soufis. Le *Bāġ-i razzāqī* est un *maṯnawī* sur les propriétés des aliments et des boissons qui mentionne des connaissances dérivées des deux écoles médicales[152].

Un autre texte hybride qui illustre l'assimilation des styles scientifiques de la culture musulmane est le *Mujarrabāt-i Bačhū Lāl* de Bačhū Lāl Tamkīn, un auteur du XIXᵉ siècle[153]. Il s'agit d'un ouvrage composé selon le style persan des recueils de *mujarrabāt*, « prescriptions expérimentées ». Le texte n'a pas d'introduction, il commence par le chapitre sur les fièvres et ensuite est arrangé selon l'ordre *az sar tā qadam*. Bačhū Lāl expose presque exclusivement des médicaments composés, dont ceux des médecins indiens. En outre, ce recueil de *mujarrabāt* montre un certain intérêt pour les remèdes non pharmacologiques, une thématique abordée par plusieurs genres de textes persans. Le dernier chapitre du manuscrit, qui cependant est incomplet à la fin, est consacré aux procédés à caractère magique (*ṫōṫka*[154] *wa ʿamalyāt*) et il comprend des invocations et des talismans (*naqš*) musulmans, comme la *basmala*[155], indi-

149 Bhagavant Dās Brahman, *Dawā al-ʿilal*, ms. Paris, Bibliothèque nationale de France, supplément persan 1167, f. 67ᵇ.

150 Voir chapitre 1.10.2.

151 Gōpāl, *Ṭibb-i Gōpāl-šāhī*, ms. Hyderabad, Salar Jung Library, pers. *ṭibb* 160.

152 Saksena 1927, p. 201 ; Hadi 2001, p. 716–717.

153 ʿAbd Allāh 1992, p. 249.

154 Terme urdu (*ṭoṭkā* en hindi) qui signifie « enchantement », « amulette ».

155 C'est-à-dire la formule ouvrant les sourates du Coran, « au nom de Dieu, clément, miséricordieux ».

quée entre autre pour les douleurs du nombril, et un *naqš* avec le nom de Muḥammad pour les enflures (*āmās*)[156]. D'autres écrits de savants hindous sont arrangés dans le style remèdes expérimentés, tels le *Nusḫajāt* (Prescriptions) de Pratāp Rām, sur les préparations à caractère iatrochimique, à commencer par les méthodes de préparation du mercure (*simāb*) et de l'arsenic (*hartāl*)[157], le *Ganjīna-yi mujarrabāt* (Trésor des prescriptions expérimentées) et le *Mujarrabāt-i Hājir* (Prescriptions expérimentées de Hājir) de Raghu Nāth Singh « Hājir », un *munšī* de Delhi[158].

La production d'ouvrages scientifiques persans par les savants hindous constitue donc un courant qui émerge et se consolide à une époque plutôt tardive. En ce qui concerne la médecine, il s'agit d'un phénomène qui continue à se développer jusqu'au XIXe siècle. La dernière phase de cette production a lieu au moment où le persan perd graduellement son rôle, parmi les élites scientifiques du monde indien. Au début du siècle suivant, plusieurs médecins hindous comme musulmans écrivent leurs textes en ourdou. Parmi les ouvrages persans et les auteurs du XIXe siècle, il faut rappeler le *Miʿyār al-amrāż* de Ḥakīm Rām Parśād ibn Gangā Parśād, un volumineux traité de pathologie[159] ; le *Kuḥl al-abṣār* de pandit Laʿl Cand Kaḥḥāl, « l'oculiste », une monographie sur les maladies des yeux et leur traitement[160] ; le *Mufradāt-i ṭibb* sur les remèdes simples, de Mannūn Lāl Falsafī (m. 1832) de Bareilly, savant au service des nawāb musulmans de Rampur et d'Awadh et auteur de traités d'arithmétique et d'astronomie en persan et en arabe, dont la traduction persane d'un ouvrage d'astronomie moderne occidentale[161].

Le métier de copiste (*kātib*) constitue une autre activité concernée par l'apprentissage et la transmission de la culture persane par les non musulmans. La formation privée et dans les madrasa implique souvent l'utilisation

156 Bačhū Lāl Tamkīn, *Mujarrabāt-i Bačhū Lāl*, ms. Hyderabad, Andhra Pradesh Oriental Manuscript Library and Research Institute, 270 ; ff. 84b–85b pour les talismans. Le manuscrit de Hyderabad est la copie olographe de l'auteur.

157 Pratāp Rām, *Nusḫajāt*, ms. Hyderabad, Andhra Pradesh Oriental Manuscript Library and Research Institute, 470.

158 Le *Ganjīna-yi mujarrabāt* et le *Mujarrabāt-i Hājir* sont conservés dans la bibliothèque municipale Hardayal, à New Delhi.

159 Il est imprimé à Calcutta, en 1836, et à Bombay, Storey 1971, p. 325 ; Monzavi 1382 š./2003, p. 3714–3715.

160 Laʿl Chand Kaḥḥāl, *Kuḥl al-abṣār*, ms. Hyderabad, Andhra Pradesh Oriental Manuscript Library and Research Institute, 324.

161 Le fils de Mannūn Lāl Falsafī, Kundan Lāl Aškī, écrit des traités d'astronomie, en persan et en arabe, ainsi qu'une *taḏkira* (biographie) des soufis, voir ʿAbd Allāh 1992, p. 235, 249 ; Gorekar 1970, p. 140 ; Ansari 2005, p. 5–6.

de textes manuscrits. De nombreux hindous produisent des copies manuscrites d'ouvrages scientifiques et médicaux persans, et l'analyse de cette production peut offrir des indications intéressantes concernant les lectures et les études de ces savants. Plusieurs d'entre eux s'intéressent aux ouvrages composés en Inde par leurs collègues musulmans. Au XVIIIe siècle, Canpā le fils d'Aithappā, copie le *Šifā' al-maraż* de Šihāb al-Dīn Nāgawrī, un ouvrage qui ne pouvait que susciter l'attention des médecins hindous[162]. Au cours de l'année 1184/1770–1771, Sadānand et Sohan Lāl Saksena réalisent deux copies de la section sur le traitement du *Riyaż-i ʿĀlamgīrī*, ouvrage de médecine avicennienne, complété en 1096/1685, par Muḥammad Riżā Šīrāzī[163]. Dayā Rām copie, en 1221/1806, le *Mujarrabāt-i Akbarī* d'Akbar Arzānī, recueil de *mujarrabāt* qui connaît une diffusion non négligeable dans le milieu médical indo-persan[164]. Au XIXe siècle, l'Asie du Sud connaît un important développement de l'imprimerie lithographique qui amène musulmans et hindous à établir des maisons d'édition privées, notamment au cours de la deuxième moitié du siècle. La plus importante de ces imprimeries est celle fondée, en 1858, par Munšī Nawal Kišor (m. 1895) qui publie les lithographies de nombreux textes médicaux de la tradition avicennienne, en persan et en ourdou[165].

Le rôle joué par le persan dans le début du processus de modernisation scientifique des connaissances des savants hindous demeure un sujet très peu étudié et qui va au-delà des thématiques de cet ouvrage. Toutefois, pour dresser un tableau plus complet des formes d'utilisation de cette langue par les hindous, il faut observer que les ouvrages scientifiques persans qu'ils composent au XIXe siècle, comme ceux rédigés par les musulmans, exposent également des matériaux tirés de la science moderne occidentale[166]. Le *Majmaʿ al-baḥrayn dar taʿrīf-i kwinīn* de Rāy Cetan Šāh, court traité sur la quinine imprimé en 1879, en constitue un exemple[167]. À la différence du livre de Rāy Cetan Šāh, certains ouvrages abordent en même temps des connaissances d'origine hétérogène, tel le *Maḫzan al-ʿulūm* de Vraja Mohana, un abrégé de sciences rationnelles et traditionnelles (*maʿqūl wa manqul*), composé avant

162 Nāgawrī, *Šifā' al-maraż*, ms. Edinburgh, Edinburgh University Library, 251, voir aussi Hukk – Ethé – Robertson, 1925, p. 218.

163 Šīrāzī, *Riyaż-i ʿĀlamgīrī*, ms. Hyderabad, Salar Jung Library, pers. *ṭibb* 133 et 134; voir aussi Ashraf 1991, p. 77.

164 Rieu 1881, p. 479–480.

165 Sur Munšī Nawal Kišor, voir Haider 1981; Shcheglova 2009.

166 Sur les traités persans sur les mathématiques et l'astronomie voir Ansari 2005.

167 Storey 1971 p. 323. La quinine est un alcaloïde découvert dans une plante de l'Amérique du Sud et est introduit en Europe au XVIIe siècle.

1851. Cette encyclopédie compacte offre une représentation plutôt révélatrice du bagage intellectuel composite d'un savant hindou persanisé de la première moitié du XIXe siècle. L'ouvrage expose les principes de la langue persane, les mathématiques, l'éthique (*aḫlāq*), l'astrologie (*nujūm*), la géomancie (*raml*), la physiognomonie (*qiyāfa*), et comprend des chapitres concis sur les *ḥadīṯ* du prophète Muḥammad et sur les principes du *fiqh* (jurisprudence islamique). L'auteur discute des connaissances indiennes concernant plusieurs domaines, comme la musique, la classification des amants (*nayika-bheda*), la sexologie (*ʿilm-i kōk*), et la physiologie yogique du souffle (*šināḫtan-i kaifiyyat-i nafs*). Le chapitre sur la médecine (*ʿilm-i ṭibb*), divisé en quelques paragraphes, traite des principes du diagnostic et décrit les propriétés de quelques aliments, remèdes simples et composés. Le paragraphe sur le diagnostic du pouls est divisé en deux parties, la première illustre la vision des musulmans tandis que la deuxième expose celle des médecins indiens[168]. En revanche, les chapitres sur l'astronomie et la géographie présentent les théories du savoir occidental moderne[169].

En conclusion, les chapitres de cette deuxième partie ont analysé les spécificités et les interactions des réseaux de savants, des écoles scientifiques et des institutions qui utilisent le persan comme moyen d'expression, en Asie du Sud. Cette analyse a servi à détailler les formes qui modèlent et normalisent la pédagogie interculturelle et les facteurs qui permettent aux élites hindoues de s'intégrer dans l'univers scientifique persan. Elle a permis en particulier d'éclaircir les rôles joués par les différents groupes de savants dans les dynamiques d'acculturation qui résultent du contact prolongé entre les deux cultures. D'abord, le fait que les médecins musulmans perdent l'hégémonie exclusive sur l'utilisation de la langue persane ne détermine pas une augmentation exponentielle de la parution de traités persans sur la médecine ayurvédique. D'ailleurs, aucun texte persan sur la médecine ayurvédique écrit par un savant hindou ne semble connaître une circulation et un impact comparables à ceux des traités sur ce sujet compilés par les musulmans.

La finalité principale des textes médicaux persans écrits par des savants hindous n'est pas de promouvoir ou de revendiquer une place pour les connaissances locales dans l'univers scientifique persan. Ce sont plutôt les ouvrages des médecins musulmans qui promeuvent ce discours et qui affirment la nécessité d'intégrer des matériaux locaux dans la culture persane. Les écrivains hin-

168 Vraja Mōhana 1867, p. 85–95, pour le chapitre sur la médecine.

169 Vraja Mōhana 1867, p. 78–85, 142–150.

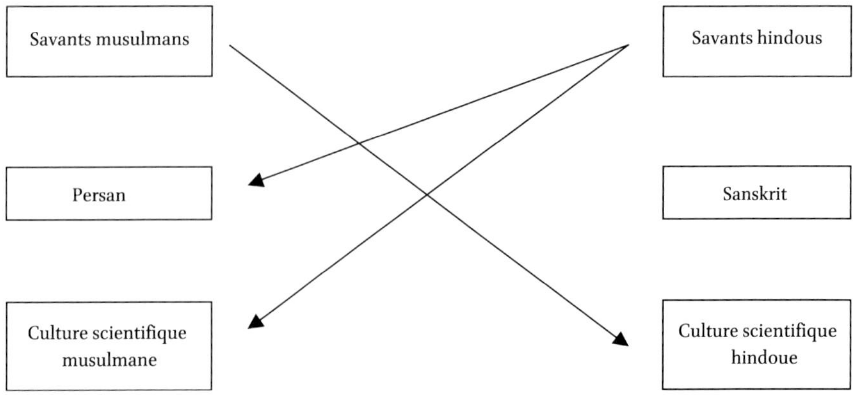

TABLEAU 5 *Schéma des interactions prédominantes entre savants, langues et cultures scientifiques*

dous qui adoptent le persan sont issus d'une nouvelle classe de lettrés qui étudie les textes, classiques et récents, de la tradition musulmane, chez des maîtres privés et dans les madrasa. Cette classe est en train de s'approprier les styles des textes scientifiques persans plutôt que d'importer des canons de la tradition textuelle ayurvédique. Le rôle de ces savants hindous est donc très différent de celui des traducteurs non musulmans de l'époque abbasside, comme Manka et Ibn Dhan. L'occupation principale des médecins hindous versés en persan de la période postmédiévale n'est pas de traduire les classiques de l'Āyurveda. Pour ces lettrés, il est superflu de traduire des textes auxquels ils ont déjà accès dans leur version originale. En même temps, les nouvelles formes d'éducation, qui changent radicalement la capacité des hindous à accéder aux sources des sciences musulmanes, réduisent considérablement la nécessité hypothétique de traduire en sanskrit des textes médicaux persans.

Ces phénomènes indiquent qu'on ne peut pas évaluer la réciprocité des échanges entre les médecins musulmans et hindous à l'aune d'une comparaison entre le nombre de textes sanskrits sur la médecine avicennienne, et le nombre de textes persans sur la médecine ayurvédique, produits aux mêmes époques. Les conclusions qu'on peut tirer de ce type de comparaison constituent en fait un obstacle méthodologique qui empêche de définir et d'observer de façon précise l'aspect bidirectionnel des échanges. C'est à travers les ouvrages en persan, mais aussi en arabe et en ourdou, que des générations de savants hindous assimilent et transmettent des connaissances médicales et scientifiques de la tradition musulmane. À partir de l'époque moghole, l'échange peut donc devenir progressivement réciproque et produire, d'un côté, des médecins musulmans maîtrisant le savoir indien et, de l'autre, des hindous qui connaissent les manuels de la culture avicennienne.

Bien que l'échange soit réciproque, il est cependant caractérisé par une asymétrie fondamentale dans les stratégies linguistiques utilisées par les deux groupes de savants (voir tableau 5). Les savants hindous acquièrent une connaissance plus directe de la culture médicale avicennienne que les savants musulmans de la culture ayurvédique. Les musulmans apprennent très peu le sanskrit et sont exclus de l'étude directe des sources dans cette langue ; leur connaissance de l'Āyurveda reste toujours liée à la traduction. En revanche, c'est à travers l'apprentissage des langues musulmanes que les savants hindous acquièrent un accès direct aux sources de leurs homologues. Par conséquent, plusieurs médecins hindous peuvent porter le titre arabe de *ḥakīm*, tandis que les médecins musulmans qui écrivent en persan sur l'Āyurveda ne portent pas le titre de *vaidya*. Ces échanges se prolongent jusqu'à l'époque moderne et ils demeurent des aspects marquant la culture médicale indo-persane jusqu'à son déclin définitif à la fin du XIXe siècle.

CHAPITRE 3

Les études persanes sur l'Āyurveda : phases et centres d'activité

La troisième partie de l'ouvrage traite de l'évolution historique des études persanes sur l'Āyurveda dans l'espace indien et de l'articulation entre la production locale et les tendances transrégionales de ces études. D'abord, il faut rappeler que la production d'ouvrages persans sur la médecine ayurvédique émerge et se développe comme un courant peu localisé et peu homogène sur les plans géographique et historique. C'est un trait qui, à plus grande échelle, caractérise également une grande partie de la production scientifique et médicale en langue persane, en Asie du Sud. Aucun centre culturel musulman de l'Asie du Sud ne semble s'affirmer comme le lieu, ou l'école par excellence des études musulmanes sur les sciences indiennes. Les études persanes sur l'Āyurveda doivent plutôt être considérées comme un courant transrégional qui, au cours de son histoire, est caractérisé par l'existence de différentes phases et zones d'activité. Pendant plusieurs siècles, ces études sont essentiellement réalisées dans les centres gouvernés par les musulmans, facteur qui permet au persan de s'affirmer comme langue des élites savantes et des échanges scientifiques. Cependant, pour des raisons que l'on a déjà évoquées, ce facteur devient progressivement moins décisif à partir du XVIIe siècle lorsque le persan devient une *lingua franca* utilisée par différents pouvoirs.

À certains moments, les périphéries de l'espace administré par les musulmans, où la société urbaine demeure souvent peu islamisée, jouent donc un rôle plus important que le centre. À la période pré-moghole, Delhi, le centre culturel musulman le plus important de l'époque, semble occuper une place plutôt marginale dans la traduction des sources ayurvédiques en persan. En outre, l'histoire de ces études est marquée par des moments de stagnation partielle, notamment dans le passage entre la période médiévale des sultanats et la première modernité. Cette évolution est souvent liée aux conditions intellectuelles et politiques des règnes des différents souverains musulmans. En même temps, le polycentrisme et la pluralité des contextes géographique et historique de ces études, ainsi que leur situation périphérique par rapport au reste du monde musulman, doivent être comptés parmi les facteurs qui ont empêché, jusqu'à présent, de percevoir et d'analyser l'ensemble de ces traités comme un courant scientifique en lui-même.

 | DOI: 10.1163/9789004352766_005

Les chapitres suivants cherchent à combler en partie cette lacune, ainsi qu'à reconnecter les principaux fragments de cette histoire. La mise en perspective des différentes phases et tendances, qui est effectuée dans la troisième partie, démontre que ces études ne se réduisent pas à quelques efforts mineurs ou isolés, mais qu'elles forment un mouvement scientifique majeur, ramifié et pluriséculaire qui laisse une empreinte indélébile sur l'ensemble de la littérature et de la culture médicales persanes de l'Asie du Sud. Cette mise en perspective ne constitue par ailleurs pas une histoire globale, mais elle se concentre davantage sur les auteurs et les ouvrages les plus significatifs, ainsi que sur les modalités de traduction, la structure et les formes d'organisation du savoir de ces traités. Elle permet d'entrevoir comment les différents genres d'ouvrages sur ce sujet, utilisés par les auteurs de langue persane, apparaissent dans le monde indien, dans quels contextes, et comment ces formes sont répliquées et manipulées au cours des époques.

3.1 L'époque des sultanats: le début du mouvement de traduction

L'attention portée aux disciplines scientifiques est un aspect marquant des premiers siècles du mouvement de traduction en persan des sources indiennes qui prend forme dans les sultanats indiens de la période pré-moghole (XIIIe siècle – première partie du XVIe siècle). La différence par rapport aux tendances qui vont prévaloir à l'époque postérieure est bien illustrée par la traduction sélective du traité encyclopédique *Bṛhatsaṃhitā* qui est réalisée, dans la deuxième moitié du XIVe siècle, pour Fīrūz Šāh, le troisième sultan de la dynastie Tuġluq, d'origine turque. Certaines parties du texte original sanskrit sont exclues de la version persane en raison de leur caractère idolâtre[1]. Quelques ouvrages sur l'hindouisme sont aussi traduits à l'époque pré-moghole, comme l'*Amṛtakuṇḍa* et le *Mahābhārata*, cependant il ne s'agit que d'une activité ponctuelle par rapport à la place que les thématiques non scientifiques occuperont par la suite dans les traductions persanes.

Les premiers ouvrages médicaux persans produits en Inde montrent un intérêt plutôt marqué pour le savoir et les remèdes locaux. Toutefois, il faut savoir que la datation et les caractéristiques des plus anciens de ces textes restent malheureusement incertaines, car plusieurs d'entre eux n'ont pas survécu[2]. L'attention au contexte indien se manifeste également dans la traduction du

1 Voir Jalali – Ansari 1985, p. 165; Sarma 1998, p. 71; Orthmann 2017.

2 Voir Ẓill al-Raḥmān 1986–1987, p. 2.

Kitāb al-ṣaydana d'al-Bīrūnī, faite dans les premières décennies du XIIIe siècle, par Abū Bakr ibn ʿAlī ibn ʿUṯmān Afsar al-Kāšānī, qui constitue la première adaptation persane d'un traité médical arabe, réalisée en Inde[3]. Or, la pharmacopée d'al-Bīrūnī inclut les noms indiens de nombreux remèdes. Ce savant a voyagé en Inde dans les premières décennies du XIe siècle, pays dans lequel il a acquis une connaissance étendue de la culture hindoue.

Le plus ancien traité persan connu sur la médecine ayurvédique est le *Majmūʿa-yi Šamsī* de Ḫwāja Šams Mustawfī, composé autour du début du XIVe siècle. Cet ouvrage, connu aussi sous le titre de *Ṭibb-i Šamsī*, n'a pas survécu mais il est lu et cité par les auteurs musulmans postérieurs, et ce jusqu'à l'époque moghole. Šams Mustawfī est l'oncle d'un autre savant en médecine, Żiyāʾ Muḥammad Masʿūd Rašīd Zangī ʿUmar Ġaznawī, qui écrit le *Majmūʿa-yi Żiyāʾī*. Żiyāʾ Muḥammad cite le *Majmūʿa-yi Šamsī* dans la bibliographie au début de son ouvrage, où il précise qu'il s'agit d'un traité rédigé en persan à partir des livres des médecins indiens (*az kutub aṭibbāʾ-i hind*)[4]. De son titre, on peut déduire que l'auteur est employé comme comptable de l'État ou comme fonctionnaire des finances (*mustawfī*). On peut également supposer que l'ouvrage comprend une section sur la pharmacologie car, au XVIIe siècle, il est cité par le traité sur ce sujet d'Amān Allāh Ḫān, le *Ganj-i bād-āward*[5]. Dans la bibliographie du *Majmūʿa-yi Żiyāʾī*, Żiyāʾ Muḥammad mentionne également un autre texte qui n'a pas survécu, le *Maḫzan al- šifāʾ wa maʿdan al-ġanā*, une traduction (*tarjuma*) d'un ouvrage indien attribué à Nāgārjuna[6].

Le récit du rêve qui est relaté au début du *Majmūʿa-yi Żiyāʾī* offre une narration symptomatique de la recherche des remèdes menée par les médecins musulmans en Inde à cette époque. Żiyāʾ Muḥammad compose son ouvrage dans le nord du Deccan, à Dawlatabad, lorsque cette ville devient, en 727/1327, la deuxième capitale du sultan Muḥammad ibn Tuġluq (r. 1325–1351), le cousin de Fīrūz Šāh. Après son arrivée à Dawlatabad, Żiyāʾ Muḥammad explique être tombé gravement malade pendant plus de deux ans sans qu'aucun méde-

---

3 Sur cette traduction voir Beveridge 1902 ; Ahmad 1961.

4 Żiyāʾ Muḥammad, *Majmūʿa-yi Żiyāʾī*, ms. Hyderabad, Andhra Pradesh Oriental Manuscript Library and Research Institute, *ṭibb* 344, p. 4.

5 Amān Allāh Ḫān cite l'ouvrage de Šams Mustawfī dans la bibliographie donnée au début du *Ganj-i bād-āward* : voir Amān Allāh Ḫān, *Ganj-i bād-āward*, ms. New Delhi, Central Council for Research in Unani Medicine, 43, p. 7. Le *Ṭibb-i Šamsī* est aussi mentionné dans le *ʿAyn al- šifāʾ* de Mīr Bābā ibn Darwīš Ḥusaynī Naqšbandī, une encyclopédie médicale d'époque inconnue, voir Ghori – Siddiqi – Ali, s.d., p. 3.

6 Żiyāʾ Muḥammad, *Majmūʿa-yi Żiyāʾī*, ms. Hyderabad, Andhra Pradesh Oriental Manuscript Library and Research Institute, *ṭibb* 344, p. 4.

cin ne parvienne à le guérir. Enfin, il voit en rêve Ḫwāja Šams Mustawfī, qui lui conseille de prendre un certain remède tiré de son livre sur la médecine ayurvédique grâce auquel il se rétablit[7]. Le *Majmūʿa-yi Żiyāʾī* est un manuel divisé en quarante-six chapitres qui couvrent la plupart des sujets médicaux. Au début de l'ouvrage, l'auteur précise avoir indiqué dans la langue locale les noms de certains remèdes dont les équivalents arabes ne sont pas compréhensibles, remarque qui souligne combien la traduction dans l'autre sens, de l'arabe vers l'hindi, peut être en fait motivée par des raisons cognitives et professionnelles analogues à celles qui poussent à traduire le lexique indien en persan[8].

Le *Majmūʿa-yi Żiyāʾī* expose plusieurs matériaux ayurvédiques et intègre de nombreux termes tirés du lexique indien qui sont transcrits en caractères persans. Dans le chapitre (xi) sur les femmes, l'auteur rapporte la classification du *Kokaśāstra* qui divise les femmes en quatre types (*padminī, citrinī, śankhinī, hastinī*). Le vingt-cinquième chapitre témoigne de l'intérêt précoce porté par les médecins musulmans à la connaissance du *bād* (vent) de la doctrine ayurvédique ; ce chapitre est consacré aux caractéristiques et à la thérapie des troubles causés par cette humeur. Żiyāʾ Muḥammad consacre un autre chapitre de son ouvrage, le quarante-et-unième, à l'iatrochimie indienne (*dar rashā az guftār-i Nagārjun wa jūgiyān dīgar*). Il y expose les méthodes (attribués à Nāgārjuna et d'autres yogis) de préparation et les instructions pour l'emploi des médicaments à base de substances métalliques et minérales, comme le mercure, l'or, l'argent, le cuivre, le fer, ainsi que les procédés de purification et de production de leurs oxydes utilisés en médecine. Le discours se concentre essentiellement sur les aspects techniques de la préparation et il ne présente pas de discussion de caractère plus théorique. Une description de l'appareil alchimique *vālukāyantra*, utilisé pour la production de remèdes composés à base de mercure, est incluse dans une formule attribuée à Nāgārjuna, le médecin (*ḥakīm*)[9].

La période du sultan Fīrūz Šāh Tuġluq (1351–1388) de Delhi, fils d'une princesse hindoue du Panjab[10], constitue un moment important pour les échanges

7 Żiyāʾ Muḥammad, *Majmūʿa-yi Żiyāʾī*, ms. Hyderabad, Andhra Pradesh Oriental Manuscript Library and Research Institute, *ṭibb* 344, p. 3.

8 Żiyāʾ Muḥammad, *Majmūʿa-yi Żiyāʾī*, ms. Hyderabad, Andhra Pradesh Oriental Manuscript Library and Research Institute, *ṭibb* 344, p. 5.

9 Żiyāʾ Muḥammad, *Majmūʿa-yi Żiyāʾī*, ms. Hyderabad, Andhra Pradesh Oriental Manuscript Library and Research Institute, *ṭibb* 344, p. 643–682. Le chapitre quarante-et-un du *Majmūʿa-yi Żiyāʾī* a été traduit en anglais dans un article, non signé, paru dans le second volume du *Bulletin of the Indian Insitute of History of Medicine*, voir « English Translation of the 41st Chapter of the Majmoo-a-Zia-e », 1964.

10 Banerjee 1967, p. 10, 24.

dans le domaine de l'astronomie. L'astrolabe est introduit à cette époque dans la culture indienne et le *Yantrarāja* du moine jaïn Mahendra Sūri, le premier traité sanskrit sur cet instrument, est composé pour le même sultan. Pour Fīrūz Šāh sont également traduits en persan plusieurs ouvrages sanskrits, notamment sur l'astronomie et l'astrologie, dont la plupart ne sont cependant pas conservés[11]. Le *Tarjuma-yi Barāhī*, qui a été conservé, est une adaptation du *Bṛhatsaṃhitā* de Varāhamihira. Il s'agit d'un ouvrage sur l'astronomie, l'astrologie, la philosophie naturelle et d'autres domaines qui inclut quelques éléments médicaux, dont un chapitre (lxxvi) sur les remèdes liés à la sexualité[12]. Pourtant, à l'époque des sultanats, l'attention aux textes astronomiques et astrologiques sanskrits s'affirme comme l'orientation dominante de la traduction uniquement à la période de Fīrūz Šāh. En effet, on ne connaît pas d'autres monographies sur ce sujet ayant été composées pour d'autres sultans de la période pré-moghole.

L'autre événement qui marque la culture scientifique indo-persane de la deuxième moitié du XIVe siècle, est la parution de l'ouvrage de Šihāb al-Dīn ibn ʿAbd al-Karīm Qiwām-i Nāgawrī. Il est issu d'une famille originaire de Ghazni, en Afghanistan, d'où ses ancêtres migrent vers l'Inde ; ils s'installent à Nagawr, un centre du Rajasthan, à l'époque du sultan ghuride Šihāb al-Dīn Muḥammad (r. 1202–1206), à l'aube du sultanat de Delhi[13]. Šihāb al-Dīn Nāgawrī a vécu, au moins pour un temps, au Gujarat, où il a été associé à la cour locale. En 794/1392, il compose un traité médical en prose, le *Šifāʾ al-Ḫānī*, à la requête de Ẓafar Ḫān qui, à cette époque, est le gouverneur de la province du Gujarat, dont la capitale se trouve à Patan[14]. Quelques années avant le *Šifāʾ al-Ḫānī*, en 790/1388, Nāgawrī a écrit le *Šifāʾ al-maraż*, connu également sous le nom de *Ṭibb-i Šihābī* du nom de l'auteur. Il s'agit d'un traité en vers, divisé en plus de cent soixante brefs chapitres (*bāb*), qui couvrent de nombreux sujets médicaux, à commencer par la pathologie et le traitement des maladies[15].

11 Badāʾūnī 1986, vol. 1, p. 332 ; Sarma 1999 ; Sarma 1998, p. 69–71.

12 Sur les éléments médicaux dans le texte sanskrit voir Shastri 1969, p. 217–223 ; sur la traduction persane du texte voir Jalali – Ansari 1985 ; Orthmann 2017.

13 Nāgawrī 1295/1878–1879, p. 97. Nāgawrī mentionne également que l'un de ses ancêtres, Muḥammad Mālik, a été quelques années gouverneur (*wālī*) de Nagawr.

14 Ẓafar Ḫān, qui est nommé gouverneur par les Tuġluq, déclare par la suite son indépendance vis-à-vis de Delhi et fonde un sultanat autonome au Gujarat. Il règne comme sultan entre 1407 et 1411, sous le nom de Muẓaffar Šāh.

15 Les copies manuscrites et la version lithographiée du *Šifāʾ al-maraż* comptent entre cent soixante et cent soixante-cinq chapitres.

En plus de la doctrine ayurvédique des humeurs examinée dans le premier chapitre (§1.10.2.), le *Šifā' al-maraż* fait référence à plusieurs autres connaissances des médecins indiens. L'auteur utilise dans d'autres chapitres la méthode d'exposition comparative, dont il s'est déjà servi dans le premier *bāb*, qui consiste à examiner en parallèle les visions des savants des deux écoles. Le deuxième chapitre traite de la classification des saveurs (*maza*) qui est une thématique plus courante dans les traités ayurvédiques que dans les ouvrages médicaux arabo-persans. Néanmoins, au début du chapitre, Nāgawrī écrit que les médecins indiens et les savants grecs distinguent neuf saveurs, ce qui est plutôt l'opinion des deuxièmes car les premiers n'en comptent que six[16]. Le texte expose de façon assez concise les propriétés (chaude, équilibrée et froide) qui caractérisent les différents saveurs[17]. Le chapitre cent vingt, sur les fièvres (*taphā*), présente d'abord la vision des médecins musulmans qui distinguent neuf types de fièvres et, ensuite, la conception des médecins indiens qui en comptent trente. Nāgawrī n'expose pas la terminologie indienne des fièvres mais il conseille au lecteur intéressé de se reporter au *Ṭibb-i Šamsī* de Ḫwāja Šams Mustawfī[18].

Nāgawrī évoque le diagnostic du pouls (*nabż*) dans un chapitre, le cent vingt-cinquième de l'édition lithographiée, dont la deuxième partie présente la vision des médecins indiens. Le texte expose les associations entre les types des pouls et les trois *doṣa* de la médecine indienne, en utilisant les analogies avec les mouvements des animaux, typiques des sources ayurvédiques. Par exemple, l'allure (*raftār*) du pouls qui ressemble à celle du corbeau (*zāġ*) est un signe de la bile (*talḫa*), tandis que l'allure qui ressemble à celle du paon (*ṭa'ūs*) est associée au phlegme[19]. Dans plusieurs parties du texte, l'auteur utilise les noms indiens des remèdes simples et des maladies[20], qui constituent justement les deux domaines principaux de la recherche conduite par les musulmans sur le lexique médical indien[21].

Le *Ṭibb-i šifā'-i Maḥmūd-šāhī*, ou *Šifā'-i Maḥmūdī*, une adaptation persane de l'*Aṣṭāṅgahṛdayasaṃhitā* de Vāgbhaṭa, est rédigé au Gujarat, un peu moins

16 Sur la classification de saveurs dans l'*Aṣṭāṅgahṛdayasaṃhitā* et le *Carakasaṃhitā*, voir Vogel 1965, p. 57–58; Caraka 2011, p. 206.

17 Nāgawrī 1295/1878–1879, p. 6.

18 Nāgawrī 1295/1878–1879, p. 61.

19 Nāgawrī 1295/1878–1879, p. 64. À ce sujet, voir le troisième chapitre du *Śārṅgadharasaṃhitā*, Śārṅgadhara 2003, p. 14–15.

20 Voir les exemples mentionnés par Farooqi 1985, p. 39.

21 Des termes du lexique indien se retrouvent également dans le *Šifā' al-Ḫānī*, l'autre ouvrage de Nāgawrī, voir Siddiqi 1978, p. 188; Azmi 2004, p. 20.

d'un siècle après l'ouvrage de Nāgawrī. La traduction est réalisée en 878/1473, à la requête du sultan Maḥmud Begrā (r. 1458–1511), par ʿAlī Muḥammad ibn Ismāʿil Aṣawālī Aṣīlī, un savant local issu d'une famille originaire d'Asawal, un centre proche d'Ahmadabad[22]. L'ouvrage est compilé pendant la période durant laquelle la cour du sultan se trouve encore à Ahmadabad[23]. La subdivision des chapitres du *Šifāʾ-i Maḥmūdī* suit assez fidèlement celle de l'original sanskrit, bien que, dans le manuscrit de Hyderabad, le texte persan soit divisé en trois parties (*jild*) au lieu des six sections (*asthāna*) de l'ouvrage original[24]. Dans la traduction, certains passages du texte sanskrit sont omis, abrégés ou remplacés, tandis que d'autres passages sont développés et interpolés avec des commentaires. Il est aussi possible que le traducteur, et les pandits hindous avec lesquels il travaille, aient eu recours à des commentaires de l'*Aṣṭāṅgahṛdayasaṃhitā*[25]. Cette modalité de traduction est bien illustrée par la description de la doctrine des trois humeurs (*tridoṣa*) qui est donnée au début du premier chapitre (*bāb*) du texte persan :

> Il faut savoir qu'il y a trois types d'humeurs (*aḫlāṭ*) : le vent (*bād*), la bile (*talḫa*) et le phlegme (*balġam*), tandis que, selon certains, il en existe un quatrième type qui est le sang. Chacune des humeurs peut être dans trois conditions (*ḥāl*) : l'excès, la carence et l'équilibre, c'est-à-dire dans sa condition d'équilibre naturel. La condition d'excès présente aussi trois degrés : très forte, modérée et modeste, ainsi que la condition de carence. Si, chez une personne, l'une de ces trois humeurs devient trop présente ou trop absente, cela cause sa mort [...]. Bien que ces trois humeurs soient dans tous le corps, elles ont des demeures établies. Le vent se trouve en

22 Pour les détails concernant la composition de l'ouvrage, je me fonde sur la description de la copie manuscrite conservée à la Library of Vernacular Society de Ahmadabad, fournie dans un article, écrit par le Dr. Zahoori, mais publié de manière anonyme dans le *Bulletin of the Department of History of Medicine* de Hyderabad, voir Zahoori 1964, « On Tibb-a-Mohammad Shahi – Persian version of Ashtanga Hridaya ». Dans la copie conservée à l'Andhra Pradesh Oriental Manuscript Library de Hyderabad, la seule à laquelle j'aie eu accès, il manque la préface et le début du premier chapitre de la traduction. Aucun de ces deux manuscrits ne semble être complet. Munzawī, sur la base d'une communication personnelle, mentionne une troisième copie manuscrite qui est conservée au Musée de Delhi, Munzawī 1382 š./2003, p. 3547 ; je n'ai pas pu avoir accès à la copie de Delhi jusqu'à présent.

23 Maḥmud Begrā transfère plus tard la capitale et le siège de la cour à Champanir.

24 ʿAlī Muḥammad ibn Ismāʿil Aṣawālī Aṣīlī, *Ṭibb-i šifāʾ-i Maḥmūd-šāhī*, ms. Hyderabad, Andhra Pradesh Oriental Manuscript Library and Research Institute, *ṭibb* 181.

25 Voir à ce sujet Zahoori 1964, p. 168.

> dessous du nombril […][26]. Il faut savoir que la vie de l'homme est divisée en trois parties: la première […] qui arrive jusqu'à seize ans est dominée par le phlegme. La seconde […], de dix-sept ans jusqu'à soixante-dix ans, est dominée par la bile, tandis que l'âge de la vieillesse […] est dominé par le vent. De façon analogue, sont divisées les trente parties de la journée: dans les dix premières il y a une augmentation du phlegme, dans les dix suivantes de la bile, et dans les dix dernières du vent. La nuit est divisée de la même manière[27].

Il faut remarquer que la version persane efface complètement le récit de la transmission de l'Āyurveda de Brahma à Prajāpati, de Prajāpati aux Aśvins[28], et ainsi de suite jusqu'au sage Agniveśa, qui est présenté dans les premières strophes du texte sanskrit. Le passage suivant, qui définit les huit divisions de l'Āyurveda, est également omis dans la traduction[29]. L'adaptation persane est introduite par une glose, absente de l'original, qui explique le titre du premier chapitre, et la traduction commence en fait à la sixième strophe du texte sanskrit, c'est-à-dire avec le passage qui énumère les trois *doṣa*. Cependant, le texte est immédiatement interpolé par le traducteur avec la description des trois conditions des humeurs (excès, carence, équilibre) qui semblerait plutôt reprendre et développer le concept exposé dans la dixième strophe du texte sanskrit[30]. Dans la description des trois conditions des humeurs et des trois parties de la vie et de la journée, la traduction ajoute plusieurs éléments de commentaire au texte original, qui rendent le discours plus accessible aux lecteurs non habitués au style des textes ayurvédiques.

Le fait que, selon certains (*baʿżī*), le sang constitue la quatrième humeur est un commentaire ajouté par le traducteur. Cette altération manifeste du texte, insérée juste au début de l'ouvrage, est d'ailleurs très significative car elle confirme la vision alternative de la nature du sang également évoquée par d'autres auteurs musulmans, versés en médecine indienne (§ 1.10.2). Cette description des *doṣa* ne présente pas au lecteur le lexique sanskrit; les concepts de la doctrine sont traduits et expliqués à travers les équivalents arabo-persans.

---

26 S'ensuit la description des demeures des autres humeurs.

27 ʿAlī Muḥammad ibn Ismāʿil Aṣawālī Aṣīlī, *Ṭibb-i šifāʾ-i Maḥmūd-šāhī*, ms. Hyderabad, Andhra Pradesh Oriental Manuscript Library and Research Institute, *ṭibb* 181, f. 1b.

28 Les médecins jumeaux des dieux.

29 Pour le texte original sanskrit, voir Vāgbhaṭa 1999, vol. 1, p. 2; Vogel 1965, p. 45–55; Meulenbeld 1999–2002, vol. Ia, p. 393.

30 Voir en particulier la traduction anglaise de Vogel de ce passage, Vogel 1965, p. 54.

En revanche, le reste du texte évoque assez souvent les termes sanskrits en caractères persans, à partir de la classification des vingt *guṇa*, c'est-à-dire les « qualités » des substances, qui sont données dans le même chapitre[31].

L'assimilation de matériaux indiens se retrouve également dans quelques ouvrages produits dans le sultanat de Malwa, notamment à l'époque de Ġiyāṯ al-Dīn Muḥammad Šāh Ḫaljī (r. 1469–1500), un contemporain de Maḥmud Begrā. Sous Ġiyāṯ al-Dīn, dont la capitale se trouve à Mandu, sont rédigés le *Qurrat al-mulk*, sur la médecine vétérinaire (§ 3.5), et le *Niʿmatnāma*, traité de cuisine comprenant des médicaments, terminé à l'époque de son fils Nāṣir al-Dīn Šāh (r. 1500–1510)[32]. Les recettes du *Niʿmatnāma* comprennent de nombreux termes et de nombreuses substances indiennes. L'influence de la culture ayurvédique est significative en particulier dans certains passages décrivant les effets sur les humeurs, comme dans le cas du bétel (*tāmbūl*) qui élimine l'air (*bād*), la bile (*ṣafrāʾ*) et le phlegme (*balġam*)[33]. Le *Tajribāt al-mujarrabāt-i Ġiyāṯ-šāhī*, dont l'année de composition n'est pas connue, pourrait être un autre ouvrage composé sous Ġiyāṯ al-Dīn[34]. Il s'agit d'un traité médical écrit par Saʿd Allāh Niẓām Zanjānī. Dans la préface, Saʿd Allāh affirme avoir recueilli

31 ʿAlī Muḥammad ibn Ismāʿil Aṣawālī Aṣīlī, *Ṭibb-i šifāʾ-i Maḥmūd-šāhī*, ms. Hyderabad, Andhra Pradesh Oriental Manuscript Library and Research Institute, *ṭibb* 181, f. 3[a]. Les titres originaux de certaines sections (*asthāna*) de l'ouvrage sont aussi gardés en translitération dans la version persane, tels *śārīra*, la section sur l'anatomie, glosée par l'équivalent arabe *tašrīḥ*, et *uttarasthāna*, la dernière section sur la pédiatrie.

32 Titley 2005, p. ix, xii.

33 Titley 2005, f. 139[a] (texte persan), p. 60 (traduction anglaise) ; voir aussi les effets sur les humeurs des médicaments décrits aux ff. 87[b], 142[b] (texte persan), p. 43, 71 (traduction anglaise).

34 « Ḫaljī Ġiyāṯ al-Dīn » dans le manuscrit. Voir aussi Ẓill al-Raḥmān 1986–1987, p. 5. Muhammad Ashraf, l'auteur du catalogue du musée Salar Jung, qui conserve le seul manuscrit connu de l'ouvrage, écrit « under G͟hīyāt͟hu'ddīn K͟hiljī of Gujarat (873–906/1469–1500) » (*sic*), et la même description est mentionnée par Aḥmad Munzawī, Ashraf 1991, p. 33–34 ; Munzawī 1382 š./2003, p. 3333. Or, « Gujarat » constitue certainement une faute de frappe d'Ashraf, qui a été recopiée par Munzawī, car la dynastie des Ḫaljī ne règne pas au Gujarat, mais à Delhi et au Malwa, tandis que le sultan muzaffaride Ġiyāṯ al-Dīn du Gujarat règne cinquante ans plus tard, entre 1554 et 1561. Azeez Pasha attribue l'ouvrage au XVIIIe siècle, tandis que le catalogue dirigé par Rahman avance l'hypothèse qu'il a été composé « when Sultan Maḥmūd Khiljī ruled over Gujarat », dans la deuxième moitié du XVe siècle, Pasha 1966, p. 27 ; Rahman et al., 1982, p. 190. Munzawī écrit également que le traité de Saʿd Allāh Zanjānī aurait été basé sur le *Kifāya-yi Mujāhidiyya*, le *Alfāẓ al-adwiya* et le *Ḏaḫīra Ḫwārazm-šāhī*, Munzawī 1382 š./2003, p. 3333. En fait, la deuxième partie du manuscrit de Hyderabad, qui contient le traité de Saʿd Allāh Zanjānī, comprend des extraits de ces trois ouvrages.

dans cet ouvrage les expériences (*tajribāt*) d'un médecin du sultan ʿAlāʾ al-Dīn Ḫaljī (r. 1296–1316), appelé Malik Lālā: âgé de presque cent ans, son état physique apparaît néanmoins meilleur que celui des jeunes de trente ans[35]. L'ouvrage aborde plusieurs thématiques courantes des traités ayurvédiques et il est divisé en dix chapitres (*faṣl*) dont les deux derniers ne sont pas conservés. Le texte discute les pratiques hygiéniques quotidiennes (*dinacaryā*) conseillées par les médecins hindous afin de préserver la santé, les effets du climat des six saisons indiennes, à commencer par le printemps (*basant*), les propriétés du *halīla* (*Terminalia chebula*), les trois régions (*jāṅgala, ānūpa, sādhāraṇa*) d'origine des plantes, les préparations (*tarākīb*) du *rasāyana* pour prolonger la vie (*ʿumr afzāyad*), les médicaments pour la virilité (*quwwat-i bāh*), le traitement des fièvres et des maladies déterminé par le *saṃnipāta*, c'est-à-dire la combinaison des trois *doṣa*. La méthode de traitement inclut parfois des invocations (*afsūn*) magico-thérapeutiques tirées des deux traditions[36]. Des matériaux et des termes de la médecine indienne se retrouvent dans le [*Kitāb-i*] *Sulaymān-šāhī*, un traité composé en 902/1496–1497 par Qāsim ibn Quṭb ibn Yaʿqūb Ḥakīm. L'ouvrage est principalement consacré à la pathologie et au traitement; il combine des éléments des deux cultures médicales, tout en incluant plusieurs invocations coraniques[37].

Le *Maʿdan al- šifāʾ-i Sikandar-šāhī* est le plus influent des ouvrages persans sur l'Āyurveda rédigés à l'époque pré-moghole. Il est également connu sous le titre de *Ṭibb-i Sikandarī* et il est composé en 918/1512. Il est probable que l'ouvrage ait été composé à Agra, qui en 910/1504 devient la nouvelle capitale de Sikandar Lodī (r. 1489–1517). Bien que Miyān Bhuwa ibn Ḫawāṣṣ Ḫān, savant et noble de l'époque, soit souvent considéré comme l'auteur de cet ouvrage, il est peu vraisemblable que les traductions des sources ayurvédiques, qui sont à la base du *Maʿdan al- šifāʾ*, aient été réalisées par lui-

35 Saʿd Allāh Niẓāmī Zanjānī, *Tajribāt al-mujarrabāt-i Ġiyāṯ-i šāhī*, ms. Hyderabad, Salar Jung Library, pers. *ṭibb* 31, f. 2ᵃ. Le manuscrit de Hyderabad présente plusieurs erreurs de copie qui rendent difficile la lecture de certains passages de la préface. Ashraf date le manuscrit de la fin du XIᵉ/XVIIᵉ siècle, Ashraf 1991, p. 34.

36 Saʿd Allāh Niẓāmī Zanjānī, *Tajribāt al-mujarrabāt-i Ġiyāṯ-i šāhī*, ms. Hyderabad, Salar Jung Library, pers. *ṭibb* 31, ff. 24ᵇ, 28ᵇ, 29ᵇ, 37ᵇ.

37 L'ouvrage a été dédié à un noble de la période de la dynastie Lodī; sur l'identité du dédicataire voir les différentes hypothèses avancées par Reichmuth – Mahmudian, à paraître. Qāsim ibn Quṭb ibn Yaʿqūb Ḥakīm, [*Kitāb-i*] *Sulaymān-šāhī*: ms. Londres, Wellcome Trust Library, pers. 368; ms. Hyderabad, Andhra Pradesh Oriental Manuscript Library and Research Institute, pers. 329, copié en 1174/1760–1761.

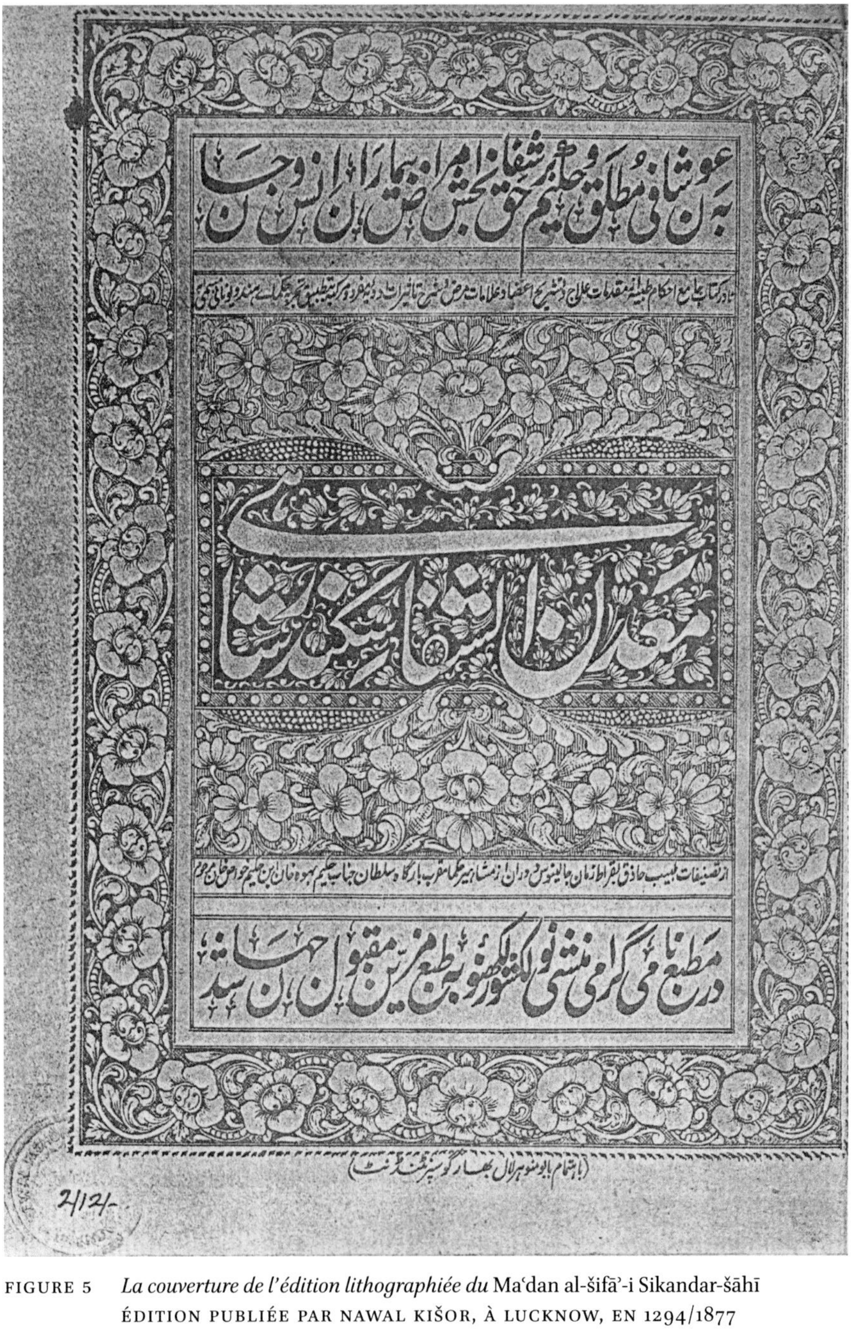

FIGURE 5 *La couverture de l'édition lithographiée du* Maʿdan al-šifāʾ-i Sikandar-šāhī
ÉDITION PUBLIÉE PAR NAWAL KIŠOR, À LUCKNOW, EN 1294/1877

même. Selon une chronique du XVIe siècle, Miyān Bhūwa avait à son service des scribes pour réaliser les copies d'ouvrages et il avait réuni autour de lui un groupe de savants indiens et étrangers: des sélections (*intiḫāb*) de textes sur l'*ḥikmat* (science) ont été réalisées ainsi qu'un livre connu sous le titre de *Ṭibb-i Sikandar-šāhī*[38]. Il est donc tout à fait plausible que Miyān Bhūwa ait assemblé les traductions qu'il a commandées des textes ayurvédiques et qu'il ait ajouté la préface de sa main. Miyān Bhūwa commissionne et inspire la rédaction d'un ouvrage jumeau, sur la musique indienne, le *Lahajāt-i Sikandar-šāhī*, réalisé par Yaḥyā al-Kābulī en collaboration avec deux savants locaux[39].

La préface du *Maʿdan al- šifāʾ* explique que ce volumineux traité constitue, pour l'essentiel, une compilation basée sur des sélections (*ḫulāṣa*) de plus de treize sources indiennes, parmi lesquelles les ouvrages de Suśruta[40], Caraka, Jātūkarṇa, Bhoja, Bheḍa, Vāgbhaṭa, Śārṅgadhara, Vaṅgasena, Kayadutta[41], le *Rasaratnākara*, le *Mādhavanidāna*, le *Cakradatta* et le *Cintāmaṇi*[42]. Vaṅgasena (XIe ou XIIe siècle) est l'auteur du traité *Cikitsāsārasaṃgraha*, appelée aussi *Vaṅgasena*[43], le *Rasaratnākara* de Nityanātha est un ouvrage sur l'alchimie, le *Cakradatta* est un ouvrage sur la thérapeutique de Cakrapāṇidatta, connu aussi sous le titre de *Cikitsāsaṃgraha*[44]. Ce long travail de traduction en persan a dû prendre un certain temps et Miyān Bhūwa rappelle, dans la préface, la difficulté (*mašaqqat*) de la tâche[45].

Le *Maʿdan al- šifāʾ* comporte une introduction (*muqaddama*) et trois sections (*bāb*). La première section présente les principes de la médecine ayurvédique (*muqaddamāt-i ʿilāj*) et elle est divisée en trente-deux chapitres (*faṣl*) qui abordent différents sujets parmi lesquels la classification des saveurs, la

38 Muštāqī 1422/2002, p. 89–90.

39 L'ouvrage est consacré, comme le *Maʿdan al- šifāʾ*, au sultan Sikandar Lodī, voir Sarmadee 1999.

40 Voir l'étude classique de Haas sur le chapitre vingt-trois du premier *bāb* du *Maʿdan al-šifāʾ*, sur les médecins des rois et de l'armée, qui est une traduction du chapitre trente-quatre de la première section (*sūtrasthāna*) l'ouvrage de Suśruta, Haas 1876.

41 Selon Meulenbeld ce médecin pourrait être Kaiyadeva, Meulenbeld 1999–2002, vol. IIa, p. 206, note 576.

42 Ce texte pourrait être le *Vaidyacintāmaṇi* de Vallabhendra ou Vallabhācārya (voir Meulenbeld 2000, vol. IIa, pp. 481–489), bien que l'on retrouve différents textes médicaux sanskrits portant le titre de *Cintāmaṇi*, voir Rahman et al. 1982, p. 247; Meulenbeld 1999–2002, vol. IIa, p. 505; Meulenbeld 1999–2002, vol. III, p. 94.

43 Meulenbeld 1999–2002, vol. IIa, p. 223–228.

44 Voir Meulenbeld 1999–2002, vol. IIa, p. 86–90.

45 Bhuwa Ḫān 1294/1877, p. 3.

chirurgie et les instruments chirurgicaux, les propriétés des boissons et des aliments, la doctrine et la pathologie des humeurs, la préparation des électuaires (*maʿjūn*), les poids, la nomenclature des remèdes et l'analyse du pouls. De nombreux chapitres de cette section sont des traductions de chapitres de la première section (*sūtrasthāna*) du *Suśrutasaṃhitā*. Certains chapitres sont extraits du *Śārṅgadharasaṃhita*, tel le chapitre (*nāḍīparīkṣādividhi*) sur l'analyse du pouls de la première section de l'ouvrage de Śārṅgadhara qui correspond au vingtième chapitre (*dar maʿrifat-i nabż*) du premier *bāb*. Le deuxième *bāb* du *Maʿdan al-šifāʾ* est le chapitre le plus court de l'ouvrage ; il est divisé en neuf *faṣl* consacrés à l'embryologie et à l'anatomie (*kaifiyyat-i ḫalqat-i insān wa tašrīḥ-i aʿżā-yi ān*). Tout le deuxième *bāb* constitue une adaptation de la troisième section (*śārīrasthāna*) du *Suśrutasaṃhitā*, bien que le premier chapitre du texte sanskrit, sur la philosophe du *sāṃkya*, n'ait pas été conservé dans la version persane.

La troisième section, sur les symptômes et le traitement des maladies (*ʿalāmat-i marż wa ʿilāj-i ān*), est la plus longue et elle occupe plus des deux tiers de l'ouvrage. La majorité de ces quatre-vingt-sept chapitres est consacrée à des pathologies spécifiques ou à des parties du corps, tandis que la partie finale comprend quelques *faṣl* sur d'autres sujets, parmi lesquels la virilité et la calcination des métaux (*kuštan-i dhātuhā*). L'organisation des chapitres du dernier *bāb* se base sur le modèle du *Mādhavanidāna* de Mādhava, qui est divisé en soixante-dix chapitres. Les autres chapitres du texte persan, à partir du soixante-et-unième, abordent la majorité des arguments exposés dans les derniers chapitres (de soixante-huit à quatre-vingt-un) du *Mādhavacikitsā*, un ouvrage sur le traitement de Mādhava qui, jusqu'au chapitre soixante-sept, est structuré comme le *Mādhavanidāna*. Bien que basé sur le modèle de Mādhava, le troisième *bāb* intègre également de nombreux matériaux tirés d'autres ouvrages ayurvédiques, dont les textes de Śārṅgadhara et de Vaṅgasena, ainsi que le *Rasaratnākara* et le *Yogamuktāvalī*.

Parmi les ouvrages de son genre, le *Maʿdan al- šifāʾ* constitue un texte qui intègre de nombreux termes du lexique médical sanskrit en translitération persane. Cela est bien illustré dans le chapitre cinq de la première partie, portant sur les instruments chirurgicaux, qui constitue une traduction du chapitre huit (*śastrāvacāraṇīya*) de la première section du *Suśrutasaṃhitā* et nomme les termes originaux de l'ensemble des vingt instruments décrits dans le texte. Ce chapitre offre un autre exemple intéressant pour comprendre comment la source sanskrite est commentée avec des gloses dans le but de la rendre plus claire. Le texte persan remarque que, selon Suśruta, la forme des instruments se déduit de leurs noms, ce qui évidemment ne devait pas être compréhensible aux lecteurs non hindous. Pour cette raison, un paragraphe qui explique de façon détaillée la forme et les dimensions des instruments est intégré dans la version persane[46].

La parution du *Maʿdan al- šifāʾ* constitue l'un des moments fondamentaux de l'histoire des études persanes sur l'Āyurveda. L'importance du *Maʿdan al-šifāʾ* dans la culture scientifique indo-musulmane est remarquée même dans quelques ouvrages historiques, tel le *Wāqiʿāt-i Muštāqī* de Rizq Allāh Muštāqī et le *Tārīḫ-i Dāʾūdī* de ʿAbd Allāh: une telle attention est plutôt rarement réservée aux textes médicaux[47]. Selon Muštāqī, «En Inde, il n'existe pas un ouvrage sur la médecine qui soit plus réputé (*muʿtabar*)»[48]. La compilation de Miyān Bhūwa devient l'un des textes persans sur la médecine indienne les plus lus par les médecins musulmans de l'Asie du Sud. Elle est souvent copiée sous forme manuscrite et l'édition lithographiée est imprimée deux fois vers la fin du XIXe siècle (figure 5)[49]. Le début du siècle suivant voit la publication de sa traduction en ourdou, réalisée par Šayḫ Muḥammad ʿAẓīm Allāh, et intitulée *Mujarrabāt-i Ṭibb-i Sikandarī*[50]. On trouve également une traduction en latin de la table des matières dans une copie manuscrite du XVIe siècle de l'ouvrage (voir figure 6)[51].

Pour résumer, la période des sultanats pré-moghols est caractérisée par la parution de différents genres de sources persanes qui exposent le savoir des médecins indiens. Cette production se développe pendant environ deux siècles, entre la première moitié du XIVe siècle et les deux premières décennies du XVIe siècle. Les premiers efforts des médecins musulmans du XIVe siècle aboutissent à des chapitres insérés dans des textes mixtes et au traité de Ḫwāja Šams Mustawfī, qui était probablement une monographie sur l'Āyurveda, mais dont le contenu ne peut pas être évalué avec précision. Cette tendance évolue avec les écrits parus pendant le XVe siècle et les premières décennies du XVIe siècle, c'est-à-dire la dernière phase de l'époque des sultanats. Ce groupe d'ouvrages comprend les trois traductions de l'ouvrage attribué à Śālihotra qui sont effectuées pour les sultans Aḥmad Walī Bahmanī (r. 1422–1435) de Gulbarga, Ġiyāṯ al-Dīn Šāh Ḫaljī (r. 1469–1500) de Malwa, et Muẓaffar Šāh II (r. 1511–

46 Bhuwa Ḫān, *Maʿdan al- šifāʾ-i Sikandar-šāhī*, ms. Cambridge, Cambridge University Library, pers. Gg 2.12, ff. 17^a–18^b; voir aussi Suśruta 1907, vol. 1, p. 65–70.

47 Le passage du *Tārīḫ-i Dāʾūdī* de ʿAbd Allāh, une histoire des dynasties Lodī et Sūr composée à l'époque de Jahāngīr, est traduit dans Elliot – Dowson 1872, vol. IV, p. 451.

48 Muštāqī 1422/2002, p. 79–80.

49 La première est publiée par Nawal Kišor, à Lucknow, en 1294/1877.

50 Publiée à Kanpur en 1902.

51 Cette copie était conservée à Hambourg. La table des matières en latin a été éditée par Fridericus Dietz, voir Dietz 1833, p. 170–179, elle est aussi reproduite dans Fonahn 1910, p. 19–21.

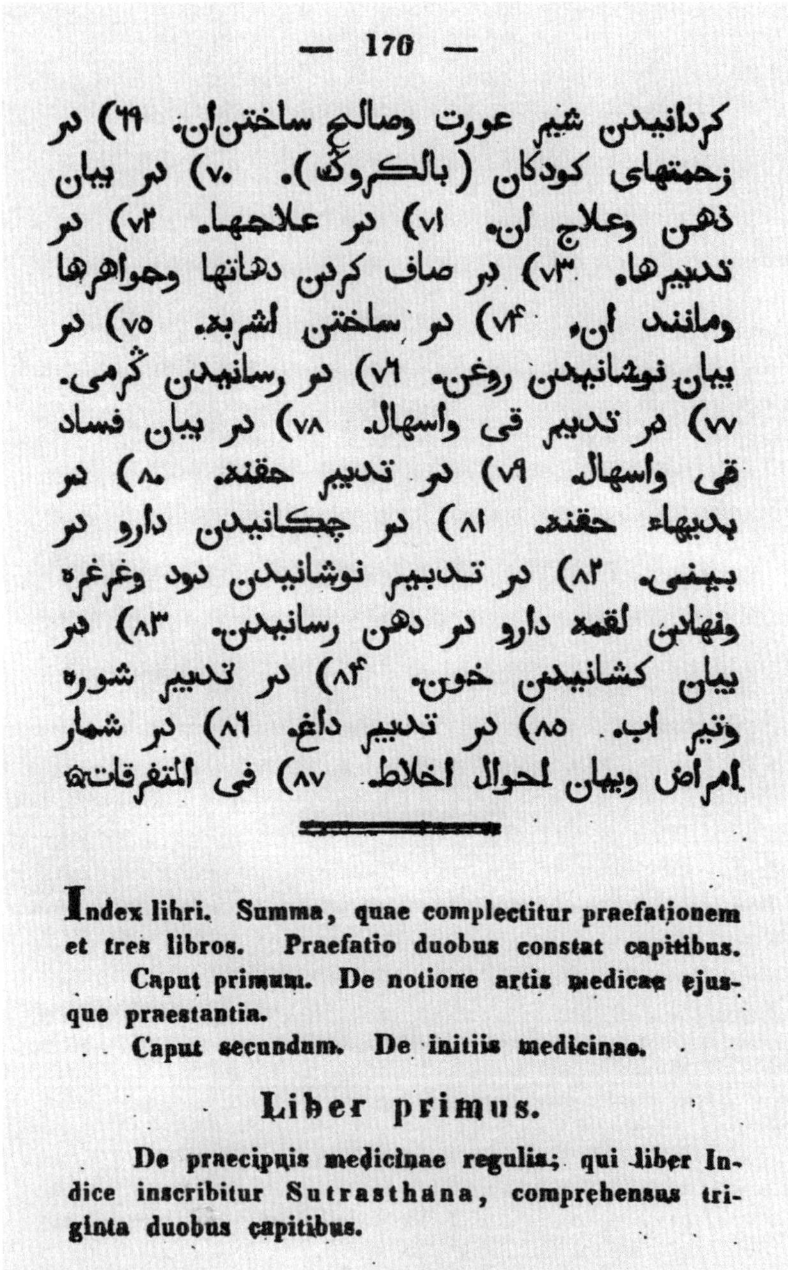

— 176 —

کردانیدن شیر عورت وصالح ساختن ان. ۶۹) در
زحمتهای کودکان (بالکروک). ۷۰) در بیان
ذهن وعلاج ان. ۷۱) در علاجها. ۷۲) در
تدبیرها. ۷۳) در صاف کردن دهانها وجواهرها
ومانند ان. ۷۴) در ساختن اشربه. ۷۵) در
بیان نوشانیدن روغن. ۷۶) در رسانیدن گرمی.
۷۷) در تدبیر قی واسهال. ۷۸) در بیان فساد
قی واسهال. ۷۹) در تدبیر حقنه. ۸۰) در
بدبیهاء حقنه. ۸۱) در چکانیدن دارو در
بینی. ۸۲) در تدبیر نوشانیدن دود وغرغره
ونهادن لقمه دارو در دهن رسانیدن. ۸۳) در
بیان کشانیدن خون. ۸۴) در تدبیر شوره
وتیر اب. ۸۵) در تدبیر داغ. ۸۶) در شمار
امراض وبیان احوال اخلاط. ۸۷) فی المتفرقات

Index libri. Summa, quae complectitur praefationem et tres libros. Praefatio duobus constat capitibus.

Caput primum. De notione artis medicae ejusque praestantia.

Caput secundum. De initiis medicinae.

Liber primus.

De praecipuis medicinae regulis; qui liber Indice inscribitur Sutrasthana, comprehensus triginta duobus capitibus.

FIGURE 6 *Une page de la table des matières du* Maʿdan al-šifāʾ-i Sikandar-šāhī, *avec la traduction en latin, éditées par Fridericus Dietz*

FRIDERICUS DIETZ, ANALECTA MEDICA EX LIBRIS MSS. PRIMUM EDIDIT, LIPSIA, 1833, P. 176

1526) du Gujarat, qui montrent l'intérêt porté à la médecine vétérinaire à cette période[52]. Ces ouvrages plus tardifs sont en majorité des monographies sur le savoir indien, et notamment des adaptations de sources sanskrites, comme le *Šifāʾ-yi Maḥmūdī* et le *Maʿdan al-šifāʾ*.

Le changement d'approche et de dimension entre les textes du XIVᵉ siècle et ceux des deux siècles suivants, c'est-à-dire le passage des chapitres aux monographies, est lié au changement des modalités et des moyens de production de ces ouvrages. Les premiers textes du XIVᵉ siècle ne sont pas des traités commandités par des nobles. En revanche, la majorité des ouvrages sur la médecine et la médecine vétérinaire indiennes parus par la suite, à l'époque pré-moghole, sont des traités compilés pour des souverains et des nobles. La réalisation de ces textes implique souvent la mise en place de couples de traducteurs de différentes religions qui doivent collaborer pendant des périodes assez longues. Il s'agit évidemment d'une entreprise dispendieuse qui aurait difficilement pu s'accomplir à cette époque sans le support des groupes aristocratiques musulmans. Ces textes sont produits dans plusieurs régions et centres contrôlés par les musulmans: le Gujarat, le Deccan (Dawlatabad et Gulbarga), le Malwa et Agra. Quelques-uns de ces textes jouissent aux cours des siècles suivants d'une diffusion importante parmi les médecins musulmans de l'Asie du Sud, notamment le *Ṭibb-i Šihābī* de Šihāb al-Dīn Nāgawrī et le *Maʿdan al-šifāʾ*. En revanche, le modèle de mécénat de l'époque des sultanats n'a pas dans l'ensemble le même impact. La fin de l'époque des sultanats amorce un déclin du mécénat des élites indo-musulmanes envers ce genre de textes médicaux, déclin qui s'étale sur plus d'un siècle.

3.2 Le sultanats du Deccan et la concurrence des savants étrangers

Le changement des conditions culturelles et politiques est manifeste durant les sultanats du Deccan (fin du XVᵉ siècle – seconde moitié du XVIIᵉ siècle) qui sont contemporains des Moghols. Les milieux intellectuels et religieux des sultanats du Deccan, dont certains adoptent le chiisme comme religion d'État pour un certain temps, sont caractérisés par l'arrivée de nombreux immigrants étrangers, notamment en provenance des villes et des centres culturels de l'Iran safavide. Les deux principaux centres au Deccan pour la production de textes médicaux persans à cette période, sont Ahmadnagar, la capitale des Niẓām Šāh à l'époque de Burhān Šāh I (r. 1509–1553), et Hyderabad, la capitale des

52 Voir le chapitre 3.5.

Quṭb Šāh, notamment sous le règne de sultan Muḥammad Qulī (r. 1580–1612). Plusieurs traités médicaux sont dédiés à ces sultans et ils sont composés pour eux, surtout à Muḥammad Qulī. Cependant, aucun de ces textes n'est un traité sur l'Āyurveda. L'élite médicale persanophone des cours de Burhān Šāh et de Muḥammad Qulī est dominée par la présence d'éminents médecins musulmans étrangers, notamment des Iraniens, versés dans les sources de l'école avicennienne. Les principaux ouvrages médicaux produits pour ces sultans sont en consequence des traductions et des commentaires des classiques des traditions arabe et persane.

Néanmoins, il serait réducteur d'interpréter cette tendance uniquement comme le résultat de l'influence du groupe des savants étrangers sur les courants scientifiques de l'époque. D'abord, il faut souligner que cette tendance ne concerne pas uniquement la médecine : les sultans chiites de Hyderabad et d'Ahmadnagar ne semblent pas non plus commander de traductions persanes de sources sanskrites concernant d'autres branches du savoir indien. En outre, il faut considérer que le mécénat des élites musulmanes à cette époque ne concerne pas uniquement l'arabe et le persan mais aussi les langues indiennes. Un exemple bien connu de ce phénomène est le patronage du télougou par Ibrāhīm Quṭb Šāh (r. 1550–1580) qui, avant de devenir sultan, a vécu en exil à Vijayanagar. Le père du fondateur de la dynastie Niẓām Šāh est un brahmine converti à l'islam. L'auteur du *Paraśurāmapratāpa*, une encyclopédie sur le *dharmaśāstra* qui inclut des parties sur la médecine, bénéficie du patronage de la cour d'Ahmadnagar, probablement à l'époque du sultan Burḥān[53]. Par conséquent, il faut souligner que la production en langue persane n'est pas complètement représentative des interactions culturelles entre musulmans et hindous qui se produisent sur la scène du Deccan, à l'époque postmédiévale.

Malgré ces limites, la culture médicale du Deccan est marquée durant cette période par la parution du *Dastūr al-aṭibbāʾ*, une longue étude de la médecine ayurvédique qui s'affirme comme l'un des traités persans de référence sur ce sujet. En outre, quelques autres ouvrages persans traduisent et intègrent des matériaux indiens. En 914/1508–1509, Ḥakīm Walī Gīlānī, médecin à la cour de Burhān Šāh I, écrit le *Sitta-yi żarūriyya*, traite sur l'hygiène. L'ouvrage comprend quelques notions et termes tirés de la culture locale. Dans le premier chapitre, sur l'air et le climat, l'auteur rapporte la classification indienne des saisons et souligne la grande différence qui existe entre le climat de l'Inde et celui du Khorasan. Pour cette raison, il remarque qu'en Inde les maladies causées par la bile noire sont plus nombreuses que celles résultant de la bile

53 Voir Meulunbeld 2000, vol. IIa, p. 270 ; Wujastyk 2005, p. 111.

jaune et du phlegme, tandis que très peu de maladies sont causés par le sang[54]. Muḥammad Qulī «Jāmī» réalise une traduction abrégée des enseignements sur l'érotologie du *Kokaśāstra* qu'il dédie au sultan ʿAbd Allāh Quṭb Šāh (r. 1626–1672). Le traducteur est un savant de Hyderabad et son adaptation persane comprend certaines des prescriptions médicales qui accompagnent couramment ce genre de traités indiens[55].

Le *Dastūr al-aṭibbāʾ* est connu également sous le titre de *Iḫtiyārāt-i Qāsimī*, du nom de son auteur Muḥammad Qāsim Hindūšāh Firišta (né vers 978/1570)[56]. Firišta est né en Iran et a grandi à Ahmadnagar, où son père est employé comme précepteur du fils du sultan Murtażā (r. 1565–1588)[57]. À la mort de ce dernier, il quitte Ahmadnagar et s'installe à Bijapur, où il entre au service du sultan Ibrāhīm ʿĀdil Šāh II (r. 1580–1627), l'auteur du *Kitāb-i nawras*, une collection de *dhrupad*[58], rédigée en dakhni, qui invoque également des divinités hindoues. Le *Dastūr al-aṭibbāʾ* est certainement composé à la période où Firišta est au service de la cour de Bijapur; cependant, il ne dédie pas l'ouvrage à son patron. À Bijapur, peu de temps avant le traité de Firišta, est produit également le *Nujūm al-ʿulūm*, composé selon toute probabilité à l'époque de ʿAlī ʿĀdil Šāh (r. 1557–1579), voire par le sultan lui-même[59]. Il s'agit d'une encyclopédie richement illustrée sur l'astrologie et d'autres savoirs qui rassemble des matériaux de la culture indienne et de la tradition musulmane tout en incluant un chapitre (xiv) sur la médecine[60].

Le *Dastūr al-aṭibbāʾ* se compose d'une introduction (*muqaddima*), de trois chapitres (*maqāla*) et d'une conclusion (*ḫātima*). Le *muqaddima* aborde les

---

54 Walī Gīlānī 1393š/2014–2015, p. 50.

55 Muḥammad Qulī, *Laḏḏat al-nisāʾ*, ms. Londres, British Library, add. 17,489. Une autre version abrégée (*intiḫāb*) des matériaux du *Kokaśāstra* est réalisée à Bidar par Ḫwājagī Šīrwānī, à la période de la dynastie des Barīd Šāh (1492–1619), voir Ashraf 1991, p. 49. Rahbar Fārūqī signale une traduction en dakhnī, ou proto-ourdou, réalisée à Golconde vers le XVIIe siècle par Pīrzāda Mīrān Ḥusaynī, sous le titre de *Tuḥfa al-ʿāšiqīn*, probablement à partir d'une version persane antérieure, Fārūqī 1420/1999, p. 150. Le nom du traducteur et le lieu de sa tombe (Langar ḥawż) indiquent qu'il est probablement l'un des successeurs (*pīrzāda*) du maître soufi Mīrān Ḥusayn Ḥamawī (m. 1049/1638, Golconde).

56 Le *Dastūr al-aṭibbāʾ* a été publié également en version lithographiée, qui est parue en 1901, à Amritsar, voir Ẓill al-Raḥmān 1392/2013, p. 340, qui souligne le fait que cette version lithographiée contient de nombreuses erreurs.

57 Hambly 1999.

58 Un genre classique de musique vocale.

59 Dans une étude récente, Emma Flatt propose d'attribuer la paternité du texte à ʿAlī ʿĀdil Šāh, voir Flatt 2011.

60 Voir aussi le chapitre xxiii, probablement sur le *rasāyana*, Flatt 2011, p. 243.

principes de la médecine indienne et il est divisé en neuf paragraphes (*fāʾida*). Le premier expose la doctrine des sept *dhātu* (glosé par l'arabe *arkān*), le suivant les trois humeurs (*doṣa*, glosé par *aḫlāṭ*) et le troisième les cinq éléments (*tattva*, glosé par l'arabe *ʿanāṣir*). Le quatrième analyse les causes (*ʿilal*) des maladies qui sont de sept types, dont trois simples (*mufrad*) et trois composés (*murakkab*). Les premières sont les maladies caractérisées par la prédominance (*ġalaba*) d'une seule des trois humeurs, les deuxièmes par celle de deux ou plusieurs humeurs, selon les associations suivantes : (i) *bād* et *ṣafrāʾ*, (ii) *bād* et *balġam*, (iii) *ṣafrāʾ* et *balġam*, et (iv) par les trois ensemble[61]. Le suivant, très concis, divise les méthodes de traitement en deux types : *śodhan*, qui consiste à extraire (*qalʿ*) les humeurs du corps, tels les purgatifs et le clystère, et *saman*, dont le but est de dissoudre (*taḥlīl*) les humeurs dans le lieu où elles se trouvent, c'est-à-dire les médicaments[62]. Le sixième expose les dix règles que le médecin doit suivre pour faire le moins d'erreurs possible. Il doit considérer (i) où se trouve l'humeur pathogène, c'est-à-dire si elle est dans le chyle, dans le sang, dans le chair ou dans les os, (ii, iii) la région, la terre et l'air, (iv) la force du malade, (v) son appétit et son alimentation, (vi) ses habitudes, (vii) son âge, (viii) son tempérament, c'est-à-dire s'il est *bādī*, *balġamī* ou *ṣafrāʾī*, ou composé par deux ou trois humeurs, (ix) les états (*avasthā*, glosé par *ḥālhā*) du malade, par exemple si *balġam* est prédominant le premier jour, *bād* le dernier et *ṣafrāʾ* le jour intermédiaire ; la dernière (x) concerne la vanité du médecin qui peut considérer et traiter de façon trop simple une maladie, tandis que le médecin prudent s'informe régulièrement sur l'état du malade[63]. Le septième *fāʾida* offre une description assez détaillée des six saisons et de leurs effets, tandis que les deux derniers *fāʾida* concernent l'alimentation et l'hygiène.

Le premier chapitre est consacré aux remèdes simples et aux aliments (*adwiya-yi mufrada*), présentés selon l'ordre alphabétique persan. Au début, l'auteur précise avoir reporté fidèlement (*qalam bar qalam*) ce qui est énoncé à ce sujet dans les textes éminents (*muʿtabar*) de médecins indiens, tels Vāgbhaṭa, le *Śataślokī*[64], les dictionnaires des remèdes (*nighaṇṭu*) et d'autres[65]. Le deuxième *maqāla* concerne les remèdes composés et il est divisé en quinze sous-chapitres qui exposent : (i) les hilarants (*mufarriḥāt*), (ii) les électuaires

61 Firišta, *Dastūr al-aṭibbāʾ*, ms. Copenhague, Det Kongelige Bibliotek, pers. XXII, f. 10ᵇ.

62 Firišta, *Dastūr al-aṭibbāʾ*, ms. Copenhague, Det Kongelige Bibliotek, pers. XXII, f. 12ᵃ.

63 Firišta, *Dastūr al-aṭibbāʾ*, ms. Copenhague, Det Kongelige Bibliotek, pers. XXII, f. 12ᵇ.

64 Un titre porté par différents ouvrages en sanskrit sur les médicaments, voir Meulenbeld 1999–2002, vol. IIa, p. 158, 234 ; Meulenbeld 1999–2002, vol. IIb, p. 134.

65 Firišta, *Dastūr al-aṭibbāʾ*, ms. Téhéran, Kitābḫāna-yi Majlis, pers. 5521/1, p. 21 ; ms. Copenhague, Det Kongelige Bibliotek, pers. XXII, f. 17ᵇ.

(*maʿjūnāt*), (iii) les stomachiques (*jawārišāt*), (iv) les pastilles (*aqrāṣ*), (v) les pilules (*ḥubūbāt*), (vi) les poudres (*safūfāt*), (vii) les dentifrices (*sanūnāt*), (viii) les huiles (*rūġanhā*), (ix) les décoctions (*maṭbūḫāt*), (x) les sirops (*ašriba*), (xi) les pommades et les cataplasmes (*marham*, *żimād*), (xii) les clystères et les suppositoires, (xiii) les gargarismes et les sternutatoires (*saʿūṭ*), et, enfin, les remèdes simples et composés du *rasāyana* (xiv et xv).

Bien que l'Āyurveda constitue la thématique principale de l'ouvrage, le *Dastūr al-aṭibbāʾ* comprend également des références aux médecins de la tradition arabo-persane. Au début du deuxième chapitre, l'auteur écrit que les médecins indiens utilisent moins les *mufarriḥāt* et les *maʿjūnāt* car ils croient que dans le climat indien ce type de médicaments devient acide. Firišta inclut donc également des formules des médecins musulmans, comme celle d'un *mufarriḥ* pour soigner le malaise consécutif à l'ivresse (*ḫumār*) préparé par le médecin iranien Rustam Jurjānī, pour le sultan Murtażā, à Ahmadnagar[66]. Parmi les électuaires, Firišta expose un *maʿjūn* utilisé par les Indiens pour traiter la dépendance à l'opium[67]. Le troisième chapitre s'intéresse au traitement des maladies. Il est divisé en cent soixante sous-chapitres (*faṣl*), chacun abordant une pathologie spécifique ou une partie du corps, à partir des affections de la tête. Les titres des chapitres utilisent la nomenclature arabo-persane, tandis que la traduction indienne des noms de maladies est souvent précisée au début d'un *faṣl*. La conclusion du *Dastūr al-aṭibbāʾ*, divisée en trois paragraphes (*tafṣīl*), analyse la classification des six saveurs et des trois régions d'origine (*deśa*) des médicaments, c'est-à-dire aride (*jāṅgala deśa*), marécageux (*ānūpa deśa*) et intermédiaire (*sādhāraṇa deśa*), tandis que le dernier constitue une liste alphabétique des noms des médicaments et des aliments, en hindi, persan et arabe[68].

Au cours de l'ouvrage, le discours de Firišta utilise et combine plusieurs registres narratifs. Il a recours à l'autorité des textes classiques, comme le traité de Vāgbhaṭa, et il mentionne également des savants de son époque, comme son compatriote Rustam Jurjānī et Bīmā Jī, le médecin de la cour d'Ibrāhīm ʿĀdil Šāh II (§ 2.3.2). En outre, il utilise l'expérience personnelle qu'il a acquise de la médecine indienne, comme d'ailleurs le font plusieurs autres auteurs musulmans de traités persans sur ce sujet. Le texte du *Dastūr al-aṭibbāʾ* comprend plusieurs références aux auteurs indiens et à leurs ouvrages. À cet égard, on peut supposer que Firišta a étudié ces textes, ou, du moins, certains

66 Firišta, *Dastūr al-aṭibbāʾ*, ms. Copenhague, Det Kongelige Bibliotek, pers. XXII, f. 62ª.

67 Firišta, *Dastūr al-aṭibbāʾ*, ms. Copenhague, Det Kongelige Bibliotek, pers. XXII, f. 64ª.

68 Firišta, *Dastūr al-aṭibbāʾ*, ms. Copenhague, Det Kongelige Bibliotek, pers. XXII, ff. 171ª–176ª.

d'entre eux, avec son enseignant indien, Caturbhuj al-Hind. En même temps, il a acquis certains matériaux à travers le contact avec d'autres savants hindous, comme le montre le chapitre sur les stomachiques, où il évoque un *jawāriš* utilisé par Bīmā Jī[69].

En conclusion, au Deccan, une contribution majeure au développement des études musulmanes sur la médecine ayurvédique est apportée à cette époque par la parution du *Dastūr al-aṭibbāʾ* de Firišta, le plus important nouveau traité en persan sur ce sujet, après le *Maʿdan al-šifāʾ*. L'ouvrage de Firišta, comme le *Nujūm al-ʿulūm*, est produit à Bijapur, ville qui à cette époque connaît une immigration moins importante de médecins iraniens, par rapport aux sultanats limitrophes d'Ahmadnagar et de Hyderabad. D'ailleurs, on peut noter qu'aucune traduction persane des traités médicaux arabes ne semble avoir été réalisée pour les sultans ʿĀdil Šāh de Bijapur. Il faut également observer que le *Dastūr al-aṭibbāʾ* est paru à l'époque où la charge de « chef des médecins » (*raʾis al-aṭibbāʾ*) de la cour de Bijapur est occupée par le *vaidya* Bīmā Jī. Pourtant, dans l'ensemble, au XVIe siècle et au XVIIe siècle, la production de ces textes demeure une tendance mineure des études médicales persanes des auteurs musulmans opérant au Deccan, dont l'attention se concentre davantage sur les sources de la tradition arabo-persane. À plus grande échelle, au cours de la deuxième moitié du XVIe siècle, des tendances analogues caractérisent la production des textes médicaux sur la scène moghole, qui sera analysée dans le chapitre suivant.

3.3 Le monde moghol jusqu'à 1707 : stagnation et renouveau

La première partie de l'époque moghole est marquée par un changement de paradigme dans l'activité de traduction, qui abandonne le modèle de l'époque des sultanats. Les quatre-vingts premières années de la période moghole, à partir de l'ascension de Bābur en 1526, jusqu'à la mort d'Akbar en 1605, voient la parution d'un nombre limité de textes en persan sur l'Āyurveda, malgré les traductions persanes de textes sanskrits et les traités médicaux composés par les savants opérant à la cour moghole. Ce ralentissement est causé par différents facteurs. D'abord, la médecine ayurvédique ne fait pas partie du programme « impérial » de traduction des sources sanskrites en persan qui est lancé par Akbar (r. 1556–1605) et poursuivi par Dārā Šikōh (m. 1069/1659). L'attention de ces deux personnages se concentre davantage sur les sources à

69 Firišta, *Dastūr al-aṭibbāʾ*, ms. Copenhague, Det Kongelige Bibliotek, pers. XXII, f. 66a.

caractère épique, historique et sur l'hindouisme, comme le *Mahābhārata*, le *Rāmāyaṇa*, le *Rājataraṅgiṇī*[70], le *Laghuyogavāsiṣṭha* et les *Upaniṣad*.

Akbar commande à ʿAbd al-Qādir Badāʾūnī (m. 1024/1615) la traduction de l'*Atharvaveda*, qui inclut des nombreuses incantations et quelques notions médicales. Toutefois, compte tenu de la fonction politique des traductions réalisées pour Akbar à partir du sanskrit[71], il est plus raisonnable de supposer que l'intérêt de cet empereur pour l'*Atharvaveda* concerne davantage des parties comme celle sur les incantations pour le souverain, plutôt que les éléments médicaux. En fait, Badāʾūnī rencontre des difficultés ; c'est pourquoi Fayżī (m. 1004/1595) et ensuite Ḥājjī Ibrāhīm Sirhindī sont, à leur tour, chargés de traduire le texte. Cependant, malgré ces multiples efforts, il semble que la traduction n'ait pas été achevée[72]. L'*Āʾīn-i Akbarī* d'Abū al-Fażl ʿAllāmī (m. 1011/1602) donne une définition assez concise de l'Āyurveda (*āyurbēd*)[73] et mentionne quelques notions à caractère philosophique[74] et normatif, par exemple le fait que le coupable d'une agression doit rembourser les frais médicaux[75].

Le domaine scientifique indien qui, à l'époque d'Akbar, semble se lier, dans une certaine mesure, à la construction du discours impérial moghol correspond plutôt à celui des mathématiques et de l'astrologie, bien qu'il s'agisse d'une question dont les contours demeurent encore très peu étudiés. Toutefois, on peut observer que les deux seuls textes scientifiques sanskrits, insérés par Abū al-Fażl dans la liste des traductions faites pour Akbar, concernent les mathématiques et l'astronomie, dont l'adaptation persane du *Līlāvatī* de Bhāskara, sur l'arithmétique et la géométrie, qui est réalisée en 995/1587 par Fayżī, le frère d'Abū al-Fażl[76]. En outre, Akbar inaugure la coutume de nommer des

70 Une histoire du Cachemire de Kalhaṇa.

71 Voir Ernst 2003a, p. 178–183 ; Truschke 2011.

72 Badāʾūnī 1986, vol. 2, p. 216 ; Abū al-Fażl ʿAllāmī 1872, vol. 1, p. 115, voir en particulier la note de bas de page à la traduction anglaise, Abū al-Fażl ʿAllāmī, *The Ā-īn-i Akbarī*, 1873, vol. 1, p. 105, note 1.

73 Abū al-Fażl ʿAllāmī 1877, vol. 2, p. 119, sur la définition de l'Āyurveda, qu'il affirme être un savoir pris (*bar girifta*) du premier Veda.

74 Abū al-Fażl ʿAllāmī 1877, vol. 2, p. 82, sur la constitution du corps selon le Vedānta ; p. 120–124, sur le *karmavipāka* ; pour la traduction anglaise, voir Abū al-Fażl ʿAllāmī, *The Ā-īn-i Akbarī*, 1894, vol. 3, p. 175–177, 235–244.

75 Ainsi que l'interdiction des aliments provenant de l'habitation d'un médecin et d'un chirurgien, Abū al-Fażl ʿAllāmī 1877, vol. 2, p. 151, 172 ; pour la traduction anglaise, voir Abū al-Fażl ʿAllāmī, *The Ā-īn-i Akbarī*, 1894, vol. 3, p. 287, 324.

76 Abū al-Fażl mentionne également un traité d'astronomie, Abū al-Fażl ʿAllāmī 1872, vol. 1, p. 115–116 ; pour la traduction anglaise, voir Abū al-Fażl ʿAllāmī, *The Ā-īn-i Akbarī*, 1873, vol. 1, p. 104–105.

hindous comme astrologues de cour, avec le titre de *jyotiṣarāja*, une pratique qui est poursuivie par ses successeurs[77].

Un autre facteur important est la composition du milieu des auteurs de traités médicaux. À la cour d'Akbar, comme à celle de son contemporain Muḥammad Qulī de Hyderabad, les savants étrangers, et notamment les Iraniens émigrés de l'empire safavide, constituent le groupe de médecins le plus nombreux et le plus influent. Les textes majeurs composés par ce groupe de savants sont des commentaires et des traductions en arabe et en persan du *Qānūn fī al-ṭibb* d'Ibn Sīnā et du *Qānūnča* de Čaġmīnī, qui sont rédigés par Abū al-Fatḥ Gīlānī (m. 997/1589), par son fils Fatḥ Allāh Gīlānī et par Ḥakīm ʿAlī Gīlānī (m. 1018/1609). Comme dans les sultanats d'Ahmadnagar et de Hyderabad, le développement du genre des traductions et des commentaires des sources médicales arabes, est donc accompagné par un fléchissement de l'activité de traduction des sources ayurvédiques.

L'étude de matériaux médicaux indiens n'est pas complètement absente mais elle occupe clairement une place mineure dans ce contexte. Yūsuf ibn Muḥammad «Yūsufī» est l'un des premiers médecins et écrivains émigrés de l'époque moghole, et il est associé à la cour des deux premiers souverains de cette dynastie, Bābur (1526–1530) et Humāyūn (r. 1531–1540 et 1555–1556). Il réalise une traduction persane du chapitre sur le pouls du *Qānūn fī al-ṭibb*[78], mais en même temps s'intéresse au lexique indien, auquel il dédie un poème (*qaṣīda*) de quelques pages[79]. On peut imaginer que ce type de composition rimée vise également à faciliter la mémorisation des termes locaux, ce qui devait être important notamment pour un savant d'origine étrangère, comme l'auteur, qui a besoin de se familiariser avec la nomenclature médicale de base de l'hindi. Les progrès accomplis par Yūsuf ibn Muḥammad sont illustrés par l'un des derniers ouvrages qu'il compose, lorsqu'il est en Inde, le *Riyāż al-adwiya*, dont le premier chapitre mentionne les noms hindis des remèdes simples (*mufrada*)[80].

---

77 Sarma 2000. Sur le rôle de l'astrologie dans la propagande moghole, à cette époque, voir l'étude d'Eva Orthmann, qui remarque cependant que l'horoscope indien d'Akbar a probablement été rédigé avant la phase de réformes religieuses réalisées par cet empereur, Orthmann 2005, p. 109–110.

78 La traduction porte le titre de *Dalā'il al-nabż* et elle connaît une diffusion significative parmi les médecins musulmans. Yūsuf ibn Muḥammad est l'auteur de plusieurs autres traités médicaux persans, dont certains composés avant qu'il n'émigre en Inde.

79 Voir Hakala 2015.

80 Mublī 2012, p. 379. Le *Riyaż al-adwiya* est un traité sur les remèdes simples et composés; il est écrit en 946/1539–1540 et il est dédié à Humāyūn.

À la cour d'Akbar exercent également quelques médecins musulmans d'origine indienne, dont Šayḫ Bīnā ibn Ḥasan. Ce médecin et chirurgien, dont le père Šayḫ Ḥasan est aussi un médecin, est originaire de la région du Panjab[81]. Bīnā ibn Ḥasan rapporte dans son ouvrage qu'il a étudié la médecine avec son père ainsi qu'avec d'autres maîtres. L'historien ʿAbd al-Qādir Badāʾūnī estime qu'à un certain moment, il est devenu la proie d'hallucinations malicieuses, dont il ne précise pas de manière exacte la nature[82]. En 996/1588, Bīnā ibn Ḥasan compose le *Ḫulāṣa-yi Bīnā* (Épitomé de Bīnā). Dans la préface, l'auteur écrit qu'il a rédigé un nouveau compendium (*muḫtaṣar-i jadīd*) des livres de l'Inde, mais en réalité certaines parties semblent être basées sur le *Maʿdan al-šifāʾ-i Sikandar-šāhī*[83]. L'ouvrage est divisé en soixante-dix-huit chapitres (*faṣl*), consacrés à la pathologie et au traitement des maladies. Les chapitres sont arrangés selon le modèle nosographique tiré du *Mādhavanidāna* de Mādhava, bien que les quatre premiers chapitres du *Ḫulāṣa-yi Bīnā* concernent les médicaments ; et que le deuxième chapitre de Mādhava, sur les fièvres, corresponde au cinquième chapitre de l'ouvrage persan. Le texte utilise aussi d'autres sources, comme dans le second chapitre, sur les médicaments pour induire le vomissement, qui fait référence à une méthode tirée de l'ouvrage de Caraka[84]. L'un des derniers, le soixante-seizième, expose les méthodes pour la purification (*ṣaf kardan*) des métaux[85]. Bien que Bīnā ibn Ḥasan ajoute huit chapitres au modèle de Mādhava, le *Ḫulāṣa-yi Bīnā* n'inclut pas d'introduction sur les principes doctrinaux de la médecine ayurvédique.

Le XVIIᵉ siècle connaît une reprise significative des études en persan sur la médecine ayurvédique. Le facteur principal qui influence ce changement d'orientation est le renouvellement du milieu des auteurs et des traducteurs des textes médicaux. Les deux auteurs les plus importants de la scène moghole de la première moitié du XVIIᵉ siècle, Amān Allāh Ḫān et Nūr al-Dīn Šīrāzī, ne sont plus des savants émigrés, mais des médecins originaires de l'Inde. Les deux savants ont certainement des contacts et Nūr al-Dīn dédie à Amān Allāh l'un de ses ouvrages[86]. Amān Allāh Ḫān 'Amānī' (m. 1046/1637) rédige le *Dastūr al-hunūd*, une adaptation persane du *Madanapālanighaṇṭu*, appelé

81 Voir Azmi 2004, p. 143.

82 Badāʾūnī 1986, vol. 3, p. 237–238.

83 Bīnā ibn Ḥasan, *Ḫulāṣa-yi Bīnā*, ms. New Delhi, Jamia Millia University, Zakir Husayn Library, pers. A 14, ff. 1^a–1^b.

84 Bīnā ibn Ḥasan, *Ḫulāṣa-yi Bīnā*, ms. Londres, Wellcome Trust Library, pers. 601, f. 3^b.

85 Basé sur le chapitre sur la calcination des métaux de la troisième section du *Maʿdan al-šifāʾ-i Sikandar-šāhī*.

86 Il s'agit du *Qusṭās al-aṭibbāʾ*, un dictionnaire des termes médicaux.

aussi *Madanavinoda*, un *nighaṇṭu* (dictionnaire) des médicaments et des aliments qui avait été composé en 1375 pour Rāja Madanapāla, un souverain hindou qui régnait à Kāṣṭhā, au nord de Delhi[87]. L'ouvrage sanskrit est organisé en treize parties consacrées à différents types de substances, parmi lesquelles les médicaments végétaux (i), les épices (ii), les métaux et les minéraux (iv), les arbres (v), les fruits (vi), les légumes (vii), les liquides (viii), les viandes (xii), tandis que la dernière expose les règles d'hygiène. Dans la préface, Amān Allāh explique que la version persane est basée sur une sélection d'extraits (*iḫtiyār*) du texte original. En outre, le traducteur abandonne la division en treize chapitres et arrange les contenus du *nighaṇṭu* selon un schéma plus familier au lecteur persan. Le premier chapitre (*bāb*), qui occupe la plus grande partie de l'ouvrage, est consacré aux médicaments simples (*mufrada*), présentés dans l'ordre alphabétique persan. Le deuxième *bāb* concerne les aliments préparés (*maṭbūḫ*), qui constituent le sujet du onzième chapitre de l'original (*dhānyakṛtānnādināmavarga*). L'introduction (*muqaddama*) efface les louanges aux divinités hindoues et aborde des thématiques traitées dans la dernière partie de l'original (*miśrakavarga*), dont les saisons de l'année, tandis que certaines pratiques journalières d'hygiène du *dinacaryā* sont glosées par des catégories tirées des préceptes d'hygiène (*asbāb-i ẓarūriyya*) de la tradition arabe (§1.7). Au début de l'introduction, le traducteur ajoute un paragraphe sur la pathologie (*mawādd-i amrāż*) qui présente les humeurs et le rôle du sang dans la pensée indienne, et un paragraphe sur les *haft dhātu*[88].

Amān Allāh Ḫān compose aussi le *Ganj-i bād-āward*, un volumineux traité de pharmacologie. Dans la préface, l'auteur présente une liste détaillée des ouvrages qu'il a utilisés pour la rédaction de son livre, dont la grande majorité est composée de sources persanes et arabes. Il utilise également plusieurs textes sur l'Āyurveda, dont les ouvrages de Suśruta, Bhoja, le *Yogaratnāvalī*[89] et le *Kāmaśāstra*, et il emploie des textes persans qui abordent ce sujet, dont le *Šifā' al-maraż* de Šihāb al-Dīn Nāgawrī, sa traduction du *Madanavinoda*, et le *Majmū'a-yi Šamsī* de Ḫwāja Šams Mustawfī qui est donc certainement

87 Sur l'ouvrage sanskrit voir Sastry 2010; Meulenbeld 1999–2002, vol. IIa, p. 187–189; Pingree 2001a, p. 702.

88 Amān Allāh Ḫān, *Dastūr al-hunūd*, ms. New Delhi, Jāmi'a Hamdard, 9864. Le manuscrit de Hyderabad (Salar Jung Library, pers. *ṭibb* 91) inclut un troisième chapitre qui aborde les thématiques traitées dans la conclusion (*ḫātima*) du manuscrit de Delhi.

89 Il s'agit d'un titre utilisé par plusieurs ouvrages médicaux sanskrits, dont le *Yogaratnāvalī* de Gangādhara, qui aborde la *materia medica*, la thérapie et les préparations métalliques, et le *Yogaratnāvalī* de Śrīkaṇṭhapaṇḍita, qui, entre autre, discute du traitement des poisons, voir Meulenbeld 1999–2002, vol. IIa, p. 446–447, 449, 466, 473–774, 546.

lu jusqu'à à cette époque. Un chapitre du *Ganj-i bād-āward*, le second de la deuxième section (*ganjūr*) de l'ouvrage, est consacré aux remèdes des médecins indiens (*murakkabāt-i ḥukamāʾ-i hind*). Le chapitre se trouve divisé en cinq paragraphes (*ʿaqd*), le premier traite des propriétés (*ḫawāṣṣ*) de quelques médicaments indiens (*baʿżī dawā-yi hind*), le deuxième des remèdes composés (*murakkabāt*), le suivant des poisons (*iṣlāḥ-i sammiyyāt*), tandis que les deux derniers sont consacrés aux formules composées du *rasāyana*. La production d'Amān Allāh Ḫān combine donc deux tendances qui, avant lui, se sont manifestées de manière séparée, dans le cas des auteurs et des traités précédents. Il réalise une nouvelle traduction persane d'un ouvrage ayurvédique, peut-être aussi grâce aux moyens dont il dispose en vertu de son haut rang social. En même temps, il compile un traité encyclopédique qui incorpore le savoir non musulman comme une nouvelle branche de la culture médicale d'expression persane de l'Inde.

L'encyclopédie de Nūr al-Dīn Muḥammad ʿAbd Allāh Šīrāzī poursuit également l'intention d'intégrer la culture indienne dans la tradition médicale persane, et vice-versa. Nūr al-Dīn est issu d'une famille qui compte des savants versés dans l'étude des traditions indiennes. Sa mère est la sœur d'Abū al-Fażl ʿAllāmī, l'auteur du *Āʾīn-i Akbarī*, et de Fayżī, le traducteur du *Līlāvatī*, qui compose également un traité sur le Vedānta, le *Šāriq al-maʿrifat*[90]. Šāh Jahān (r. 1628–1657) confère à Nūr al-Dīn le titre de ʿAyn al-Mulk, qui avait été celui de son père, et sous Awrangzeb, il est employé comme chef des appartements royaux (*diwān-i buyutāt*) à Agra[91]. Il dédie à Šāh Jahān le *Alfāż al-adwiya*, qui date de 1038/1628–1629. Il s'agit d'un dictionnaire des médicaments simples qui intègre le lexique indien et qui a connu une diffusion importante parmi les médecins musulmans en Asie du Sud[92].

Entre 1642 et 1647, Nūr al-Dīn compile le *ʿIlājāt-i Dārā Šikōhī*, l'un des plus longs traités médicaux à caractère encyclopédique rédigés en persan en Asie du Sud, qui comprend plusieurs extraits de textes arabes et persans plus anciens[93]. L'ouvrage inclut également des paragraphes et des passages concernant le savoir indien qui abordent le traitement, la pharmacopée, l'analyse du pouls,

90 Voir Ernst 2010.

91 Kāẓim 1868, p. 344.

92 Nūr al-Dīn Šīrāzī, *Alfāż al-adwiya* ms. Londres, Wellcome Trust Library, pers. 202/a.

93 La copie conservée à la Bibliothèque nationale de France de Paris (supplément persan 342, 342B, 342A) est divisée en trois volumes, comptant en tout 1712 feuillets (3424 pages) de dimensions assez grandes. Cette copie, illustrée par des miniatures, a été transcrite en 1192–1193/1778–79 par Bīžan Jīv un médecin zoroastrien de Surat. Sur le *ʿIlājāt-i Dārā Šikōhī* voir Speziale 2010c.

les aliments, l'iatrochimie (*murakkabāt-i rasāyan*), les systèmes de mesure, et également des chapitres sur la musique indienne (*rāg-i hindūstān*) et sur la doctrine du souffle des yogis. Nūr al-Dīn combine le discours scientifique courant des traités avicenniens avec des éléments tirés de la philosophie mystique musulmane et des matériaux indiens et semble ainsi conjuguer pleinement les différents intérêts de son dédicataire, le prince soufi Dārā Šikōh. Cependant, il faut souligner que Nūr al-Dīn compose son ouvrage quelques années avant 1653, date à partir de laquelle l'attention de Dārā Šikōh se concentre principalement sur la traduction des sources hindoues[94].

Le court paragraphe sur le pouls, le dernier du cinquième chapitre (*guftār*), confirme l'idée de la similitude entre le vent (*vāta*) ayurvédique et la bile noire (*sawdāʾ*) avicennienne, qui se retrouve dans d'autres ouvrages persans (§ 1.10). Nūr al-Dīn écrit que lorsque le mouvement (*raftār*) du pouls est semblable à celui du serpent (*mār*), les médecins indiens considèrent cela comme un symptôme de l'excès de bile noire (*bisyār-i sawdāʾ*). Or, le *Śārṅgadharasaṃhitā* associe justement l'augmentation de *vāta* au mouvement du serpent[95]. La façon dont Nūr al-Dīn traduit le concept montre clairement qu'il considère *vāta* et *sawdāʾ* comme des concepts interchangeables et que, dans ce passage, il considère la traduction conceptuelle de *vāta* par *sawdāʾ* plus cohérente que sa traduction lexicale par *bād*. La méthode que l'auteur adopte pour insérer le savoir indien dans la structure de l'ouvrage ne suit pas le modèle du *Firdaws al-ḥikma* d'al-Ṭabarī, qui consiste à aborder le sujet dans une section spécifique, et qui est repris par d'autres traités, à partir du *Majmūʿa-yi Żiyāʾī* de Żiyāʾ Muḥammad ʿUmar Ġaznawī. Nūr al-Dīn n'enferme pas le sujet dans un seul chapitre mais le dissémine dans différentes sections, en l'intégrant dans l'ordre thématique des matières de son ouvrage. Il s'agit d'une modalité plus comparable à celle du *Šifāʾ al-maraż* de Šihāb al-Dīn Nāgawrī, un ouvrage que Nūr al-Dīn a certainement bien connu vu qu'il le mentionne dans la bibliographie du *ʿIlājāt-i Dārā Šikōhī*.

À l'époque de Šāh Jahān, le *Śārṅgadharasaṃhitā* est traduit en persan sous le titre de *Miqrāż al-amrāż*. Le traducteur, qui cache intentionnellement son nom, précise avoir réalisé la version persane pour un certain Šams al-Dīn

94 Voir D'Onofrio – Speziale 2011, p. 41, 45.

95 Pour le diagnostic des deux autres *doṣa*, Nūr al-Dīn explique que le mouvement de la grenouille est un symptôme de prépondérance de la bile (*ṣafrāʾ*), ce qui correspond à la vision du *Śārṅgadharasaṃhitā*, et il associe au phlegme le mouvement de la sangsue, tandis que selon le *Śārṅgadharasaṃhitā* le mouvement de cet animal est un symptôme de *vāta*, Nūr al-Dīn Šīrāzī, *ʿIlājāt-i Dārā Šikōhī*, ms. Téhéran, Kitābḫāna-yi Majlis, pers. 6224, p. 425. Śārṅgadhara 2003, p. 14–15.

Muḥammad[96]. Le traducteur conserve la structure en trois parties de l'ouvrage de Śārṅgadhara, bien qu'il opère des changements dans la division du texte en chapitres. La première section (*khaṇḍa*) de texte original comprend sept chapitres; la deuxième, douze; la troisième, treize[97]. La première partie (*bāb*) de la version persane présente neuf chapitres; la deuxième, quinze; et la troisième, quatorze. Par exemple, le cinquième chapitre (*kalādikākhyāna*), sur l'anatomie, de la première partie du *Śārṅgadharasaṃhitā*, est divisé en deux chapitres dans la version persane (*faṣl* iv et v), tandis que le dernière paragraphe du septième chapitre (*rogagaṇanā*), sur les poisons, est traité comme un chapitre séparé, le neuvième. Le traducteur utilise souvent le terme hindi *dōkh* pour se référer aux *doṣa*, cependant il utilise plutôt les termes persans (*bād, talḫa et balġam*) pour traduire les trois humeurs[98].

Le renouveau des études du XVIIe siècle est marqué par les ouvrages dédiés à Awrangzeb (r. 1658–1707), dont on a déjà étudié le patronage, qui montre une reprise des modèles typiques des époques abbasside et des sultanats pré-moghols. En 1079/1668, Abū al-Fatḥ Čištī réalise une adaptation à partir de l'hindawī (*az zabān-i hindawī*) du *Mādhavanidāna* de Mādhava, ou d'un commentaire de ce texte, avec le titre de *Mir'āt al-ḥukamā'-i Awrang-šāhī*. Abū al-Fatḥ a parmi ses disciples le médecin hindou Ladhamal ibn Bhairav qui, dans son ouvrage, se réfère à Abū al-Fatḥ par le titre de Jālīnūs al-zamān, « Galien de son âge »[99]. En outre, le contexte de production de cette traduction est étroitement associé à l'enseignement et à la transmission de l'ouvrage ayurvédique parmi les savants musulmans. Abū al-Fatḥ précise qu'il réalise la traduction du *Nidān* après l'avoir étudié (*ba'd taḥqīq*) avec son maître (*ustād*) *šayḫ* Šams al-Dīn Muḥammad, lequel a obtenu une copie de l'ouvrage au cours d'un voyage[100]. Deux ans après, en 1081/1670, Abū al-Fatḥ compose le *Dār al- šifā'-i Awrang-šāhī* dans lequel il dit avoir recueilli (*jam' kardam*) des connaissances tirées des sources persanes et indiennes (*čand ṭibb az zabān fars wa hind*). Le texte, avec des parties en vers, est divisé en une introduction (*muqaddama*) et cent-cinquante-cinq chapitres (*bāb*), consacrés en majorité au traitement des maladies, selon l'ordre *az sar tā qadam*, et avec des parties sur les pathologies

96 Vraisemblablement un personnage éminent de l'époque, dont le texte fait l'éloge dans la préface; peut-être le maître d'Abū al-Fatḥ Čištī qui s'appelle aussi Šams al-Dīn Muḥammad (voir plus bas).

97 Voir Śārṅgadhara 2003.

98 *Miqrāż al-amrāż*, ms. Montréal, Library of McGill University, OL 7785/30.

99 Ladhamal ibn Bhairav, *Baḥr al-fawā'id*, ms. Londres, Wellcome Trust Library, pers. 88, f. 2b.

100 Abū al-Fatḥ, *Mir'āt al-ḥukamā'-i Awrang-šāhī*, ms. Londres, Wellcome Trust Library, pers. 31, f. 4b.

des femmes et des enfants. Les deux premiers chapitres introduisent les symptômes et le traitement des trois humeurs de l'Āyurveda[101], le troisième présente les *maʿjūnāt* (électuaires), tandis que les pathologies de la tête sont abordées à partir du quatrième chapitre. Vers la fin de l'ouvrage, on retrouve des chapitres sur des thématiques variées, parmi lesquelles l'analyse du pouls (cxxxiii), les émétiques, la purification et les oxydes des métaux.

Dans le *Dār al-šifāʾ*, Abū al-Fatḥ intègre et transcrit de nombreux termes hindis, à commencer par le lexique de la pathologie. Comme d'autres savants musulmans, il rapporte la différence d'opinion entre les médecins des deux écoles, comme au sujet des organes du corps concernés par la mélancolie. En outre il a recours à des dires du prophète, comme la tradition de Muḥammad au sujet des jours les plus propices pour l'application des ventouses (chap. cxxxviii). Les ouvrages d'Abū al-Fatḥ montrent les deux approches complémentaires à l'étude de la pathologie qui s'affirment dans ce genre de textes. Dans la première, il présente le modèle indien de Mādhava, tandis que dans la deuxième il arrange le savoir indien selon le critère nosographique de la tradition arabo-persane, en ajoutant une introduction sur les *doṣa* qui est absente dans le premier ouvrage.

Parmi les traités sur ce sujet dédiés à Awrangzeb, le *Ṭibb-i Awrang-šāhī* de Darwīš Muḥammad Īmīnābādī est celui qui connaît la diffusion la plus notable. Son auteur est originaire d'Eminabad, un centre proche de Gujranwala, à nord de Lahore. Avant d'écrire le *Ṭibb-i Awrang-šāhī*, Darwīš Muḥammad compose le *Miftāḥ al-ḥikma*, un petit poème médical, compilé en 1061/1651. Šāh Jahān lui offre un village du district de Gujranwala, comme récompense pour avoir soigné une femme du harem[102]. Darwīš Muḥammad structure le *Ṭibb-i Awrang-šāhī* en sept chapitres (*bāb*)[103]. Le premier, en vingt-huit paragraphes (*faṣl*)[104], décrit les principes de la discipline. Parmi les sujets abordés on retrouve la constitution corporelle, la doctrine des éléments et des humeurs, les sept *dhātu*, la génération de l'embryon, l'anatomie – qui est cependant présentée de façon très succincte –, la pathologie, les saveurs, les âges de la vie, le lexique pharmacologique, l'hygiène, l'alimentation, la sexualité, l'utilisation des huiles, le diagnostic du pouls et des urines. Le deuxième chapitre aborde

101 Abū al-Fatḥ, *Dār al- šifāʾ-i Awrang-šāhī*, ms. New Delhi, Jāmiʿa Hamdard, pers. 1973, ff. 4ᵃ–5ᵃ.

102 Le village prend le nom de Darwīš, Barzgar 1380/2001.

103 Dans le manuscrit de Londres, Wellcome Trust Library, pers. 202/c, qui est cependant incomplet, le deuxième chapitre correspond au cinquième des autres copies. Le chapitre trois de cette copie correspond donc au deuxième chapitre des autres manuscrits.

104 Trente dans le ms. de Londres.

la thérapeutique des maladies (*muʿālajat-i amrāż*), en soixante-et-onze *faṣl*. L'ordre des paragraphes est arrangé *grosso modo* selon le modèle du *Mādhavanidāna* de Mādhava, bien qu'il comporte plusieurs variations. Les maladies des femmes sont traitées dans un chapitre séparé, qui comprend vingt-et-un paragraphes. Le quatrième, en dix *faṣl*, analyse les poudres et la purification des métaux (*kuštan-i dhāthā wa ṣāf sāẖtan*). Le suivant, qui compte huit paragraphes, expose des questions hétérogènes, dont la purgation, le vomissement, l'application de gouttes dans le nez, le réchauffement du corps et le cautère. Les deux chapitres finaux décrivent les remèdes composés, en treize paragraphes, et les remèdes simples, présentés dans l'ordre alphabétique persan.

L'auteur inclut des connaissances musulmanes et compare certaines conceptions des savants avicenniens et des médecins ayurvédiques, parfois pour défendre l'opinion des premiers, comme dans le discours sur les éléments et les humeurs (§ 1.12.). Bien que Darwīš Muḥammad soit un soufi déclaré, il ne cherche pas à établir d'analogies à caractère mystique mais reste attaché à une perspective scientifique et organique. Dans le quatorzième *faṣl* du premier chapitre, il expose le concept de *ōjas*, c'est-à-dire le fluide vital du corps[105]. Darwīš Muḥammad explique qu'il s'agit de la quintessence (*ẖulāṣa*) des sept *dhātu* et traduit *ojas* par le concept de *rūḥ-i ḥaywānī*, c'est-à-dire l'« esprit animal » de la médecine gréco-arabe[106]. Une perspective analogue, qui place le discours sur un plan plus rationaliste et plus scientifique que religieux, se retrouve dans l'utilisation de certains passages du Coran par l'auteur. Dans le paragraphe (xxi) sur le sommeil et l'éveil du premier chapitre, il expose les différentes conceptions de ce phénomène dont celle qui le considère comme un événement naturel (*amr-i ṭabʿī*). À cet égard, il relate le passage coranique (78 : 9) où il est affirmé que Dieu a créé le sommeil pour le repos de l'homme[107]. Le médecin soufi n'a pas ici recours aux vertus talismaniques des versets coraniques, mais il intègre l'enseignement du livre sacré comme un élément du discours scientifique. Cette utilisation « rationaliste » des traditions islamiques se rapproche de la méthode selon laquelle Akbar Arzānī, un autre médecin, en relation avec le milieu soufi, qui a vécu vers la même époque, structure son ouvrage sur le *ṭibb al nabawī*[108].

105 Sur le terme et le concept d'*ōjas* dans l'Āyurveda, voir Wujastyk 1998, p. 29–30.

106 Darwīš Muḥammad, *Ṭibb-i Awrang-šāhī*, ms. Londres, Wellcome Trust Library, pers. 202/c, p. 22.

107 Darwīš Muḥammad, *Ṭibb-i Awrang-šāhī*, ms. Londres, Wellcome Trust Library, pers. 202/c, p. 34.

108 Le commentaire sur le *ṭibb al nabawī* d'Akbar Arzānī s'intéresse davantage au traitement,

Dans la deuxième moitié du XVIIe siècle, les remèdes indiens sont également évoqués dans un ouvrage majeur composé en Iran, le *Tuḥfa al-Muʾminīn* de Mīr Muʾmin Ḥusaynī Tunakābunī. Cette thématique ne constitue pas un aspect récurrent des textes médicaux composés dans le monde safavide et il est possible que l'auteur ait été stimulé par les tendances des ouvrages indo-persans, qui sont certainement connues de plusieurs médecins iraniens. Le *Tuḥfa al-Muʾminīn* est un traité sur les médicaments dédié au souverain safavide Šāh Sulaymān (r. 1666–1694). Au début de son livre, Mīr Muʾmin souligne qu'il a aussi utilisé des textes indiens, parmi lesquels l'ouvrage de Suśruta, sans cependant spécifier quelle version[109]. Rieu remarque que la connaissance des remèdes simples indiens exposés dans cet ouvrage indique bien que son auteur vécut « pendant longtemps » en Inde[110]. Cependant, il faut noter que les sources d'époque, pourtant assez détaillées, faisant mention des médecins iraniens éminents qui ont émigré en Inde, n'incluent jamais Mīr Muʾmin parmi eux. D'ailleurs, dans son ouvrage sur les médicaments, le médecin indien Nāfiʿ al-Ṣiddīqī al-Jāʾisī (XVIIIe siècle), mentionne justement la pharmacopée de Mīr Muʾmin comme un exemple d'ouvrage persan dont l'utilisation n'est pas facile en Inde (§ 1.6).

En conclusion, l'époque des grands Moghols connaît une évolution graduelle des études persanes sur l'Āyurveda. Au cours de la deuxième moitié du XVIe siècle, l'orientation intellectuelle arabophile de l'élite médicale étrangère relègue temporairement la traduction du savoir indien à une position plus marginale, bien que certains savants liés à l'entourage moghol, tels que Yūsuf ibn Muḥammad et Šayḫ Bīnā ibn Ḥasan, continuent à étudier le lexique et les matériaux non musulmans. Au siècle suivant, les médecins étrangers sont encore présents en Inde mais ils jouent un rôle de moins en moins important, par rapport à la période d'Akbar. Ce phénomène s'accompagne de la montée de l'influence des savants musulmans indianisés, comme Amān Allāh Ḫān et Nūr al-Dīn Šīrāzī, dont les ouvrages englobent le savoir des hindous dans le genre des encyclopédies médicales persanes. Amān Allāh Ḫān travaille à ses ouvrages environ à l'époque où, au Deccan, Muḥammad Qāsim Firišta écrit le *Dastūr al-aṭibbāʾ*.

À l'époque d'Awrangzeb, la médecine ayurvédique peut enfin s'affirmer comme une thématique principale des traités persans dédiés à un souverain moghol, lorsque l'orientation disciplinaire de la traduction doit s'adapter au

---

aux aliments et à l'hygiène, et il relègue les questions à caractère magique dans un court chapitre séparé, voir Speziale 2010a, p. 203–204.

109 Mīr Muʾmin Ḥusaynī 1376 š./1997, p. 5; Richter-Bernburg 1978, p. 130–131.

110 Rieu 1881, p. 477b.

changement du contexte culturel de la cour. Ce phénomène est contemporain d'un autre événement principal dans l'histoire des interactions scientifiques entre les deux traditions, à savoir la parution des premiers ouvrages scientifiques persans composés par des savants hindous (§ 2.4.). Le XVIIe siècle voit également la réalisation de quelques traductions de sources indiennes concernant la médecine vétérinaire (§ 3.5.). Cette période s'achève ainsi avec un renouveau sensible des études persanes sur la médecine ayurvédique qui pose les bases des volumineuses études de la *materia medica* indienne qui voient le jour au cours des deux siècles suivants.

3.4 L'époque moghole tardive et les États princiers : l'âge d'or des pharmacopées

L'époque moghole tardive est marquée par le déclin progressif du pouvoir politique central, ce qui favorise la naissance de nombreux États princiers contrôlés par des dynasties musulmanes et hindoues. De nombreux auteurs d'ouvrages médicaux et scientifiques persans sont actifs au cours de cette période dans les nouvelles capitales régionales des principautés indiennes, dont certaines deviennent des centres capables d'attirer des savants d'autres régions. Les deux derniers siècles de l'utilisation du persan en Asie du Sud sont caractérisés par une production articulée de textes scientifiques et médicaux qui ne semble pas du tout présager du déclin qui aura lieu à la fin du XIXe siècle. Les ouvrages persans à caractère encyclopédique composés en Asie du Sud au cours du XVIIIe siècle et du XIXe siècle, comme le *Maḫzan al-ʿulūm* de Vraja Mohana, constituent une autre manifestation emblématique du dynamisme de l'utilisation savante du persan à cette époque[111]. Les raisons du déclin se trouvent davantage dans le changement des caractéristiques du contexte politique, religieux et linguistique, que dans la perte de vitalité des études scientifiques persanes (§ 4).

Les écrits sur la médecine indienne sont caractérisés par la parution de nouveaux ouvrages en persan, en particulier dans le domaine de la pharmacopée et du traitement. C'est à cette époque que s'affirme le genre du traité persan monographique sur les remèdes de la *materia medica* indienne et que sont composées les études majeures sur ce sujet, dans le style du *farhang* (dictionnaire). En même temps, le phénomène de rayonnement de la culture scienti-

111 Sur Vraja Mōhana, voir le chapitre 2.4. Sur les encyclopédies, voir Casari – Speziale 2001, p. 920.

fique persane parmi les savants hindous se consolide et il atteint son moment paroxystique. L'émergence de cette classe de savants hindous, versés dans la langue persane, favorise notamment l'augmentation des interactions linguistiques et pédagogiques avec les savants musulmans. Les deux phénomènes ne sont probablement pas disjoints, car il est vraisemblable que ce contexte linguistique ait facilité la tâche des médecins musulmans qui, à la même époque, produisent des études approfondies du lexique pharmacologique indien. Cette période connaît également une importante activité de production manuscrite de traités dans ces domaines. De nombreuses copies d'ouvrages persans sur la médecine ayurvédique, composés au cours de siècles précédents, remontent à cette époque, ainsi que les copies manuscrites de plusieurs textes dont la date ou la période de composition ne sont pas connues avec précision.

Šāh Ahl Allāh (m. 1190/1776) et Muḥammad Šarīf Ḫān (m. vers 1222/1807) exercent à Delhi, capitale des derniers souverains moghols. Tous deux sont issus d'influentes familles des savants musulmans et, malgré la différence d'âge qui les sépare, ils se sont peut-être connus à la Madrasa-yi Raḥīmiyya, l'école établie par ʿAbd al-Raḥīm, le père de Šāh Ahl Allāh (§ 1.11). Šāh Ahl Allāh semble être le seul membre important de sa famille à terminer ses études médicales et à exercer la profession de *ḥakīm* (médecin)[112]. Ces deux auteurs structurent leur traité sur la médecine ayurvédique de façon différente. L'ouvrage de Šāh Ahl Allāh combine des formes complémentaires d'organisation du savoir, dont le dictionnaire et l'étude du traitement, c'est-à-dire une modalité analogue à celle déjà expérimentée par des auteurs précédents, comme Muḥammad Qāsim Firišta et Darwīš Muḥammad. En revanche, Šarīf Ḫān développe une seule de ces formes, le dictionnaire (*farhang*) persan des remèdes indiens.

Šāh Ahl Allāh compose le *Takmila-yi hindī* (Perfection indienne), traité assez compact sur la médecine et la thérapeutique indiennes (figure 7). Dans sa préface, l'auteur revient sur l'une des raisons principales de ces études. Il explique avoir rédigé son ouvrage afin que les savants de l'école grecque (*ahl-i yūnān*) puissent travailler dans la plupart des localités (*akṯar-i qariyāt*) indiennes, où les médicaments qu'ils utilisent ne sont pas disponibles (*muyassar*)[113]. L'introduction (*muqaddima*) du *Takmila-yi hindī* résume et précise quelques concepts de base du savoir ayurvédique. Šāh Ahl Allāh expose la doctrine des trois *doṣa*, liste les remèdes simples spécifiques pour le traitement de chaque humeur, et présente quelques notions concernant l'analyse du pouls,

112 Voir les études de Rizvi sur Šāh Walī Allāh (m. 1176/1762) et son fils Šāh ʿAbd al-ʿAzīz (m. 1824) qui ne mentionnent pas d'autres médecins dans la famille, Rizvi 1980, 1982.

113 Šāh Ahl Allāh, *Takmila-yi hindī*, ms. Hyderabad, Andhra Pradesh Oriental Manuscript Library and Research Institute, pers. 403, f. 1^{b}.

des urines et des saveurs. La partie (*fā'ida*) suivante de l'ouvrage se présente sous la forme d'un dictionnaire des remèdes simples indiens classés selon l'ordre alphabétique persan. La description aborde principalement les propriétés et les utilisations des médicaments. La partie finale de l'ouvrage est consacrée à la thérapeutique des maladies. Le premier paragraphe aborde la fièvre, ce qui montre une influence du modèle du *Mādhavanidāna*. Il expose les symptômes des fièvres associées aux humeurs de la doctrine ayurvédique, le vent (*tab-i bādī*), la bile (*tab-i talḫa*), le phlegme (*tab-i balġamī*), ainsi qu'à une combinaison de l'altération des trois humeurs (*tap-i sanpāt*). Cependant, le reste du texte est arrangé plutôt selon l'ordre de la culture musulmane, à partir des pathologies de la tête, avec des parties sur les maladies des femmes et sur les oxydes des métaux. Šāh Ahl Allāh donne également des prescriptions transmises par des médecins musulmans ainsi que des prescriptions pour la syphilis (*ātišak*).

On ne connaît pas l'année de composition de l'ouvrage. Cependant, à partir des quelques détails fournis par Šāh Ahl Allāh dans les préfaces de ses textes, il est possible que le *Takmila-yi hindī* ait été composé après la traduction de l'arabe du *Mūjaz al-Qānūn* et avant l'écriture du *Takmila al-yūnānī* (Perfectionne grecque). Le *Takmila al-yūnānī*, le complément avicennien du *Takmila-yi hindī*, est un ouvrage sur le traitement des maladies: il commence par la fièvre et, ensuite, il est ordonné *az sar tā qadam*[114]. L'approche de Šāh Ahl Allāh diverge donc de celle d'autres auteurs musulmans comme Šihāb al-Dīn Nāgawrī, Amān Allāh Ḫān et Nūr al-Dīn Šīrāzī qui cherchent à présenter et à amalgamer les connaissances des deux traditions dans le même ouvrage. Šāh Ahl Allāh répartit les savoirs des deux écoles dans des traités distincts mais complémentaires, il privilégie ainsi une perspective qui permet de présenter de façon bien séparée les deux formes de traitement. Il faut rappeler que Šāh Ahl Allāh est le premier savant musulman qui a fait le choix d'utiliser l'adjectif *yūnānī* pour définir le savoir avicennien, dans le titre d'un ouvrage, un choix qui souligne combien l'effort de définition et de redéfinition de soi-même est une problématique liée à l'interaction avec l'autre, notamment dans un contexte cognitif et social permettant l'appropriation réciproque du savoir. Dans les mondes arabe et iranien, les médecins avicenniens ne sont pas confrontés à la nécessité de trouver un terme plus spécifique que *ṭibb* (médecine) pour identifier leur tradition[115].

---

114 Šāh Ahl Allāh, *Takmila al-yūnānī*, mss. Hyderabad, Andhra Pradesh Oriental Manuscript Library and Research Institute, pers. 167b; ce manuscrit, qui comprend une copie du *Takmila-yi hindī*, est copié en 1193/1779, soit trois années après la mort de l'auteur.

115 Voir Speziale 2005.

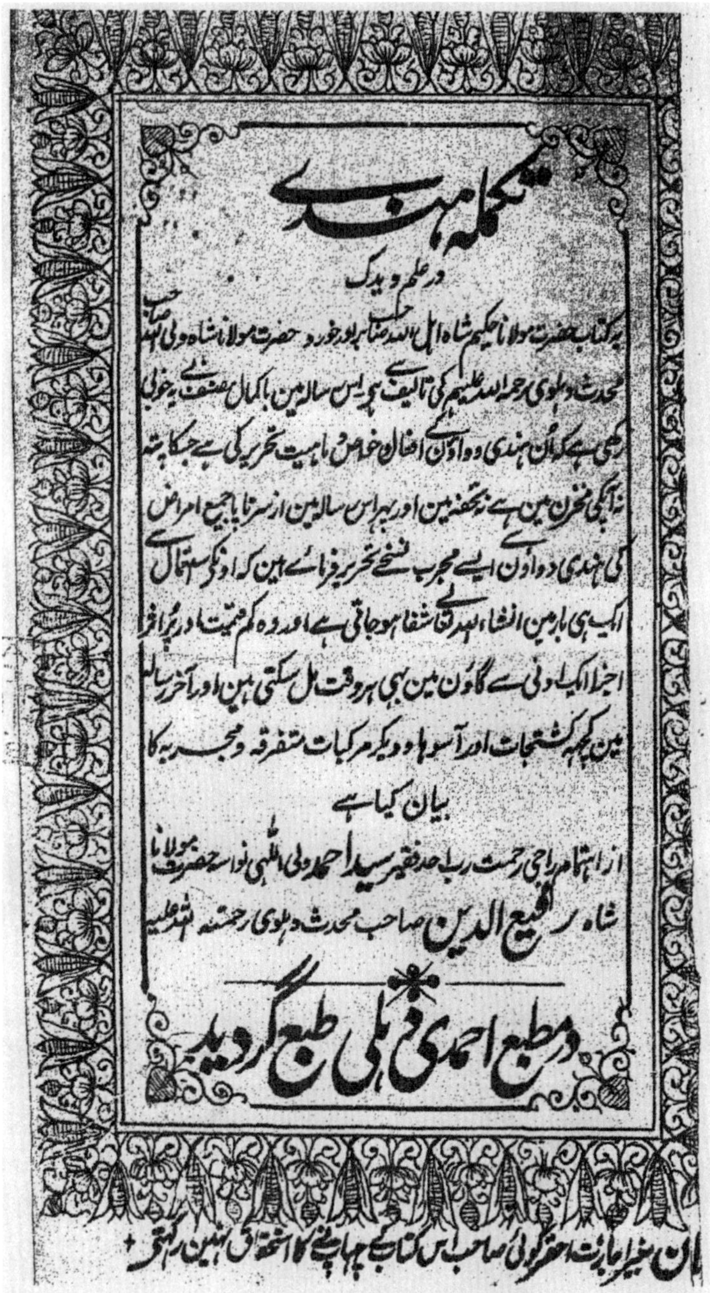

تکملہ ہندی

در علم ویدک

یہ کتاب حضرت مولانا حکیم شاہ اہل اللہ صاحب برادر خورد حضرت مولانا شاہ ولی اللہ صاحب
محدث دہلوی رحمۃ اللہ علیہم کی تالیف ہے بیس سال مین باکمال مصنف نے یہ خوبی
رکھی ہے کہ ان ہندی دواؤن کے افعال خواص ماہیت تحریر کی ہے جسکا نسخہ
نہ آگہی مخزن مین ہے نہ تحفہ مین اور بعد اس رسالہ مین از سرتا پا جمیع امراض
کی ہندی دواؤن سے ایسے مجرب نسخے تحریر فرمائے ہین کہ اونکے استعمال سے
ایک ہی بار مین انشاء اللہ تعالے شفا ہو جاتی ہے اور وہ کم قیمت اور پر اثر
اجزا ایک ادنی سے گاؤن مین بہی ہر وقت مل سکتی ہین اور آخر رسالہ
مین کچھ کشتجات اور آسوہا و دیگر مرکبات متفرقہ و مجربہ کا
بیان کیا ہے

از اہتمام راجی رحمت رب احد فقیر سید احمد ولی اللہی نواسہ حضرت مولانا
شاہ رفیع الدین صاحب محدث دہلوی رحمۃ اللہ علیہ

در مطبع احمدی دہلی طبع گردید

بغیر اجازت احقر کوئی صاحب اس کتاب کے چھاپنے کا استحقاق نہین رکھتے

FIGURE 7 *La couverture de l'édition lithographiée du* Takmila-yi hindī *de Šāh Ahl Allāh (m. 1190/1776)*
ÉDITION PUBLIÉE À DELHI PAR MAṬBAʿ-I AḤMADĪ

Muḥammad Šarīf Ḫān (n. 1138/1725, Delhi) est l'auteur de nombreux ouvrages, dont le *ʿIlāj al-amrāż*, composé en 1177/1763–1764, qui aborde le traitement et les médicaments composés, et le *Ḫawāṣṣ al-jawāhir*, un traité sur les propriétés des pierres précieuses, dont il dédie une version abrégée au souverain moghol Šāh ʿĀlam II (r. 1760–1806). Son *Taʾlīf-i Šarīfī*, appelé parfois *Mufradāt-i hindī*, est un traité sur la *materia medica* indienne. Il s'agit d'un dictionnaire des remèdes basé sur le modèle des pharmacopées musulmanes. L'auteur explique avoir voulu composer un livre sur les médicaments simples (*mufradāt*) indiens similaire au *Tuḥfa al-Muʾminīn* de Mīr Muʾmin Ḥusaynī Tunakābunī et à l'*Iḫtiyārāt-i Badīʿī* de Zayn al-Dīn ʿAlī al-ʿAṭṭār, de façon qu'il soit facile de repérer les propriétés des médicaments. Dans la préface, il précise avoir mentionné les noms des remèdes indiens dans le dialecte de Delhi (*luġat-i Šāhjahānābād*)[116].

Šarīf Ḫān utilise le traité de Mīr Muʾmin comme modèle pour son ouvrage, en même temps, il n'hésite pas à constater les limites du *Tuḥfa al-Muʾminīn*. Dans l'article sur l'*imlī* (*Tamarindus indica*), Šarīf Ḫān observe que selon Mīr Muʾmin cette plante ressemble au grenadier car il ne l'a probablement jamais vue[117]. Šarīf Ḫān fait souvent référence aux connaissances des médecins indiens et il cite des sources musulmanes, en particulier les articles sur les remèdes indiens du *ʿIlājāt-i Dārā Šikōhī* de Nūr al-Dīn Šīrāzī. Dans plusieurs passages l'auteur compare les opinions des savants hindous et musulmans. Dans l'article sur le bétel (*pān*), l'auteur évoque la différence d'opinion entre les deux groupes, la discordance entre savoir classique et pratique actuelle des savants musulmans, mais aussi entre la réception arabe et la réception persane du savoir indien. Šarīf Ḫān écrit que, selon lui et selon la majorité de ses collègues (*aṭibbāʾ-i Yūnān*), cette substance est chaude, sauf pour Ibn Sīnā dont l'opinion cependant concorde avec celles des médecins hindous (*aṭibbāʾ-i hindī*)[118]. Le fait qu'Ibn Sīnā soit d'accord avec les hindous, s'explique par le fait que pour sa description du bétel, il a eu recours à des notions des Indiens (*ahl al-hind*), à travers les traductions des sources ayurvédiques de l'époque abbasside[119].

Le *Taʾlīf-i Šarīfī*, nonobstant son format relativement compact, contient plus de mille entrées, chacune dédiée à un remède spécifique. L'analyse d'une substance peut combiner plusieurs critères descriptifs dont les plus importants concernent l'aspect physique, les propriétés, les utilisations, ainsi que la pro-

116 Šarīf Ḫān 1280/1863, p. 5–6.

117 Šarīf Ḫān 1280/1863, p. 24.

118 Šarīf Ḫān 1280/1863, p. 51.

119 Ibn Sīnā 1408/1987, p. 309–310.

nonciation exacte du nom indien. Le traité de Šarīf Ḫān connaît une diffusion significative au XVIIIe et au XIXe siècles, soit à travers des copies manuscrites soit à travers des impressions lithographiques. Sa fortune est certainement liée à la forme du texte qui facilite de façon considérable la consultation. Même si des textes persans précédents sur l'Āyurveda ont déjà intégré des sections organisées sous forme de dictionnaire, le *Ta'līf-i Šarīfī* est l'un des premiers ouvrages entièrement structurés de cette façon, bien qu'il ne soit peut-être pas le tout premier[120]. L'ouvrage de Šarīf Ḫān joue un rôle central pour l'affirmation de ce style dans un genre autonome.

Quelques décennies seulement après la mort de son auteur, le *Ta'līf-i Šarīfī* est adapté en langue anglaise par George Playfair, l'un des nombreux médecins européens qui, à cette période, cherchent à se familiariser avec la pharmacopée indienne, et qui, comme ce fut le cas pour les musulmans, n'ont pas accès aux sources sanskrites des hindous[121]. La traduction de Playfair est encore citée plus de vingt fois dans la *Pharmacopoeia of India* d'Edward John Waring, publiée en 1868, à Londres. Vers la même époque que le *Ta'līf-i Šarīfī*, le modèle du dictionnaire est également utilisé dans un autre ouvrage, le *Mufradāt-i adwiya-yi hindiya* de Muḥammad Mahdī Akbarābādī. Ce médecin d'Agra (Akbarābād) est l'auteur d'autres traités dont le *Ma'dan al-tajribāt*, composé en 1180/1757[122]. Comme le *Ta'līf-i Šarīfī*, l'ouvrage de Muḥammad Mahdī est un traité sur les remèdes simples ; il n'a pas d'introduction, et les entrées précisent la prononciation des termes indiens[123].

Plusieurs ouvrages soulignent le rôle que les centres mineurs jouent à cette époque dans la production d'ouvrages médicaux persans et dans les tendances de ces études, dont le *Ṭalab-i šifā'-i kāmil*. Cet ouvrage est composé en 1161/1748 par un certain Muḥammad, un auteur inconnu, à Mangalore, une ville portuaire qui, à cette période, est gouvernée par les Nayaka de Keladi (1499–1763). Il s'agit d'un long traité, divisé en soixante-dix chapitres, qui présente des connaissances indiennes et dont le premier chapitre est organisé sous forme de *farhang*[124]. Murād 'Alī ibn Sayyid 'Abd al-'Azīz rédige, en 1193/1779, le *Ṭibb-i murād al-šifā'*, un manuel général qui aborde les aspects théoriques

120 Le *Mu'ālajāt-i nabawī* de Ġulām Imām (§ 1.11.1) est peut-être réalisé vers la même époque. On ne connaît pas la date de composition de cet ouvrage mais il est possible que Ġulām Imām ait vécu autour du XVIIIe siècle.

121 *The Taleef Shereef or Indian Materia Medica*, Calcutta, The Medical and Physical Society of Calcutta, 1833, voir Šarīf Ḫān 1280/1863.

122 Munzawī 1382 š./2003, p. 3693, 3710.

123 Akbarābādī, *Mufradāt-i adwiya-yi hindiya*, ms. Aligarh, Mawlānā Āzād Library, Sub. 61043/11.

124 Muḥammad, *Ṭalab-i šifā'-i kāmil*, ms. Berlin, Staatsbibliothek, Sprenger 1664 et 1665.

de la médecine et le traitement, et il combine des matériaux musulmans et indiens[125]. L'ouvrage porte également le titre de *Ṭibb-i murād al-ġurabā*, c'est-à-dire la «Médecine du désir des pauvres» car Murād ʿAlī fait le choix de présenter les médicaments dont le prix n'est pas élevé. L'accent sur les remèdes accessibles aux couches sociales non aisées et rurales émerge comme une thématique commune à plusieurs textes composés à l'époque moghole tardive. Le *Mufaṣṣal-i hindiya*, traité anonyme, est un écrit de ce genre consacré aux remèdes simples indiens. Le traité est organisé sous forme de dictionnaire et il est pensé pour le traitement des pauvres et des villageois[126].

Le genre du dictionnaire des médicaments est développé par le *Taḏkira al-hind*. Cet ouvrage, connu aussi sous le titre de *Yādgār-i Riżāʾī*, est complété à Hyderabad par Riżā ʿAlī Ḫān vers 1237/1821–1822, à partir d'un texte en arabe de son père (§1.4). Selon la notice de Rahbar Fārūqī, Riżā ʿAlī Ḫān jouit d'une grande estime chez le premier ministre de Hyderabad, Arisṭū Jāh (m. 1804), et par la suite il est recruté comme officier médical de l'État princier des Niẓām, avec un salaire mensuel de 200 roupies. Il accompagne le Niẓām Sikandar Jāh durant son voyage à Shorapur (Karnataka), probablement en tant que médecin[127]. Le *Taḏkira al-hind* utilise des sources ayurvédiques en sanskrit mais aussi des textes persans précédents sur ce sujet, dont celui de Muḥammad Šarīf Ḫān. Le *Taʾlīf-i Šarīfī* et le *Taḏkira al-hind* sont des ouvrages assez différents sous certains aspects, bien qu'ils adoptent le même critère de présentation du savoir basé sur la progression alphabétique du binôme «paragraphe» = «remède». Le *Taḏkira al-hind* est un ouvrage plus volumineux et plus complet qui comprend une longue introduction à caractère théorique sur la médecine ayurvédique. La partie introductive traite notamment des thèmes les plus importants du débat entre les médecins musulmans et hindous au sujet des principes de la constitution humaine (§1.10), une perspective qui, en revanche, est absente dans le *Taʾlīf-i Šarīfī*.

Le *Taḏkira al-hind* associe donc la fonction plus opérationnelle du dictionnaire avec une partie introductive qui concentre les thématiques doctrinales abordées par d'autres ouvrages, comme le *Dastūr al-aṭibbāʾ* de Firišta, qui constitue d'ailleurs l'une des sources principales de l'introduction de Riżā ʿAlī Ḫān. L'ouvrage est divisé en trois parties appelées *taḏkira* (mémoire), dont

125 Murād ʿAlī ibn Sayyid ʿAbd al-ʿAzīz, *Ṭibb-i murād al-šifāʾ*, ms. Londres, Wellcome Trust Library, pers. 526.

126 *Mufaṣṣal-i hindiya*, ms. Hyderabad, Salar Jung Library, pers. *ṭibb* 250. Cet ouvrage a été présenté de manière erronée comme une copie du *Mufradat-i hindī* de Muḥammad Šarf al-Dīn ibn Qāżī Šams al-Dīn (d. 1809–1810), voir Rahman et al., 1982, p. 117.

127 Ġulām Ḥusayn Ḫān 1891, p. 439–440; Fārūqī 1420/1999, p. 167.

les deux premières forment l'introduction, et une conclusion (*ḫātima*) sur le lexique. Les deux premiers *taḏkira* analysent les éléments, la constitution et les parties du corps, les humeurs, les sept *dhātu*, l'alimentation et les boissons, les saisons, les régions, les saveurs[128], les poids des médicaments et quelques autres questions de pharmacologie. Le dictionnaire correspond au troisième *taḏkira* et occupe la plus grande partie de l'ouvrage. Les entrées sont structurées selon un modèle récurrent, après avoir spécifié la prononciation du terme dans différentes langues, y compris le télougou, trois caractéristiques principales du remède sont analysées en détail : la nature physique (*māhiyyat*), le tempérament (*mizaj*), et l'action (*afʿāl*). Le *Taḏkira al-hind* est imprimé pour la première fois en version lithographique en 1291/1874–1875 et Rahbar Fārūqī relève que l'ouvrage est encore très connu par les médecins de son époque, au début du XXe siècle[129].

Hyderabad est à cette époque la capitale de l'un des plus importants États princiers gouvernés par une dynastie musulmane. Le *Taḏkira al-hind* est complété sous le règne de Sikandar Jāh (r. 1803–1829), le troisième Niẓām de Hyderabad, période caractérisée par un mécénat considérable pour les médecins traditionnels, juste avant la transition vers le modèle médical colonial déployé par le gouvernement d'Afżāl al-Dawla (r. 1857–1869)[130]. Sikandar Jāh est lui-même un expert en médecine et, comme le souligne Rahbar Fārūqī, il est davantage intéressé (*ziyāda-tar*) par les médicaments indiens[131]. Il ordonne de rassembler dans un livre les remèdes ayurvédiques qu'il avait expérimentés, lesquels sont également conservés dans la réserve royale (*tūša-ḫāna*). Le texte, appelé *Muʿālajāt-i hindī*, ou *Qarābādīn-i hindī*, est compilé sous la direction de Šayḫ Ḥaydar Miṣrī, qui, comme l'indique l'appellation de *miṣrī*, est un expert en médecine indienne. Il s'agit d'un ouvrage sur les oxydes (*kuštajāt*) des métaux et les remèdes du *rasaśāstra* (iatrochimie), divisé en trois parties[132]. L'une des parties présente les propriétés et le dosage de ces remèdes sous forme de tableaux[133].

128 Dont les combinaisons sont présentées sous forme de tableaux dans la version imprimée, Rižā ʿAlī Ḫān 1935, vol. 1, p. 30–31.

129 Fārūqī 1420/1999, p. 159–160.

130 Le premier hôpital moderne de la ville est établi à l'époque d'Afżāl al-Dawla.

131 Fārūqī 1420/1999, p. 158–159.

132 Ḥaydar Miṣrī, *Muʿālajāt-i hindī*, ms. Hyderabad, Andhra Pradesh Oriental Manuscript Library and Research Institute, pers. 339.

133 Cette partie a été traduite en anglais par Husain – Prasad – Narayana 2003.

L'intérêt de Sikandar Jāh pour la médecine indienne est évident à la lecture d'un autre ouvrage: la traduction du *Pākāvalī*, un ouvrage sur le *pākaśāstra*, une branche du savoir qui se situe entre la médecine et la cuisine[134]. La traduction est effectuée en 1225/1810–1811 par le savant indien Dayā Nāth qui dans la préface écrit que le Niẓām ordonne de traduire l'ouvrage «afin que ses bénéfices changent la destinée des hommes de ce temps et des temps à venir»[135]. Pourtant, le contenu de cet ouvrage n'est pas aussi ambitieux. Il s'agit d'un recueil de formules composées qui présente leurs ingrédients, leur préparation et leurs bénéfices thérapeutiques. Les noms de préparations, comme le *pāka* et l'*avaleha*[136], décrites dans ce type d'ouvrages sont traduits par Dayā Nāth à travers le terme arabe *ḥalwā*, qui indique une préparation conservée dans une base sucrée, comme le miel. Une caractéristique en commun avec le *Muʿālajāt-i hindī* est l'attention portée à l'iatrochimie et aux oxydes métalliques, qui sont souvent utilisés dans les formules présentées dans la traduction de Dayā Nāth.

L'étude des médicaments simples indiens fait l'objet de quelques ouvrages qui portent le titre de *Mufradat-i hindī*, dont celui de Ḥakīm Muḥammad Yaḥyā[137]. Muḥammad Šarf al-Dīn ibn Qāżī Šams al-Dīn (m. 1224/1809–1810), résident du village de Sahawar, dans le district de Kannauj (Uttar Pradesh), complète son *Mufradāt-i hindī* en 1221/1806–1807[138]. Dans ce long dictionnaire, l'auteur ne fait pas référence à des sources sanskrites, mais uniquement à des pharmacopées et à des traités d'auteurs musulmans, dont le *Tuḥfa al-Muʾminīn* de Mīr Muʾmin Tunakābunī, le *Riyāż al-adwiya* de Yūsuf ibn Muḥammad, l'*Alfāż al-adwiya* et le *Qusṭās al-aṭibbāʾ* de Nūr al-Dīn Šīrāzī, le *Qarābādīn-i Qādirī* d'Akbar Arzānī et le *Taʾlīf-i Šarīfī* de Šarīf Ḫān. Muḥammad Šarf al-Dīn utilise également des pharmacopées indo-persanes qui demeurent très peu connues jusqu'à présent, le *Ḫulāṣa al-mufradāt* de Mīr Najm al-Dīn ʿAlī et le *Badīʿ al-nawādir* de Muḥammad Raḥm ʿAlī Ḫān, qui est le maître de Šarf al-Dīn[139]. Le dictionnaire, qui occupe la partie (*maqāla*) centrale de ce traité, est

134 *Pākāvalī* est un titre utilisé par plusieurs traités sanskrits portant sur le *pākaśāstra*, voir Meulenbeld 1999–2002, vol. IIa, p. 419.

135 Dayā Nāth, *Tarjuma-yi Pākāvalī*, ms. Hyderabad, Andhra Pradesh Oriental Manuscript Library and Research Institute, 449, f. 3ᵃ; ms. copié en 1259/1843–1844.

136 Le *pāka* (cuisson) indique une variété d'*avaleha* (sirop), Meulenbeld 1999–2002, vol. IIa, p. 415.

137 Le *Mufradat-i hindī* de Ḥakīm Muḥammad Yaḥyā est publié en 1273/1856–1857, Munzawī 1382 š./2003, p. 3728.

138 Sur cet auteur voir aussi Ḥasanī 1979, p. 210–211.

139 Muḥammad Šarf al-Dīn, *Mufradāt-i hindī*, ms. Aligarh, Ibn Sina Academy of Medieval Medicine and Sciences, ff. 1ᵇ–2ᵃ. Le *Badīʿ al-nawādir* est un traité sur les médicaments

accompagné par une introduction (*muqaddama*) et une conclusion (*ḫātima*) qui traitent de plusieurs questions de pharmacologie, y compris un discours, repris du *Ḫulāṣa al-mufradāt*, sur le désaccord (*iḫtilāf*) existant entre les textes des médecins indiens et musulmans au sujet du tempérament des remèdes. La conclusion du *Mufradāt-i hindī* mentionne les propriétés du *čūb-i čīnī* (*Smilax china*) qui n'est pas un médicament d'origine indienne, mais qui est devenu, à cette époque, un élément récurrent des traités médicaux persans.

Un autre texte qui adopte le modèle du dictionnaire persan est le *Mufradāt-i hindī* de José De Silva (m. 1826) de Jaipur, traité complété en 1227/1812[140]. L'ouvrage présente une introduction, assez brève, qui aborde la division des remèdes en minéraux (*maʿdanī*), animaux (*ḥaywānī*) et végétaux (*nabātī*), le lexique médical et les poids. Le traité sur la *materia medica* indienne de ce médecin chrétien est très semblable aux textes persans du même genre de ses collègues musulmans, sur le plan lexical comme sur le plan conceptuel. Les entrées du dictionnaire précisent parfois la prononciation des noms indiens des remèdes et elles donnent souvent leurs équivalents arabes. Le modèle épistémologique est celui de la médecine galénique : José De Silva expose les propriétés et les actions des remèdes en indiquant les degrés des qualités naturelles et leurs effets sur les humeurs[141].

À côté de la mode des *farhang*, certains auteurs préfèrent utiliser le genre du manuel sur le traitement des maladies, tels l'anonyme *Māʾ al-ḥayāt*, ou *Māʾ al-ḥayāt-i ṭibb-i bēdik*, un ouvrage en trente-deux chapitres (*bāb*), largement basé sur la traduction des sources indiennes[142], et le *Ṭibb-i bēdik* d'Aḥmad ʿAlī Ḫān, un médecin de la première moitié du XIXᵉ siècle[143]. Il est possible que le *Māʾ al-ḥayāt* ait été composé par, ou en collaboration avec, un savant hindou versé dans les sources ayurvédiques. Ces deux ouvrages sont structurés de façon

---

simples et composés. Muḥammad Raḥm ʿAlī Ḫān de Farrukhabad est l'auteur d'un autre traité médical, le *Badīʿ al-taḥrīr*, complété en 1214/1799, voir Munzawī 1382 š./2003, p. 3312–3313.

140 Sur la famille De Silva, voir le chapitre 2.4.

141 De Silva, *Mufradāt-i hindī*, ms. Aligarh, Ibn Sina Academy of Medieval Medicine and Sciences, *ṭibb* 86. L'auteur du *Mufradāt-i hindī* pourrait être le père du José De Silva qui compose le *Qarābādīn-i farangī*, voir Saksena s.d., p. 155.

142 On ne connait pas la date exacte de la rédaction de cet ouvrage qui a probablement été composé entre la fin du XVIIIᵉ siècle et le début XIXᵉ siècle. Le manuscrit de Hyderabad a été copié en 1239/1823–1824, à Karrah, au Bengale, *Māʾ al-ḥayāt*, ms. Hyderabad, Andhra Pradesh Oriental Manuscript Library and Research Institute, pers. 340. Munzawī cite un autre manuscrit copié dix ans après, en 1249/1833–1834, Munzawī 1382 š./2003, p. 3669.

143 Il compose un autre ouvrage, le *Ṭibb-i Aḥmadī*, en 1839, Munzawī 1382 š./2003, p. 3537.

assez similaire. Les quarante chapitres du *Ṭibb-i bēdik* sont principalement consacrés aux pathologies et au traitement des différentes parties du corps, de la tête aux pieds. La partie finale du texte présente des chapitres sur des questions hétérogènes de médecine et de pharmacologie, dont la production des certains remèdes composés (*maʿǧūn*, *šarbat*, *rūġan*, etc.) et l'utilisation des substances métalliques, un sujet abordé également dans l'un des chapitres finaux du *Māʾ al-ḥayāt*[144].

En conclusion, la production du XVIIIe siècle et du XIXe siècle se définit par la parution de différents types d'ouvrages, dont notamment un groupe d'écrits qui développent le style du dictionnaire des remèdes indiens comme un genre de traités indépendant. L'un des objectifs prioritaires de la traduction, à savoir la connaissance et l'appropriation des médicaments de l'autre, n'est pas tout à fait atteint dans les premières phases de ce courant d'études. Les travaux dans ce sens continuent à progresser tant que le persan demeure une langue savante utilisée en Asie du Sud. C'est au cours des deux derniers siècles de ce mouvement d'études que voient enfin le jour les traités les plus systématiques et aboutis sur la *materia medica*. Ils permettent de réunir et de restructurer l'ensemble des remèdes indiens dans le format du *farhang* persan, ou au moins une bonne partie d'entre eux, et notamment ceux employés par les médecins musulmans.

Cet ensemble d'ouvrages utilise un même format, le dictionnaire, cependant, l'approche épistémologique de ces auteurs n'est pas uniforme. D'un côté, certains traités tels que le *Taʾlīf-i Šarīfī* et le *Taḏkira al-hind* intègrent de manière plus consistante la référence aux connaissances des savants hindous, bien qu'ils rapportent également les opinions des médecins musulmans. De l'autre côté, la pharmacopée de Muḥammad Šarf al-Dīn est un texte qui se base désormais principalement sur les ouvrages en persan et il s'émancipe de façon nette de la référence directe aux sources locales. En outre, certains auteurs incluent dans leurs traités la description de quelques substances qui ont été introduites de l'étranger à l'époque moghole, et qui ont été progressivement intégrées dans les connaissances des médecins hindous et musulmans, tels le *Nux vomica* (*papītā*) et le *Smilax china*. Dans ce cas, le critère déterminant l'inclusion dans ces dictionnaires est l'utilisation dans la pratique[145],

144 Aḥmad ʿAlī Ḫān, *Ṭibb-i bēdik*, ms. Aligarh, Mawlānā Āzād Library, Subḥ. 616/21. C'est la première fois qu'on retrouve le terme « védique » (*bēdik*) dans le titre d'un traité persan, au lieu de l'adjectif plus générique de « indien » (*hindī*). Cependant, le titre de l'ouvrage est seulement évoqué dans le colophon du manuscrit d'Aligarh.

145 Šarīf Ḫān rapporte que dans sa région le *papītā* est très utilisé, Šarīf Ḫān 1280/1863, p. 53–54. La *Nux vomica* est originaire de l'Asie du Sud-Est et est introduite en Inde par les Européens.

et non l'origine de la substance. D'ailleurs, le mercure, élément fondamental des préparations iatrochimiques, est pratiquement absent en Inde et doit être importé de l'étranger.

Au cours du XVIIIe et du XIXe siècles, la production médicale et scientifique en persan reflète les dynamiques de régionalisation du pouvoir et des réseaux de savants, déterminées par la naissance des États princiers. Au phénomène de décentralisation politico-culturelle répond la parution de quelques ouvrages persans consacrés à l'analyse de la flore et de la faune de certaines régions indiennes, qui comprennent la description des substances à caractère thérapeutique. En Carnatique, Ḥakīm Ġulām ʿAlī Mūsā Riżā Ḫān « Rāyaq » (m. 1248/1832–1833) compile le *Jāmiʿ al-ašyāʾ* qui est terminé après sa mort par Nūr Muḥammad Ḫurāsanī et illustre en particulier la flore et la faune de l'Inde du sud. L'ouvrage a été commandité par le nawāb d'Arcot ʿAẓīm Jāh (r. 1820–1825), à la requête de Stephen Rumbold Lushington, le gouverneur de Madras (1827–1832)[146]. En 1286/1869–1870, Ḥakīm Ġulām ʿAlī réalise le *Timtāl-i ašyāʾ wa azhār al-adwiya*, l'encyclopédie naturaliste du Cachemire écrite pour Ranbīr Singh (r. 1857–1885)[147]. Ce maharaja connaît le persan qui, sous son règne, demeure la langue de la cour et de l'administration[148].

En même temps, la position des espaces périphériques contribue à étendre encore le milieu des destinataires et des utilisateurs potentiels de ces traités. Certains ouvrages, comme celui de Murād ʿAlī, sont réalisés pour les pauvres et pour les gens des villages, ou plus vraisemblablement pour les médecins et les personnes alphabétisées qui exercent là où les patients n'ont pas accès aux remèdes raffinés de la culture urbaine et des cours, mais principalement à des médicaments simples et locaux. D'ailleurs, aucun des dictionnaires persans de remèdes indiens composés à cette époque, ne répond à la requête d'un souverain. Ces écrits s'adressent clairement à un public plus large que celui des élites de cours. Ils paraissent à une époque où le monde rural indien est traversé par d'importants changements. Comme le montre Christopher Bayly dans son analyse de la culture économique de l'Inde de cette période, le déclin de Delhi et d'Agra, les centres du pouvoir moghol, renforce les possibilités de développement de certaines régions agricoles qui, malgré l'instabilité politique et les famines, peuvent augmenter la production et bénéficier du réinvestissement local des impôts par les nouveaux pouvoirs[149].

146 Ġulām ʿAlī Ḫān 1950; Kokan 1974, p. 272, 280–291.

147 Naushahi 1998.

148 Sarvari 1985, p. 76.

149 Bayly 1998.

Cette tendance semble préfigurer certaines thématiques du débat réformiste de la dernière période de l'époque coloniale, et notamment du phénomène de démocratisation de la culture *yūnānī* entamé par la reforme de ses institutions et par le passage à l'ourdou, c'est-à-dire à la langue parlée par toutes les couches de la société musulmane, à la différence du persan et de l'arabe qui étaient confinés à l'élite. L'accent mis sur le fait que les médicaments locaux des régions indiennes constituent des remèdes efficaces à bon marché, devient l'un des éléments du discours qui cherche à défendre l'actualité de la tradition *yūnānī* dans le monde scientifique colonial. D'ailleurs, les coûts beaucoup plus abordables des médicaments *yūnānī*, par rapport à ceux de la biomédecine, ainsi que la densité du réseau de médecins traditionnels dans les aires non urbanisées, sont parmi les principaux facteurs qui favorisent leur intégration dans les institutions sanitaires de certains États princiers, comme celui de Hyderabad.

Les études persanes sur l'Āyurveda ont donc un impact sur les tendances d'ensemble de la culture médicale musulmane d'Asie du Sud jusqu'à une époque très tardive. La composition de pharmacopées persanes portant sur les médicaments indiens constitue un précédent important des efforts pour la création d'une médecine nationale (*dešī ṭibb*), qui sont réalisés à l'époque coloniale par les médecins et les institutions *yūnānī* et ayurvédiques[150]. En 1919, le département *yūnānī* de l'État de Hyderabad en arrive même à établir des primes pour les médecins *yūnānī* et ayurvédiques qui font des découvertes sur les propriétés des médicaments de la région[151]. Cela souligne l'importance d'analyser certains aspects du réformisme *yūnānī* de la première moitié du XXe siècle par rapport aux tendances qui émergent déjà dans la littérature persane précédente, et non uniquement comme des réponses totalement nouvelles à des influences contemporaines et modernisatrices, qui rompent avec les formes de la tradition persane.

3.5 La médecine vétérinaire : les écrits sur le cheval et sur l'éléphant

La traduction des sources indiennes sur la médecine vétérinaire est un genre qui se développe essentiellement sous forme indépendante. Les traités persans sur la médecine ayurvédique ne comprennent pas, le plus souvent, de sections sur la branche vétérinaire. Les études sur ce sujet sont caractérisées par la paru-

150 Voir à ce sujet Attewell 2007, p. 147–192.

151 Fārūqī 1420/1999, p. 196–197.

tion de traités monographiques sur deux animaux en particulier, le cheval et l'éléphant. Ce phénomène, qui polarise la traduction, est influencé et soutenu par plusieurs facteurs. L'attention portée au cheval (*faras*, *asb*), animal très respecté et décrit dans la culture arabo-islamique[152], s'insère de façon cohérente dans les orientations de la production scientifique musulmane. Les monographies sur le cheval (*faras-nāma*) s'affirment comme un genre de traités assez populaire, dans le domaine des études en persan sur la zoologie et la médecine vétérinaire[153]. Cette tendance plus globale des études scientifiques musulmanes constitue certainement l'un des facteurs qu'il faut prendre en compte pour contextualiser l'intérêt porté aux sources sur l'hippologie et l'hippiatrie indiennes, et qui exercent une influence sur les formes de transposition des connaissances traduites.

En même temps, il faut considérer la valeur politique de ce genre de traités et la fonction qu'ils remplissent dans les dynamiques d'adaptation de leurs destinataires à l'environnement indien. Une partie des traductions de traités sanskrits sur le cheval sont réalisées pour des nobles musulmans ; c'est notamment le cas de l'ensemble des premiers ouvrages connus de ce type. Il s'agit de traductions qui montrent le rôle des nouvelles élites au pouvoir et qui indianisent les connaissances accessibles en persan, dans un contexte où le cheval constitue une composante fondamentale des armées musulmanes et de leurs succès militaires[154]. En Inde, les chevaux locaux sont souvent considérés de qualité inférieure, notamment pour l'usage militaire, ce qui rend nécessaire l'importation d'animaux étrangers, par voie maritime et terrestre, notamment en provenance du golfe Persique et d'Asie Centrale[155]. Néanmoins, les élevages locaux sont progressivement consolidés grâce aux croisements avec des races étrangères ; en outre, au cours du XVIIIe siècle, l'importation par voie terrestre depuis l'Asie centrale est perturbée par l'instabilité politique[156].

L'acquisition d'une connaissance plus précise des médicaments locaux employées par les hippiatres indiens devient, pour les musulmans, une nécessité pragmatique et stratégique non négligeable étant donné que les chevaux importés de l'étranger peuvent être sujets à des problèmes d'adaptation au climat indien analogues à ceux de leurs propriétaires, et qu'ils sont souvent blessés lorsqu'il sont montés dans les batailles. Comme le souligne le *Faras-nāma* réalisé pour ʿAbd Allāh Ḫān Fīrūz-Jang, selon les savants musulmans la

152 Viré 2012.
153 Voir Storey 1977, p. 394–401 ; Afšār 1999 ; Munzawī 1382 š./2003, p. 3883–3894.
154 Sur l'époque des sultanats, voir notamment Digby 1971, p. 11–49.
155 Voir Digby 1971, p. 23–36 ; Gommans 1994 ; Gommans 1995, p. 79–102.
156 Digby 1971, p. 26 ; Meadows 2013, p. 62–63, 74.

nature (*ṭabīʿat*) du cheval est très semblable à celle de l'homme. Bien qu'il existe des différences, Dieu a créé les deux à partir de la même constitution (*mizaj*) : c'est pourquoi les maladies (*ʿillat*) qui atteignent l'homme atteignent aussi le cheval ; et les remèdes qui guérissent l'homme sont également efficaces pour le cheval[157].

La culture indienne, de son côté, possède une importante tradition littéraire sur le cheval (*aśva*) et sur la médecine vétérinaire[158]. Les versions persanes des sources sur le cheval se présentent souvent comme des traductions du *Sālōtar*, ou *Sālhōtar*, c'est-à-dire l'ouvrage de Śālihotra, un savant d'époque non précisée auquel, dans la culture indienne, est attribué le plus ancien traité sanskrit connu sur l'*aśvaśāstra* (hippologie)[159]. Un personnage appelé Śālihotra est déjà mentionné dans l'épopée du *Mahābhārata*, tandis que dans l'ouvrage éponyme, le *Śālihotra*, il est présenté comme le savant auquel Brahma a révélé l'art du *hayā-yurveda* (hippiatrie), que Śālihotra expose pour répondre aux questions de son fils Suśruta[160]. À Śālihotra sont attribués en fait plusieurs ouvrages, dont certains, comme l'observe Jan Meulenbeld, pourraient bien être le même traité ou différentes versions du même traité, comme l'*Aśvalakṣaṇaśāstra*, l'*Aśvāyurveda* et le *Śālihotra*. En outre, le titre de *Śālihotra* est utilisé également pour des ouvrages d'autres auteurs portant sur le même sujet, tel le *Śālihotra* attribué à Bhoja[161]. Les traducteurs musulmans sont certainement confrontés à différents textes portant ce titre, ou basés sur l'œuvre attribuée à Śālihotra. D'ailleurs, le terme *sālhōtar*, comme l'observe Abū al-Fażl, dans l'exposition des sciences hindoues présentée dans l'*Āʾīn-i Akbarī*, est également utilisé comme expression générique pour se référer à la science (*ʿilm*) de la médecine vétérinaire[162]. En hindi et en ourdou, le terme *sālotar* indique également le vétérinaire soignant le cheval et le maréchal-ferrant[163].

L'assimilation du lexique local des médicaments pour les animaux commença très tôt, comme le montre le *Ṭibb-i Fīrūz-šāhī* de Šāh Qulī, un traité sur la thérapeutique du faucon composé en 680/1281–1282. Ce texte utilise environ

157 *Faras-nāma*, ms. Bibliothèque nationale de France, supplément persan 1554, f. 7b.

158 Voir Meulenbeld 1999–2002, vol. IIa, p. 556–579, vol. IIb, p. 570–611.

159 Meulenbeld estime que l'ouvrage de Śālihotra a été composé au xe siècle ou avant le xe siècle, Meulenbeld 1999–2002, vol. IIa, p. 576.

160 Kulkarni 1953, p. vii ; Mukhopadhayaya 2003, vol. 2, p. 372–373. L'ouvrage de Śālihotra a été traduit en tibétain et en hindi, Meulenbeld 1999–2002, vol. IIa, p. 576.

161 Meulenbeld 1999–2002, vol. IIa, p. 575 ; Kulkarni 1953.

162 Abū al-Fażl ʿAllāmī 1877, vol. 2, p. 144 ; traduction anglaise, Abū al-Fażl ʿAllāmī 2001, vol. 3, p. 274.

163 Platts 1884, p. 627.

cinquante noms hindoustanis de remèdes simples, sans donner leur équivalent en persan[164]. Néanmoins, il faut attendre encore quelques temps avant la parution des premières traductions monographiques sur ce sujet. La plus ancienne connue est le *Tarjuma-yi Sālōtar*, réalisée au Deccan par ʿAbd Allāh ibn Ṣafī, qui dit avoir traduit l'ouvrage sur ordre (*farmān*) du sultan Aḥmad Walī Bahmanī (r. 1422–1435)[165]. La traduction est réalisée à Gulbarga, avant qu'Aḥmad Walī ne transfère la capitale du royaume bahmanide dans la ville de Bidar. On retrouve déjà dans le *Sālōtar* bahmanide certaines formes de structuration typiques de ce genre de traités, notamment l'addition d'un prologue qui islamise la matière de la traduction et une division des contenus qui, *grosso modo*, aborde les questions non médicales dans la première partie du texte.

La préface présente une version islamisée du mythe de la création des chevaux ailés qui est typique des sources sanskrites. Dieu décide de priver les chevaux de leurs ailes, après les avoir créés sous cette forme, afin qu'ils puissent être montés par les prophètes (*anbiyāʾ*), les saints (*awliyāʾ*) et les musulmans. Les ailes des chevaux auraient ainsi été cautérisées (*daġ*) par Sālōtar dont le père, Aspatī, est aussi présenté comme un savant versé en hippiatrie[166]. La première partie de l'ouvrage décrit les caractéristiques positives et négatives, l'aspect et la nomenclature indienne de nombreux types de chevaux. Les chapitres de la deuxième partie abordent davantage la médecine vétérinaire et notamment le traitement de nombreux troubles. La traduction ne garde pas le système indien des poids mais indique la quantité des médicaments en *diram* (drachme), une mesure familière au lecteur musulman, tandis que la description de plusieurs remèdes se termine avec des vœux islamiques rappelant que c'est bien Dieu qui concède la guérison.

Deux autres traductions des matériaux du *Śālihotra* voient le jour au cours de la dernière période des sultanats, entre la deuxième moitié du XVᵉ siècle et les premières décennies du XVIᵉ siècle. Le *Qurrat al-mulk* est une traduction anonyme commandée par Ġiyāṯ al-Dīn Šāh Ḫaljī (r. 1469–1500) de Malwa. Elle est peut-être réalisée en 883/1478, bien que la datation exacte de ce traité soulève quelques problèmes[167]. L'intérêt pour la culture indienne transparaît également dans d'autres traités persans qui remonteraient à l'époque de Ġiyāṯ

164 Voir Ẓill al-Raḥmān 1986–1987, p. 11–12.

165 ʿAbd Allāh ibn Ṣafī, *Tarjuma-yi Sālōtar*, ms. Hyderabad, Salar Jung Library, pers. *bayṭār* 7, f. 1ᵃ ; ms. Londres, British Library, add.14,057, f. 1ᵇ.

166 ʿAbd Allāh ibn Ṣafī, *Tarjuma-yi Sālōtar*, ms. Hyderabad, Salar Jung Library, pers. *bayṭār* 7, ff. 2ᵃ–4ᵃ ; ms. Londres, British Library, add. 14,057, ff. 4ᵇ–5ᵇ. Le texte de ces deux manuscrits n'est pas identique et il présente des différences dans plusieurs parties.

167 Les deux seules copies connues de l'ouvrage, datant du XIXᵉ siècle et conservées à Londres,

al-Dīn (§ 3.1). Il faut cependant rappeler que cet intérêt ne semble pas correspondre à l'image transmise de ce souverain par certains récits qui soulignent son zèle islamique au sujet de la licéité des ingrédients des médicaments. Rizq Allāh, Muštāqī (m. 989/1581) narre qu'une fois Ġiyāṯ al-Dīn arrive jusqu'à ordonner la libération du cheval royal dans la forêt lorsqu'il soupçonne que l'animal a pu être traité par les médecins avec un remède contenant des substances interdites par la loi musulmane[168]. Pourtant, une telle image n'est pas incompatible avec l'attitude d'appropriation et de dénigrement de la source qui, comme on l'a vu, caractérise le discours introductif de la traduction persane (§ 1.7).

Le *Qurrat al-mulk* est divisé en douze chapitres (*bāb*) dont cinq examinent des thématiques à caractère médical. Le sixième concerne l'anatomie, les membres (*aʿżā*) et les dimensions du cheval. Le chapitre suivant aborde les maladies et le traitement; il est divisé en quatre sous-chapitres. Le premier traite de la pathologie de cet animal sur la base des mêmes principes du paradigme humoral ayurvédique que la physiologie humaine. Le deuxième concerne les troubles des yeux, dans lesquels l'étiologie humorale est toujours prédominante, et il évoque également la fièvre. Le texte mentionne le mercure (*sīmāb*) parmi les remèdes, ce qui pourrait indiquer que la source indienne n'est pas beaucoup plus ancienne que sa traduction persane. Le suivant décrit l'aspect et la couleur de la langue, tandis le dernier, très bref, concerne l'examen du souffle du cheval. Le huitième chapitre analyse la saignée (*ḫūn kašīdan*). Le discours, divisé en quatre sous-chapitres, explique que le corps du cheval possède douze mille veines mais seulement quatorze points où utiliser la lancette (*ništar*); il indique la quantité de sang qu'il faut extraire à chaque endroit et la nourriture à utiliser après la phlébotomie. Le neuvième chapitre analyse la nourriture (*ḫwuriš*) dans les différentes saisons, tandis que le suivant décrit les aliments et les médicaments pour engraisser le cheval, une pratique qui est souvent utilisée par les éleveurs avant de vendre les animaux dans les foires[169].

En 926/1520 est réalisé le *Faras-nāma* commandé par le souverain du Gujarat Šams al-Dīn Muẓaffar Šāh II (r. 1511–1526)[170]. La traduction est effectuée par

mentionnent comme date de composition l'année 783 et l'année 983 de l'hégire, voir Rieu 1881, p. 481; Rieu 1883, p. 1011.

168 Muštāqī relate également que Ġiyāṯ al-Dīn aurait ordonné d'enterrer un médicament (*maʿjūn*) très coûteux qui avait été préparé pour le sultan, avec plus de trois cents ingrédients, dont un n'est pas licite, Muštāqī 1993, p. 214–215.

169 *Qurrat al-mulk*, ms. Londres, British Library, Or. 1697/ii.

170 Hāšimī, *Faras-nāma*, ms. Londres, British Library 2250.

Zayn al-ʿĀbidīn ibn Abū al-Ḥusayn Karbalāʾī, connu comme Hāšimī, en collaboration avec un savant marathi (§1.9). À l'époque de Šāh Jahān, des pandits hindous fabriquent une nouvelle version persane pour le noble musulman ʿAbd Allāh Ḫān Fīrūz-Jang (m. 1054/1644) qui en fait est une réédition de la traduction de Hāšimī[171]. Le commanditaire est un autre descendant de ʿUbayd Allāh Aḥrār qui émigre en Inde à l'époque d'Akbar et qui devient gouverneur d'Allahabad[172]. La traduction de Hāšimī et sa réédition réalisée pour ʿAbd Allāh Ḫān constituent probablement l'ouvrage persan de ce genre qui a connu la diffusion la plus importante. Le *Faras-nāma* assemblé pour ʿAbd Allāh Ḫān a également été traduit en anglais, en 1788, par Joseph Earles qui réalise aussi une version anglaise des lettres persanes d'Awrangzeb[173].

Les seules différences importantes entre ces deux versions concernent la préface et l'introduction. L'introduction de la version réalisée pour ʿAbd Allāh Ḫān islamise davantage le propos de la traduction. Il faut préciser que cette perspective est déjà présente dans la traduction de Hāšimī. L'introduction originale mentionne plusieurs traditions islamiques, dont notamment le verset de la sourate du Rang (61, 4) qui affirme que « Allah aime ceux qui combattent pour sa cause » et dont le but est de célébrer le rôle du cheval dans la guerre sainte des musulmans. Selon une autre tradition évoquée par Hāšimī, le prophète Muḥammad aurait dit que le meilleur endroit au monde où se trouver est le dos d'un cheval arabe[174]. Ce type de discours est amplifié dans l'introduction de la version compilée pour ʿAbd Allāh Ḫān qui, selon Meadows, célèbre la fonction de cet animal en tant qu'instrument du *ġāzī*, le combattant pour la foi islamique[175].

171 *Faras-nāma*, ms. Bibliothèque nationale de France, supplément persan 1554. Sur les concordances entre la traduction de Hāšimī et la version présentée à ʿAbd Allāh Ḫān, voir l'introduction de D.C. Phillott à son édition du texte persan, *The Faras-nāma of Hāshimī*, Calcutta, Asiatic Society, 1910, p. v–vii. Le texte édité par Phillot est en fait celui avec l'introduction réalisée pour ʿAbd Allāh Ḫān et ne comprend pas l'introduction de Hāšimī.

172 Sur ʿAbd Allāh Ḫān, voir Nawāz Ḫān, 1999, vol. 1, p. 97–105.

173 Joseph Earles, *A treatise on horses, entitled Saloter, or, a Complete System of Indian farriery, in two parts : The First, containing a particular Description of the different Colours and Marks of horses &c. The Second, a Description of all the Disorders they are subject to, &c. Compiled originally by a society of learned pundits, in the Shanscrit language : translated thence into Persian* […] *by Abdallah Khan Firoze Jung* […] *which is now translated into English, by Joseph Earles*, Calcutta, George Gordon, 1788.

174 Hāšimī, *Faras-nāma*, ms. Londres, British Library 2250, ff. 4ª–4ᵇ.

175 Meadows 2013, p. 39–54.

La traduction de Hāšimī, qui précise être un abrégé (*muḫtaṣar*) du texte sanskrit[176], est structurée en deux parties (*qism*). La première, en douze chapitres, aborde plusieurs questions d'hippologie, dont les races de chevaux, les couleurs, les boucles (*pīč*), l'âge et la dentition, la voix, les qualités et les dimensions. Les derniers chapitres abordent des thématiques médicales ; le dixième évoque les caractéristiques des trois tempéraments (*ṭabāʾīʿ*) des chevaux qui sont associés aux trois humeurs de l'Āyurveda. Le suivant aborde les effets des différentes saisons sur la santé de l'animal et les mesures à prendre en fonction des conditions climatiques, tandis que le dernier traite de l'alimentation. La deuxième partie est consacrée à la pathologie et au traitement. Les trente-huit chapitres dont elle se compose abordent de nombreuses questions qui incluent dans l'ordre les affections de la tête, des yeux, de la bouche, la fièvre, les troubles de *bād* (en plusieurs paragraphes), de la bile et du sang, l'asthme, les vers intestinaux, les enflures (*āmas*), la toux, les problèmes causés par la consommation de certaines substances, les troubles du thorax et des testicules, le traitement de la morsure du serpent. La méthode éclectique dans la traduction de termes du lexique indien est semblable à celle des auteurs d'ouvrages persans sur la médecine ayurvédique. Hāšimī se réfère souvent aux vocables techniques indiens des syndromes pathologiques équins, tandis que l'étiologie humorale, qui constitue un facteur essentiel de nombreux troubles, est expliquée à travers les termes habituels (*bād*, *balġam*, *ṣafrāʾ*) du lexique arabo-persan[177]. Les traités sur l'hippiatrie ayurvédique exercent certainement une fonction non négligeable dans la formation et la cristallisation de ces approches dans la culture de la traduction indo-persane.

Comme la médecine, l'hippologie ne fait pas partie du programme de traduction des sources indiennes réalisé sous Akbar. Les études persanes sur l'hippiatrie indienne continuent à travers des ouvrages composés après le milieu du XVIIe siècle. Des copies manuscrites des traités persans les plus anciens sur ce sujet sont également produites et illustrées jusqu'au XIXe siècle[178]. Certaines de ces traductions, effectuées par des savants à propos desquels on ne dispose que d'informations fragmentaires, demeurent peu étudiées. Cependant, ces derniers ne semblent pas compiler leurs traités pour des souverains. Qāżī Ḥasan, de la région de Dawlatabad, exécute une adaptation

176 Hāšimī, *Faras-nāma*, ms. Londres, British Library 2250, ff. 3[a].

177 Hāšimī, *Faras-nāma*, ms. Londres, British Library 2250 ; *Faras-nāma*, ms. Bibliothèque nationale de France, supplément persan 1554.

178 Voir Rieu 1881, p. 480[b]–481[b] ; Rieu 1883, p. 1011b ; Storey 1977, p. 394–395 ; Munzawī 1362 š./1983, p. 448–449 ; Ashraf 1991, p. 177–178 ; Fārūqī 1420/1999, p. 135–136.

persane de la tradition du *Sālōtar*, sous le titre de *Tuḥfa al-faras*, ou *Miftāḥ al-faras*, probablement en 1061/1650. L'ouvrage est divisé en neuf ou dix chapitres dont les deux derniers examinent la pathologie et le traitement des chevaux[179]. Muḥammad Qāsim ibn Šarīf Ḫān, un auteur inconnu, compose au même sujet le *Tuḥfa-yi kān-i ʿilāj-i asp*, un ouvrage en cinquante-neuf chapitres ayant été écrit, ou copié, vers 1076/1665[180].

Le traducteur hindou Ānand Rām réalise le *Rāḥat al-faras*, le « Le bien-être du cheval ». Il écrit dans la préface avoir traduit en persan le « *kitāb-i hindawī* appelé *Sālhōtar* » de Nakula[181], un savant qui dans la tradition hindoue est considéré comme l'une des grandes autorités dans le domaine de l'hippologie. Il s'agit d'une adaptation de l'*Aśvacikitsita* attribué à ce savant, un ouvrage qui parfois porte le titre de *Śālihotra*[182], ou peut-être d'un épitomé ou d'un commentaire de ce traité, compte tenu de plusieurs différences qui caractérisent la version persane. L'ouvrage d'Ānand Rām n'est pas une traduction intégrale. L'*Aśvacikitsita* comprend dix-huit chapitres (*adhyāya*) tandis que le *Rāḥat al-faras* restructure les contenus de l'ouvrage en quatorze *bāb*[183]. Les sept chapitres finaux de la version persane abordent les thématiques médicales.

Le dixième chapitre de l'*Aśvacikitsita*, qui étudie la physiopathologie (*dhātuparīkṣā*), correspond au huitième du *Rāḥat al-faras*, sur la pathologie et le traitement du sang (*dar giriftan-i ḫūn wa šināḫtan-i maraż wa ʿilāj-i ān*). La réécriture du titre fait référence à la particularité de la perspective théorique présentée dans cette partie de l'*Aśvacikitsita* qui accorde une grande importance à *ḫūn* en tant que facteur étiologique par rapport aux trois *doṣa* canoniques de l'Āyurveda[184]. Selon l'affirmation de Nakula énoncée dans la version persane, tous les troubles qui frappent le cheval sont en fait causés par le sang car la prédominance (*ġalaba*) de *ḫūn* est très forte dans le corps de cet ani-

179 Le nom de l'auteur présente également des variantes dans les copies connues, voir Munzawī 1382 š./2003, p. 3803–3804 ; Ashraf 1991, p. 182 ; Storey 1977, p. 398.

180 Voir Ivanow 1985, p. 742.

181 Ānand Rām, *Rāḥat al-faras*, ms. Londres, British Library, Or. 5762, f. 6ᵃ.

182 Meulenbeld 1999–2002, vol. IIb, p. 592 ; Mukhopadhayaya 2003, vol. 2, p. 494.

183 Les chapitres absents dans la version persane semblent être le neuvième, le treizième et le chapitre final sur les étables, tandis que le onzième *adhyāya*, sur le régime selon les saisons et la phlébotomie, est divisé en deux *bāb*, le neuvième et le dixième, dans l'adaptation persane. Sur la division en chapitres de l'*Aśvacikitsita*, voir Meulenbeld 1999–2002, vol. IIa, p. 567 ; Mukhopadhayaya 2003, vol. 2, p. 494–495.

184 Voir Meulenbeld 1999–2002, vol. IIb, p. 593.

mal[185]. Les autres sujets médicaux examinés par la traduction comprennent la phlébotomie, les médicaments à introduire par les narines, les onguents et les décoctions. Selon l'*Aśvacikitsita*, le cheval possède soixante-douze mille veines (*nāḍī*) dont celles appropriées pour la saignée qui sont au nombre de huit, ou de dix-sept[186]. En revanche, dans le *Rāḥat al-faras*, Nakula affirme que le cheval a deux mille veines (*rag*) tandis que les parties indiquées pour exécuter la phlébotomie sont au nombre de vingt[187].

La traduction persane est faite pour Himmat Ḫān, un noble musulman qui emploie Ānand Rām à son service[188]. L'approche de ce savant hindou est différente de celle des traducteurs musulmans: Ānand Rām ne se préoccupe pas de construire un discours introductif islamisé sur l'hippologie, mais présente la version originale du mythe hindou de la création des chevaux ailés. En outre, il combine la mythologie scientifique hindoue et musulmane en renversant la hiérarchie entre les deux univers culturels. Nakula, l'un des cinq Pandava du *Mahābhārata*, est ici présenté comme le maître auprès duquel Aristote et Platon ont appris la philosophie et la médecine (*ʿulūm-i ḥikmat wa ṭibābat*)[189]. Ce type de discours n'est pas du tout courant dans les ouvrages persans sur l'Āyurveda des médecins musulmans qui, s'ils doivent évoquer la question de l'origine du savoir, ont plutôt recours au paradigme prophétique. En revanche, la création de ce type de généalogie croisée, qui s'approprie l'origine du savoir de l'autre, n'est pas un phénomène inédit dans certains milieux hindous caractérisés par des contacts persistants avec la culture musulmane, qui favorisent la conception de nouvelles formes dialogiques de définition identitaire. Le *Dabistān-i maḏāhib*, un traité persan du XVIIe siècle sur les religions de l'Asie du Sud, relate que les yogis de la secte nāth croient que le prophète Muḥammad en personne aurait été un initié de leur ordre et un disciple de leur maître Gorakhnāth[190].

Par rapports aux ouvrages sur l'hippiatrie, les traités sur l'éléphant émergent dans un contexte scientifique différent, en ce qui concerne les caractéristiques de la culture de réception. Il faut rappeler l'asymétrie existant entre les connaissances des deux écoles scientifiques dans cette branche du savoir. Le monde indien et la tradition ayurvédique possèdent une vaste littérature sur l'éléphant et sur son traitement, dont l'un des textes les plus représentatifs

185 Ānand Rām, *Rāḥat al-faras*, ms. Londres, British Library, Or. 5762, f. 18[a].

186 Meulenbeld 1999–2002, vol. IIb, p. 593.

187 Ānand Rām, *Rāḥat al-faras*, ms. Londres, British Library, Or. 5762, f. 21[a].

188 Meadows 2013, p. 62, 66, 72.

189 Ānand Rām, *Rāḥat al-faras*, ms. Londres, British Library, Or. 5762, f. 5[b].

190 Shea – Troyer 1901, p. 240.

est l'*Hastyāyurveda* de Pālakāpya[191]. En revanche, les littératures zoologiques et médicales arabes et persanes de l'occident musulman ne produisent pas d'ouvrages comparables. L'éléphant (*fīl*) n'est pas inconnu, mais la culture scientifique des savants musulmans, lorsqu'ils arrivent en Asie du Sud, ne compte pas d'études sur cet animal sous forme de traité monographique[192]. En outre, selon certains oulémas, l'éléphant est un aliment interdit, comme le porc. La parution de quelques traités sur ce sujet, appelés souvent *Fīl-nāma*, constitue une nouveauté de la production persane de l'Asie du Sud, qui est liée aux exigences pragmatiques d'évolution et de spécialisation des études vétérinaires des musulmans dans cette région[193].

L'analyse des contextes de production de ces traités n'a fait l'objet d'aucune étude jusqu'à présent, malgré le rôle que cet animal acquiert dans la culture musulmane d'Asie du Sud. Le seul travail approfondi sur le sujet reste la deuxième partie de l'ouvrage de Simon Digby qui se concentre essentiellement sur la fonction des éléphants dans les armées musulmanes, à la période du sultanat de Delhi[194]. Comme l'observe Digby, leur utilisation est attestée à partir de l'époque ghaznavide, au XIe siècle, et cette tactique est transmise aux musulmans par la culture militaire hindoue. La possession d'un grand nombre de ces animaux s'affirme comme un symbole du pouvoir royal des dynasties musulmanes en Inde : l'éléphant est devenu « un ornement de la cour des rois » (*ārāyiš-i dargāh-i šāhān*), écrit Amīr Ḫusraw dans le *Nuh sipihr*[195]. Les étables des souverains musulmans réservés à ces animaux, appelés *fīl-ḫāna*, arrivent à en renfermer des centaines, et parfois quelques milliers. La plupart de ces éléphants ne sont en général pas destinés à l'utilisation militaire qui, d'ailleurs, présente des inconvénients bien connus, comme la difficulté de les contrôler lorsqu'ils sont blessés au cours d'une bataille[196].

En Asie du Sud, l'éléphant est décrit et représenté dans plusieurs formes d'expression de la culture littéraire, scientifique et artistique musulmane. À l'époque moghole, l'animal devient un motif assez fréquent de la peinture et

191 Sur les ouvrages sanskrits à ce sujet, voir le sixième chapitre de Meulenbeld 1999–2002, vol. IIa, p. 557–579.

192 Sur l'éléphant dans les cultures musulmane et iranienne, notamment en ce qui concerne les aspects militaires et l'iconographie, voir les articles de Ruska – Pellat – Bosworth – Meredith-Owens 2012 ; Charles 1998 ; De Blois 1998.

193 Munzawī liste neuf traités à ce sujet, Munzawī 1382 š./2003, p. 3897–3898, 3909 ; voir en outre Storey 1977, p. 401–402.

194 Digby 1971, p. 50–82.

195 Amīr Ḫusraw 1368/1949, p. 191.

196 Digby 1971, p. 50, 57, 58.

de l'iconographie manuscrite persane. Les miniatures qui illustrent la copie du *Bābur-nāma*, réalisée vers 1589 et conservée au Musée Rietberg de Zurich, le manuscrit de l'*Akbar-nāma* du Victoria and Albert Museum de Londres, ou encore l'aquarelle (réalisé vers 1660) de l'éléphant avec son enfant de la Fondation Custodia à Paris, en constituent des exemples[197]. Les descriptions présentes dans la littérature non scientifique témoignent également de la volonté des musulmans d'améliorer leur connaissance des caractéristiques de cet animal. Dans le *Nuh sipihr*, Amīr Ḫusraw fait l'éloge des qualités cognitives de l'éléphant et de sa capacité à obéir aux ordres de l'homme, ce qui est également souligné par Bābur. Le *Nuh sipihr* fait référence à une notion médicale que les musulmans ont dû acquérir et expérimenter très tôt, à savoir que l'on ne traite les maladies de cet animal qu'avec des médicaments analogues à ceux utilisés pour l'homme (*dārū-yi mardum ṭalabad ranj-i taniš*)[198]. L'empereur moghol Bābur décrit plusieurs aspects de cet animal au début de la section sur la faune indienne de ses mémoires, le *Bābur-nāma*, rédigé originalement en turc. La perspective de Bābur est réaliste et se concentre sur des aspects matériels et physiques, comme le fait que le prix de l'éléphant dépend de ses dimensions, qu'il peut traverser des grands fleuves avec de lourdes charges, qu'il ne peut pas survivre s'il perd sa trompe et qu'il consomme autant de nourriture que deux files de chameaux[199].

L'*Āʾīn-i Akbarī* présente une analyse plus détaillée. Abū al-Fażl consacre aux éléphants plusieurs chapitres (*āʾīn*) qui offrent un compte rendu de première main du *fīl-ḫāna* d'Akbar et de la façon dont les animaux y sont entretenus[200]. Le discours met en évidence, entre autres, les classifications (*marātib*) des éléphants et il nous informe de l'existence de règles strictes sur la quantité de nourriture à donner aux différents types d'animaux, sur l'origine de leur force et de leurs dimensions. Des amendes (*ġarāmat*) sont aussi appliquées au personnel qui est chargé de leur entretien dans les cas de blessure ou de mort d'un éléphant. Dans le cas le plus sévère, le conducteur (*fīl-bān*) qui tue l'animal en lui donnant des médicaments (*dārūhā*) stimulants destinés à augmenter la chaleur et la puissance, peut être condamné à

197 Voir Calza 2012, p. 24, 80, 91, 97, 123, 155, 156, 157 ; voir aussi Losty – Roy 2012, p. 16, 61, 64, 138 ; Okada 1989, p. 123. Il faut observer que ces miniatures illustrent le plus souvent des ouvrages historiques musulmans et non pas des traductions persanes des sources sanskrites.

198 Amīr Ḫusraw 1368/1949, p. 190.

199 Bābur 1998, p. 488–489.

200 Abū al-Fażl ʿAllāmī 1872, vol. 1, p. 127–140, voir également p. 161–162, sur les méthodes pour les capturer, et p. 206 sur le rassemblement et l'inspection des éléphants par l'empereur.

mort, à l'ablation de la main, ou à être vendu. Dans un autre passage, Abū al-Fażl écrit justement que les *fīl-bān* ont un médicament pour accroître la chaleur et la libido qui peut parfois être la cause de dommages (*gazand*) à l'éléphant[201].

Abū al-Fażl expose des notions tirées de la culture indienne et des croyances mythologiques. Il indique par exemple le rapport entre le caractère des éléphants et les trois *guṇa* (qualités) de la philosophie hindoue (*sattva*, *rajas* et *tamas*). Les éléphants dans lesquels *sattva* est prédominant ont une longue vie et obéissent aux ordres de l'homme ; ceux qui sont dominés par le *rajas* sont difficiles à contrôler et voraces ; ceux qui sont associés à *tamas* sont des animaux obstinés qui dorment et mangent beaucoup[202]. Abū al-Fażl observe en outre que les éléphants sont capables de reconnaître la musique et il décrit la gestation et l'embryologie de l'animal. Jahāngīr écrit dans ses mémoires qu'il a ordonné, à plusieurs reprises, de calculer la période précise de gestation de cet animal. Selon l'*Ā'īn-i Akbarī* elle est de dix-huit mois, tandis que selon les nouvelles observations menées à la requête de Jahāngīr elle est de dix-huit mois pour les nouveau-nés femelles, mais de dix-neuf mois pour les nouveau-nés mâles[203]. Abū al-Fażl inclut également la définition du *gaja-śāstra*, c'est-à-dire la connaissance de l'éléphant (*dāniš-i fīl*), de son entretien et de son traitement, dans la section sur les savoirs indiens de l'*Ā'īn-i Akbarī*[204].

La littérature en persan sur cet animal, rédigée dans le milieu des cours musulmanes, comprend différents types de textes, parmi lesquels des ouvrages comme le *Fīl-nāma wa šikār-nāma-yi Šāh-Jahāndat* et quelques poèmes *maṯnawī* sur la chasse à l'éléphant[205], des sections dans les ouvrages historiques et encyclopédiques comme l'*Ā'īn-i Akbarī* d'Abū al-Fażl et le *Nujūm al-ʿulūm* de Bijapur[206], ainsi que des descriptions dans les mémoires de souverains. Cependant, en ce qui concerne la parution des monographies persanes à ce sujet, le mécénat de cour ne semble pas avoir joué le même rôle que pour la production des *Faras-nāma* basés sur les sources sanskrites. Abū al-Fażl rappelle que les hindous ont composé des ouvrages (*nāmahā*) sur les maladies et le

201 Abū al-Fażl ʿAllāmī 1872, vol. 1, p. 130, 139.

202 Abū al-Fażl ʿAllāmī 1872, vol. 1, p. 129.

203 Jahāngīr 1978, vol. 1, p. 265.

204 Abū al-Fażl ʿAllāmī 1877, vol. 2, p. 144.

205 Voir le *Fīl-nāma*, ou *Maṯnawī-i fīl*, de Rahī, et un *maṯnawī* sur la chasse associée au nawāb Āṣaf al-dawla, Marshall 1967, p. 404 ; Munzawī 1382 š./2003, p. 3897.

206 Le chapitre du *Nujūm al-ʿulūm* aborde entre autres les maladies de l'éléphant, voir Flatt 2011, p. 242.

traitement de l'éléphant; cependant, dans la section sur les traductions, il ne mentionne aucun ouvrage dans ce domaine qui ait été traduit dans le *maktab-ḫāna* d'Akbar[207].

Les *fīl-nāma* persans se présentent souvent comme des ouvrages réalisés par des auteurs peu connus ou anonymes, et parfois sous forme de traités apocryphes, tel le *Kursī-nāma-yi mahāwat-girī*. Il est possible que certains aient été composés à une époque où le recours aux éléphants dans les batailles est devenu, ou est en train de devenir, une stratégie dépassée[208]. Les éléphants sont utilisés en priorité pour d'autres activités, notamment les déplacements des nobles et les événements cérémoniaux, ainsi que pour le transport des matériaux. La production et la réception de ces traités sont certainement associées au milieu des gardiens et des thérapeutes qui s'occupent de cet animal, dont font partie de nombreux musulmans. Les musulmans deviennent progressivement experts dans ce domaine. Certains médecins de l'époque moghole sont rappelés pour leur habilité dans le traitement des éléphants, par exemple Šayḫ Bīnā ibn Ḥasan et son fils Ḥasan Muqarrab Ḫān (m. 1056/1646)[209]. Ce n'est certainement pas par hasard si le seul médecin musulman de l'entourage d'Akbar considéré comme un expert dans ce domaine est Šayḫ Bīnā, c'est-à-dire un savant d'origine indienne auteur d'un ouvrage sur l'Āyurveda, et non pas l'un des nombreux médecins étrangers associés à la cour moghole. Muqarrab Ḫān, lui aussi médecin, devient un noble très influent et il est nommé gouverneur de plusieurs provinces de l'empire moghol sous le règne de Jahāngīr (1605–1627)[210]. Il est possible qu'en vertu de sa position il ait possédé personnellement des spécimens de cet animal. Le cas de ces deux savants semble en outre indiquer que le traitement de l'éléphant s'ajoute à l'ensemble des connaissances transmises à l'intérieur de quelques familles de savants musulmans, et qu'il est appris à côté d'autres savoirs plus canoniques, comme la chirurgie qui constitue une autre matière dans laquelle se spécialise la famille de Šayḫ Bīnā.

L'influence acquise par les musulmans dans la profession de *fīl-bān* est attestée dans le *Tašrīḥ al-aqwām* assemblé par James Skinner (m. 1841), un traité persan proto-ethnographique sur les castes et les professions indiennes, terminé en 1825. L'ouvrage se base principalement sur des sources sanskrites que le colonel Skinner a fait traduire en persan, très vraisemblablement par

207 Abū al-Fażl ʿAllāmī 1877, vol. 2, p. 132.

208 Comme l'observe Simon Digby, cela a lieu au XVIIe siècle, avec le perfectionnement des mousquets, Digby 1971, p. 50.

209 Niẓām al-Dīn Aḥmad 1996, p. 713; Badāʾūnī 1986, vol. 3, p. 237; Nawāz Ḫān, 1999, vol. 1, p. 616.

210 Voir Rezavi 2004.

des pandits hindous. À la fin du chapitre sur les *fīl-bān*, dont la première partie décrit des traditions hindoues à cet égard, le texte explique qu'à l'époque musulmane, qui correspond au *kalī-yuga*, de nombreux *fīl-bān* ont abandonné la loi hindoue (*dharma*) et se sont convertis à l'islam, volontairement ou par la force. Ainsi, dans certains endroits, comme le Deccan et Jaipur, on trouve encore des *fīl-bān* hindous, tandis que dans les autres régions ils sont tous musulmans[211].

Ce contexte explique la construction d'une mythologie islamisée de la profession du *mahāwat*, le cornac, conducteur ou gardien des éléphants (*fīl-bān* en persan), qui est réalisée dans le *Kursī-nāma-yi mahāwat-girī* (La généalogie du cornac). Cet ouvrage est clairement associé à ce milieu professionnel et illustre le phénomène et les modalités d'islamisation de l'univers culturel des corporations de *mahāwat* et de *fīl-bān*. On conserve plusieurs copies manuscrites du *Kursī-nāma-yi mahāwat-girī*, dont certaines illustrées, ce qui nous permet de supposer que la légende qui s'y trouve rapportée a connu une certaine diffusion. Une partie de l'ouvrage narre l'origine légendaire de la profession de cornac, qui est attribuée aux trois fils de Maḥmūd, le fils de Noé (§1.11). Les questions et les réponses de la première partie décrivent quelques autres aspects mythologiques, ainsi que des oraisons musulmanes, comme le *ḫuṭba-yi fīlān* et la généalogie (*kursī-nāma*) de la profession qui remonte aux prophètes, dont l'apprentissage est présenté comme un devoir pour le *mahāwat*. Le texte précise que si le cornac n'est pas capable de lire, comme cela devait souvent être le cas, il doit faire écrire ces oraisons et les garder près de lui[212]. La construction de cette mythologie est donc liée au phénomène répandu dans le monde musulman qui consiste à faire remonter la pratique d'un savoir ou d'une profession à un prophète antédiluvien. Cependant, à la différence des traités sur le *ṭibb al-nabawī*, ce type de discours sert ici également pour élaborer quelques oraisons destinées exclusivement aux membres de la corporation, comme dans les milieux confrériques, auxquels les cornacs sont probablement associés[213].

Les troubles et le traitement de l'éléphant sont abordés dans une autre partie qui est divisé en dix-huit chapitres (*bāb*). Le texte emploie les médicaments et les termes indiens, cependant, il ne fait pas référence aux sources ayurvédiques, tandis que l'auteur souligne à plusieurs reprises le fait que le

211 Skinner, *Tašrīḥ al-aqwām*, ms. Londres, British Library, add. 27, 255, f. 119[a].

212 *Kursī-nāma-yi mahāwat-girī*, ms. Hyderabad, Salar Jung Library, pers. *bayṭārī* 20, ff. 1[b]–8[a].

213 Voir le passage du texte qui indique d'apporter chaque année le *kursī-nāma* au *pīr*, c'est-à-dire au maître soufi, et de réciter des prières pour lui, *Kursī-nāma-yi mahāwat-girī*, ms. Hyderabad, Salar Jung Library, pers. *bayṭārī* 20, f 7[a].

traitement a été vérifié (*mujarrab*) par l'expérience. Il aborde plusieurs thématiques spécifiques concernant le traitement qui offrent une image des problèmes auxquels doivent se confronter les gardiens de ces animaux, comme les fractures des dents et des ongles, les maladies des yeux, les onguents pour les blessures, les enflures du dos et des cavités (*khol*, en hindi)[214]. Le contenu de cette partie présente plusieurs ressemblances avec celui d'un texte anonyme décrit par Munzawī, et composé toujours dans le milieu des spécialistes de ce domaine. Il s'agit d'un *Fīl-nāma* d'époque non précisée, divisé en dix-huit chapitres, qui recueille les instructions du grand-père de l'auteur[215]. La dernière partie du *Kursī-nāma-yi mahāwat-girī* consiste en un lexique (*farhang*) des termes arabo-persans et hindis, qui comprend aussi les noms des remèdes.

Saʿd Akbar ibn Awliyā ibn Ḥasan Ḥakīm[216] compile le *Fīl-nāma wa šikār-nāma-yi Šāh-Jahāndat*, un ouvrage d'époque inconnue dont on conserve un manuscrit copié vers le XIIIe/XIXe siècle. La traduction est dédiée à un personnage non identifié[217]. Saʿd Akbar explique dans la préface comment il a assemblé son ouvrage. Il a traduit le *Bṛhaspatimata* (*Brapastmandī* en persan) de Bṛhaspati[218], et il a ajouté des questions que ne sont pas abordées dans cet ouvrage en citant des extraits des traités de Pālakāpya et de d'autres travaux[219]. Les deux premières parties (*guftār*) de la traduction de Saʿd Akbar, qui comprend en tout quatre-vingts chapitres, traitent de questions hétérogènes concernant la connaissance et l'entretien de l'éléphant, par exemple la façon de s'occuper de l'animal qui a été récemment capturé, les différents types d'éléphants (*bhadra*, *manda*, *mṛga*) et ceux qui proviennent de leur croisement, la distinction des éléphants par rapport à leurs forêts d'origine et par rapport à leur couleur, la description de leurs membres, à commencer par la trompe, la puissance et la faiblesse de l'éléphant, la course et la vitesse, l'âge, la transpiration, le barrissement et enfin les éléphants de combat. Le traduc-

214 *Kursī-nāma-yi mahāwat-girī*, ms. Aligarh, Mawlānā Āzād Library, Subḥ. 616/4.

215 L'auteur déclare avoir également utilisé des *mujarrabāt* de deux musulmans, Muḥammad ʿAlī Dihlawī et Jān Muḥammad, voir Munzawī 1382 š./2003, p. 3897.

216 Il affirme être un descendant de la famille (*ḫāndān*) de Šayḫ Jalāl Pānīpatī al-Kāzirūnī al-ʿUtmānī.

217 Il est appelé Imām-i ʿĀdil Abū al-Mujāhid al-Muẓaffar Ḥażrat Ẓill Allāh fī al-Arż Sulṭān al-Islām Bādšāh, Saʿd Akbar, *Fīl-nāma wa šikār-nāma-yi Šāh-Jahāndat*, ms. Hyderabad, Salar Jung Library, *bayṭār* 21, f. 2^a^. Le manuscrit de Hyderabad est incomplet à la fin.

218 Sur cet ouvrage voir Meulenbeld 1999–2002, vol. IIb, p. 572–573, n. 53, vol. IIa, p. 559.

219 Sur l'*Hastyāyurveda* de Pālakāpya voir Mukhopadhayaya 2003, vol. 2, p. 399–424; Meulenbeld 1999–2002, vol. IIa, p. 570–574.

teur ne juxtapose pas une préface islamisée à la traduction mais, au contraire, commence son *fīl-nāma* par le mythe hindou de la création de l'éléphant, qu'il dit être narré par Ḥakīm Bālakābī (Pālakāpya)[220].

Les thématiques plus directement liées à la médecine sont traitées dans la conclusion (*ḫātima*) qui examine de façon assez détaillée les causes de plusieurs affections et leur traitement. L'auteur utilise le lexique habituel des textes persans sur l'Āyurveda pour traduire les concepts de la physiologie humorale et en même temps il indique presque toujours les termes indiens des pathologies examinées. Plusieurs paragraphes analysent l'étiologie des troubles du ventre; ils font une différence entre les affections liées à l'alimentation, comme l'excès de nourriture, et celles qui sont associées aux humeurs. Néanmoins, l'altération des humeurs est souvent liée elle-même à l'alimentation. Une caractéristique du *Hastyāyurveda* de Pālakāpya consiste dans le fait qu'il conceptualise le sang de façon presque analogue à celle des trois *doṣa*. Cette ambivalence de *ḫūn* est très évidente dans la *ḫātima* de l'ouvrage de Saʿd Akbar. Les paragraphes finaux abordent les pathologies des organes de la tête qui sont associées à la dyscrasie des humeurs. Au début, le discours fait référence aux trois humeurs, mais il cite aussi *ḫūn*, et par la suite comprend des paragraphes sur les troubles de *bād*, *balġam* et *ḫūn*, tandis qu'il n'y a pas de paragraphe sur la bile (*ṣafrāʾ*). Cette ambiguïté est expliquée dans le paragraphe sur *ḫūn*. Il est précisé que les causes et les symptômes des troubles du sang sont similaires (*muwāfiq*) à ceux des troubles de *ṣafrāʾ*. La même logique se retrouve dans le dernier paragraphe, sur le *saṃnipāta*, qui, en principe, parle des trois humeurs ayurvédiques mais qui en fait inclut aussi *ḫūn* dans la liste. Le traducteur, bien qu'il se réfère aux principes du traitement, souligne que dans le cas du *saṃnipāta*, c'est-à-dire l'altération pathologique des trois *doṣa*, il n'y a pas de guérison et qu'il faut se remettre (*tawakkul*) à Allah[221]. Une autre traduction, qui demeure cependant encore très peu connue, est le *ʿIlāj al-afyāl* du savant hindou Hardāyal, exécutée en 1753[222]. Il s'agit de l'adaptation d'un ouvrage indien appelé *Gaj-čaksa* en persan, c'est-à-dire le *Gajacikitsā* (Médecine des éléphants), un titre utilisé par différents traités sanskrits dans ce domaine[223].

220 Sʿad Akbar, *Fīl-nāma wa šikār-nāma-yi Šāh-Jahāndat*, ms. Hyderabad, Salar Jung Library, *bayṭār* 21, f. 4ª.

221 Sʿad Akbar, *Fīl-nāma wa šikār-nāma-yi Šāh-Jahāndat*, ms. Hyderabad, Salar Jung Library, *bayṭār* 21, ff. 115ᵇ–117ª.

222 Voir Ishrat s.d., p. 57–58.

223 Meulenbeld 1999–2002, vol. IIa, p. 559, 567.

En conclusion, le savoir et les pratiques vétérinaires des musulmans en Asie du Sud interagissent avec plusieurs aspects conceptuels et thérapeutiques de la culture indienne. L'interaction et la traduction étendent la gamme des connaissances véhiculées par la littérature vétérinaire en persan, en l'adaptant au contexte de production. Les musulmans entrent en contact avec un univers thérapeutique qui comprend des principes et des remèdes similaires au traitement ayurvédique de l'homme, comme l'interprétation pathologique basée sur l'altération des *doṣa* et l'utilisation des remèdes corroborants tels que les myrobalans. Dans une perspective plus globale, il faut observer que la littérature persane d'Asie du Sud incorpore différentes formes de descriptions d'ensemble de la faune indienne, qui vont des chapitres synthétiques des ouvrages d'Amīr Ḫusraw et de Bābur, aux études plus systématiques des traités d'Ḥakīm Bāqir Ḥusayn Ḫān et de Ḥakīm Ġulām ʿAlī. En ce qui concerne le domaine spécifique du savoir vétérinaire, l'influence de la culture médicale indienne est plus évidente dans la production des monographies persanes sur le cheval et l'éléphant, bien que l'interaction avec la phytonymie indienne se réalise également dans d'autres traités, comme le montre le *Ṭibb-i Fīrūz-šāhī*, sur le faucon.

La production de ces traités concerne en particulier des milieux professionnels dans lesquels les musulmans se spécialisent, comme on l'a souligné pour la profession du *mahāwat*. Les métiers liés au cheval comptent également des nombreux musulmans. L'article sur le *sālotrī*, ou *sālotar*, le « *native farrier or horse-doctor* », du dictionnaire anglo-indien *Hobson-Jobson*, souligne que cette classe est presque toujours formée par des musulmans, bien que le terme *sālotar* soit d'origine sanskrite[224]. Le phénomène d'appropriation du terme indien indiquant le groupe professionnel est aussi évident dans l'utilisation du vocable *mahāwat* qui est faite dans le *Kursī-nāma-yi mahāwatgirī*. Le passage entre les deux cultures de ce type de nomenclature est un phénomène connu qui touche certains autres groupes professionnels et sociaux, aussi dans la direction inverse, comme le montre l'utilisation du titre de *ḥakīm* par certains médecins hindous et, dans le milieu non scientifique, l'emploi du terme arabe *faqīr* (litt. pauvre) par des renonçants hindous[225]. La diversité des métiers qui manipulent des notions et des procédés médicaux souligne en outre l'importance de prendre en compte la fonction occupée par des professions autre que la médecine, dans la transmission de segments de la culture ayurvédique au sein du monde musulman. Dans la pratique, l'interaction avec

224 Yule – Burnell 1903, p. 786.

225 Voir Gaborieau 2002, p. 71; Deák 2010.

les remèdes locaux pour les animaux concerne davantage les *sālotar* et les *mahāwat*, qui s'occupent de leur entretien, que la classe des *ḥakīm* musulmans.

Les *Faras-nāma* basés sur les sources sanskrites deviennent un genre d'ouvrages assez diffusés dans la culture scientifique indo-persane. En Asie du Sud, les traductions persanes qui font référence au *Sālōtar* sont même plus nombreuses que les traductions de certains classiques de la littérature arabe à caractère zoologique, tels le *Kitāb al-ḥayawān* (Livre des animaux), basé sur l'ouvrage d'Aristote, et le *Kitāb al-ḥayawān* d'al-Jāḥiẓ (m. 255/868–869). Cependant, le fait que les traducteurs utilisent souvent le même titre pour se référer à la source sanskrite, ne signifie pas qu'ils traduisent toujours le même traité. Sur un plan historique, l'évolution de la production de ces *Faras-nāma* présente des analogies consistantes avec les tendances et les phases qui caractérisent l'évolution du reste des études persanes sur l'Āyurveda, bien que les traductions sur le cheval ne soient pas réalisées par les mêmes auteurs musulmans que ceux qui écrivent les traités persans sur la médecine ayurvédique. La traduction des sources sanskrites sur le cheval débute à l'époque pré-moghole et elle est soutenue par le mécénat des cours musulmanes. Aucune traduction de ce type ne semble avoir été réalisée dans la deuxième moitié du XVIe siècle, ou avoir été commandée directement par un empereur moghol, ou par l'un des sultans contemporains du Deccan, tandis que la production de ces ouvrages reprend au XVIIe siècle.

En revanche, l'époque incertaine et le caractère anonyme de plusieurs des traités persans sur l'éléphant limitent la possibilité de dater et d'analyser de façon précise la parution et l'évolution de ce genre d'ouvrages. Les quelques donnés disponibles semblent néanmoins indiquer que l'évolution la plus conséquente des *Fīl-nāma* n'est pas un phénomène contemporain du développement des *Faras-nāma* produits dans les sultanats pré-moghols. Les deux groupes de textes comprennent des traités qui se proposent d'islamiser le savoir en utilisant des stratégies similaires mais pas toujours identiques. Les traités sur le cheval, tel que le *Faras-nāma* réalisé pour ʿAbd Allāh Ḫān, peuvent élaborer le discours autour des certaines traditions associées au prophète Muḥammad transmises dans la culture musulmane. En revanche, le *Kursī-nāma-yi mahāwat-girī*, en l'absence de traditions analogues sur l'éléphant, construit une mythologie nouvelle qui relie l'origine et la pratique du métier à des figures légendaire, dont les petits-fils de Noé.

CHAPITRE 4

Conclusion : l'impact de la modernité

On a étudié les relations entre deux milieux scientifiques asiatiques, en analysant sous quelles formes certains aspects de leur évolution sont liés à leur interaction. La formation d'une version persanisée de l'Āyurveda représente un phénomène qui permet de repenser l'histoire de la culture ayurvédique à l'époque de l'hégémonie politique musulmane en Asie du Sud, et qui ouvre une nouvelle perspective pour l'étude de l'impact de l'Āyurveda sur la culture non hindoue. On a démontré que l'introduction en Asie du Sud du savoir médical arabo-persan, et le soutien qu'il trouve auprès des nouveaux sultans musulmans, ne constituent pas des forces qui s'opposent aux études médicales de la tradition hindoue. Au contraire, les médecins et les élites musulmanes déploient des efforts considérables dans le but de traduire le savoir indien et de produire de nouveaux traités en persan sur la médecine ayurvédique. La question centrale soulevée par les auteurs de certains de ces traités concerne le rapport entre nature et culture, et plus précisément : comment la culture médicale doit-elle s'adapter et se renouveler lorsqu'elle n'est plus capable de comprendre et de classifier certains aspects du monde naturel ? Les aspects de la science médicale qui doivent être mis à jour, par rapport aux études arabes et persanes plus anciennes, concernent notamment la description des plantes et des médicaments de l'Asie du Sud, la connaissance du lexique technique local, ainsi que l'interprétation des changements du tempérament et de la pathologie du corps qui se produisent dans le climat indien.

La traduction en persan permet à la culture ayurvédique d'être étudiée, transmise et interprétée au-delà des frontières traditionnelles du milieu des savants hindous et des autres religions originaires de l'Inde. Les contacts avec la langue et la culture persanes ont des effets composites sur le savoir médical et le milieu des savants hindous. Les traductions en persan transforment les critères de présentation et d'interprétation du savoir ayurvédique, par rapport aux modalités canoniques de la tradition textuelle sanskrite. L'apprentissage du persan par les savants hindous leur permet, dès l'époque moghole, d'avoir accès à la fois au savoir scientifique de leurs collègues musulmans, et aux nouveaux ouvrages persans sur l'Āyurveda.

Cela souligne combien il est nécessaire de considérer les spécificités du milieu et les caractéristiques de la production scientifique de l'Asie du Sud, par rapport notamment à l'Iran safavide et postsafavide d'une part et à l'Empire ottoman d'autre part. Vis-à-vis de l'Iran safavide, le monde musulman d'Asie

 | DOI: 10.1163/9789004352766_006

du Sud connaît des conditions intellectuelles uniques pour le développement des études scientifiques en langue persane, dans la direction que l'on a essayé de décrire dans cet ouvrage. L'analyse du milieu scientifique pluriculturel indien impose d'élaborer des perspectives qui tiennent compte des spécificités historiques, sociales et linguistiques de l'Asie du Sud. Les disciplines scientifiques y sont enseignées dans des madrasas où étudient aussi des savants hindous ; les langues de la tradition musulmane n'y véhiculent pas seulement les savoirs transmis par les musulmans.

Sur le plan religieux, il faut rappeler que l'Inde reste toujours en grande partie un corps allogène à l'islam ; la domination politique musulmane n'implique l'islamisation que pour une minorité de sa population. Or, c'est justement en rapport à cette altérité irréductible que l'on trouve certaines des pages les plus importantes écrites dans l'histoire de l'islam au sujet de l'altérité et de la diversité. Les musulmans élaborent, à ce moment-là, des aspects fondamentaux de leur vision du savoir des hindous au travers d'une approche comparative basée sur les catégories de la pensée musulmane. Dans le cadre du savoir religieux, un exemple important en sont les descriptions comparées de la métaphysique et de la mystique islamiques et indiennes données par certains soufis, tel Dārā Šikōh (m. 1069/1659) dans le *Majmaʿ al-baḥrayn*. Certaines interprétations et thèses développées par ces études ont une influence non négligeable sur le plan socio-culturel, y compris sur la question de l'identité de l'islam indien. C'est notamment le cas des thèses d'éminents savants musulmans qui proposent une interprétation monothéiste de la religion hindoue et postulent l'équivalence de la mission des figures fondatrices de l'islam et de l'hindouisme[1]. Par ailleurs, cela ne peut qu'alimenter des réactions d'opposition montrant à quel point la construction de la vision musulmane de l'Inde se mêle au débat théologique sur la définition et la réforme de l'identité de l'islam indien.

En même temps, les cercles religieux et mystique musulmans en Asie du Sud ne constituent pas un milieu hostile aux études médicales portant sur une tradition non musulmane. Au contraire, les savants liés aux cercles soufis, tels que Šāh Ahl Allāh et Darwīš Muḥammad, apportent une contribution non négligeable à la production de traités médicaux sur le savoir ayurvédique. En parallèle, certains médecins hindous de culture persane s'intéressent au soufisme. En outre, les traditions prophétiques faisant l'éloge de la médecine peuvent devenir un élément du discours rhétorique des auteurs musulmans motivant l'importance d'étudier le savoir local. La période d'Awrangzeb, que

1 Voir Friedmann 1986 ; Speziale 2012b.

l'on a l'habitude de considérer comme celle de la victoire des courants islamiques intolérants envers les hindous, est en réalité caractérisée par la production de plusieurs ouvrages persans sur les savoirs indiens.

L'examen du corpus de textes persans et ourdous sur la médecine indienne montre la limite de certains axiomes de l'histoire de la médecine dans le monde musulman : notamment l'idée de l'hégémonie absolue de l'influence des textes classiques arabes sur la production postérieure, et l'idée que les médecins musulmans de l'époque postmédiévale ont été incapables de donner une direction nouvelle aux études médicales. En parallèle, ce courant d'études impose de reconsidérer la perception habituelle et la chronologie généralement admise du développement des études médicales dans la culture musulmane, en ce qui concerne les interactions avec les savoirs et les pratiques des non musulmans.

L'importance accordée au mouvement de traduction de l'époque abbasside a longtemps empêché d'envisager de façon plus précise la production des époques postérieures et ses implications pour l'histoire globale des sciences dans le monde musulman. L'assimilation du savoir scientifique étranger ne s'achève pas avec la phase des traductions en arabe qui marque la naissance des études scientifiques musulmanes à l'époque abbasside. L'activité de traduction et d'intégration des connaissances d'autres cultures recommence en Asie du Sud, lorsque les savants musulmans doivent s'adapter à un nouvel environnement naturel, et à un nouveau contexte intellectuel et linguistique. Si le mouvement de traductions médicales vers l'arabe de l'époque abbasside a été dominé par l'influence des textes grecs, la scène littéraire persane et ourdoue en Asie du Sud a en revanche été marquée par la production d'ouvrages sur la médecine indienne.

Avec la parution des textes persans produits en Asie du Sud, le paradigme descriptif de l'Inde à l'œuvre dans les traités des savants musulmans change radicalement par rapport aux ouvrages précédents de la tradition arabe. Lorsque l'Inde commence à faire partie du *dār al-islām*, elle sort de l'imaginaire exotique et nébuleux de la littérature des *ʿajāʾib* (merveilles)[2]. À partir de ce moment, la représentation qu'ont les musulmans de cette région ne dépend plus des témoignages indirects et des matériaux de deuxième main. L'Inde devient l'objet d'une vaste entreprise de recherche, qui concerne à la fois sa culture et sa nature, à partir des aspects de son environnement, comme la flore et le climat, qui sont largement étudiés par les traités des savants musulmans.

2 Sur la littérature des *ʿajāʾib al-hind*, voir Ahmed 2008, p. 32–38.

Le regard sur le monde indien contribue à reconstruire une image moins approximative de l'histoire globale de la traduction scientifique dans les langues de la culture musulmane. Il s'agit en fait d'un domaine qui demeure encore très peu étudié dans son ensemble, en raison notamment de l'absence d'études approfondies sur plusieurs périodes ainsi que sur différentes régions et langues du monde islamique. Néanmoins, une mise en perspective de ce type pourrait dans l'avenir être féconde pour la recherche sur l'histoire intellectuelle du monde musulman, si elle se base, tout au moins, sur les entreprises de traduction connues, comme celle de l'époque abbasside, comme celle vers le persan en Asie du Sud, et comme celle qui véhicule l'introduction des sciences modernes occidentales. Cette dernière constitue d'ailleurs l'un des facteurs décisifs du processus de réforme identitaire de la médecine *yūnānī* en Asie du Sud, à l'époque coloniale. Une telle perspective souligne la fonction fondamentale occupée par la traduction des sciences étrangères dans les différentes étapes de l'évolution de la culture médicale musulmane. En même temps, elle permet de mieux esquisser la diversité des formes et des contextes d'utilisation de la traduction scientifique dans le monde musulman ainsi que les facteurs qui redéfinissent la fonction accordée aux différentes langues sources et cibles.

En même temps, il faut s'interroger sur la diffusion et l'influence des études persanes sur l'Āyurveda dans l'ensemble de la culture scientifique du monde musulman, à l'époque postmédiévale. Ces textes sont-ils lus principalement en Asie du Sud, ou circulent-ils également parmi les savants et les médecins d'autres régions de langue persane et de pays arabes ? Les matériaux analysés dans cet ouvrage démontrent que ces études ont un impact important sur l'identité de la médecine avicennienne en Asie du Sud, ainsi que sur les connaissances et les pratiques transmises par les médecins musulmans dans cette région. En outre, il est très probable que plusieurs des médecins et des savants musulmans étrangers qui émigrent vers l'Asie du Sud entrent en contact avec ce type de textes. En même temps, sur la base des connaissances actuelles, il semble que ces ouvrages jouent un rôle réduit en dehors du contexte scientifique indien. Le nombre de copies manuscrites de ces ouvrages préservées dans le reste du monde musulman semble être limité, ainsi que celui de leurs adaptations en arabe, telles que, peut-être, la description du *rasāyana* donnée dans le *Miʿrāj al-duʿāʾ* de Muḥammad ʿAlī al-Qazwīnī (XVIIIe siècle, voir Langermann 2018).

D'ailleurs, le fait que ces traités n'aient pas une diffusion significative en dehors de leur contexte de production n'est pas étonnant, au contraire, cela trouve son explication dans la raison principale de la production de ces ouvrages. Il s'agit en effet d'adapter la pratique des médecins avicenniens au contexte indien, par conséquent, il est évident que ces traités ne peuvent pas être très utiles pour les médecins et les savants d'autres régions du monde musulman. Le *Taʾlīf-i Šarīfī* de Muḥammad Šarīf Ḫān est probablement plus connu parmi les médecins britanniques en service dans l'Inde coloniale, à travers l'adaptation en anglais de George Playfair[3], que par les savants musulmans du Caire ou d'Istanbul. Les langues principales vers lesquelles sont traduites les sources persanes sur l'Inde, scientifiques ou non, ne sont pas l'arabe ou le turc, mais l'anglais et l'ourdou, autrement dit des langues qui reflètent principalement la nécessité de faire circuler ces matériaux dans le contexte culturel et scientifique changeant de l'Asie du Sud à l'époque coloniale.

On a montré que les interactions entre les cultures médicales musulmane et ayurvédique restent encore très dynamiques à l'époque coloniale, lorsque le sous-continent demeure le centre le plus actif du monde musulman pour les études médicales avicenniennes, et lorsque les traditions ayurvédique et *yūnānī* se retrouvent toutes deux confrontées à la montée de l'hégémonie scientifique occidentale. Néanmoins, le XIXe siècle représente la dernière phase du mouvement des études persanes sur les disciplines scientifiques de la tradition indienne. Les ouvrages persans parus au XIXe siècle, y compris ceux compilés pour les Britanniques, sont principalement réalisés au cours de la première moitié du siècle. La production de nouveaux ouvrages diminue dans la seconde moitié du XIXe siècle mais il ne s'agit pas d'un événement soudain. Les traités persans sur ce sujet sont copiés, imprimés et lus jusqu'à la fin du siècle. Encore en 1870, Ḥakīm Ġulām ʿAlī compose son encyclopédie naturaliste du Cachemire en persan. En outre, de nombreux savants hindous de culture persane vivent au XIXe siècle. L'absence de vitalité n'est certainement pas la raison du déclin des études dans ce domaine. De façon paradoxale, les études persanes sur la médecine indienne s'arrêtent au moment où l'interaction les deux cultures semble atteindre son niveau le plus consistant et le plus élaboré, en particulier s'agissant de la réciprocité des échanges entre les groupes de savants.

Les raisons principales de la fin de ces études sont liées au déclin du rôle de la langue et de la culture persanes en Asie du Sud[4]. Au XIXe siècle, plusieurs facteurs modifient profondément la fonction du persan dans cette région, que ce soit dans le domaine politique ou dans la sphère religieuse. Après 1835, les Britanniques remplacent le persan par l'anglais comme langue de l'administration, et un demi-siècle plus tard le persan est remplacé par l'ourdou dans les États princiers d'Hyderabad (1884) et du Cachemire (1889). Dans

3 Elle est publié en 1833, à Calcutta, par le Medical and Physical Society of Calcutta, sous le titre de *The Taleef Shereef or Indian Materia Medica*, voir Šarīf Ḫān 1280/1863.

4 Voir Robinson 2002, p. 31–38.

le milieu religieux musulman, l'utilisation de l'ourdou et de l'arabe, en lieu et place du persan, est promue par les mouvements réformistes de la période coloniale[5]. Certains réformistes, tel Sayyid Aḥmad Šahīd (m. 1246/1831) et ses Mujāhidīn, proposent notamment d'épurer l'islam indien de toutes les pratiques empruntées aux hindous[6]. Contre la culture persane contaminée de l'Inde, ces penseurs exhortent les musulmans à retourner à la pureté originelle de l'islam, contenue dans les sources arabes. Pour les courants les plus favorables à une perspective de type wahhabite, la réforme de l'islam indien passe par la réfutation de segments importants de la culture persane, comme sa forte composante mystique et son caractère non exclusiviste. D'ailleurs, l'une des cibles principales de ce discours sont les soufis, les religieux musulmans qui ont le plus contribué à justifier et à promouvoir le dialogue avec la culture hindoue.

Dans le domaine scientifique, le processus de modernisation déterminé par le contact avec la science et la technologie occidentales, constitue un autre facteur qui affaiblit de façon considérable le rôle du persan. Bien que plusieurs éléments de la science et de la médecine modernes occidentales circulent à travers les textes persans, c'est l'ourdou, et non le persan, qui au cours de la période coloniale devient la principale langue musulmane pour la modernisation des études scientifiques. C'est toujours à travers l'ourdou qu'à partir des premières décennies du XXe siècle, les médecins musulmans construisent la nouvelle identité modernisée de la médecine *yūnānī*, dans la forme qui lui permettra de survivre aux bouleversements de l'époque coloniale. L'ourdou devient la langue principale d'enseignement des nouveaux collèges *yūnānī*, un choix pédagogique analogue à celui d'autres institutions musulmanes, comme l'université Osmania de Hyderabad, établie en 1918, où les sciences modernes y sont enseignées en ourdou.

Le déclin du persan n'implique pourtant pas la cessation immédiate de la production d'ouvrages sur les savoirs indiens dans les langues de la culture musulmane. La littérature en ourdou sur les sciences traditionnelles assimile en fait d'importantes caractéristiques du contexte intellectuel indo-persan dont elle est issue. À partir de la fin du XIXe siècle, et au cours de la première partie du XXe siècle, des traités sur la médecine ayurvédique sont publiés en ourdou par des médecins musulmans et hindous. Ces textes incluent de nouveaux ouvrages ainsi que des traductions à partir d'autres langues, y compris

5 Gaborieau 1994.

6 Robinson 2003, p. 58, 244; Gaborieau 2010, p. 279, 282.

le persan[7]. Par exemple, le *Maʿdan al- šifāʾ-i Sikandar-šāhī* et le *Haft aḥbāb* sont traduits et publiés en ourdou[8], tandis que Pandit Pyarelal réalise une traduction de l'*Amṛtasāgar*, dont la version originale a été composée pour le raja Pratāp Singh (r. 1778–1803) de Jaipur en langue mārvāṛī[9]. On trouve aussi des hindous parmi les éditeurs des nouvelles revues médicales publiées en ourdou.

La décadence du rôle scientifique du persan ne provoque pas donc la disparition soudaine des interactions entre les deux groupes de savants et leurs institutions. Les formes d'interaction subissent cependant des changements importants qui reflètent les tendances réformistes et modernisatrices qui s'affirment à cette époque. La confrontation avec la science coloniale pousse les médecins traditionnels à créer de nouvelles formes institutionnelles, pédagogiques et d'expression scientifique empruntées aux modèles occidentaux, comme les associations et les collèges. En 1910, est fondée l'*All India Vedic and Yunani Tibbi Conference*, dans le but d'unir, sur un plan d'action partagée, les efforts des médecins ayurvédiques et *yūnānī*. Comme le montre l'analyse de Guy Attewell à propos de l'activité de cette association, ses membres revendiquent l'existence d'une médecine nationale (*dešī ṭibb*) et ils affirment l'importance de la recherche sur la *materia medica* indienne[10].

Ḥakīm ʿAbd al-Laṭīf, un membre de l'influente famille de médecins *yūnānī* des ʿAzīzī de Lucknow, souligne dans son ouvrage *Hamārī ṭibb men hindūon kā sājhā* (La relation de l'Inde avec notre médecine), que la *ṭibb*, la médecine, n'est pas simplement une *yūnānī ṭibb*, une médecine grecque, mais une synthèse des médecines grecque, arabe, iranienne et indienne, et que d'un point de vue historique, l'origine indienne est prédominante[11]. L'un de ses fondateurs de l'*All India Vedic and Yunani Tibbi Conference* est Ajmal Ḫān (m. 1346/1927), un descendant de Šarīf Ḫān et homme politique favorable à la collaboration avec les hindous. En 1921, Ajmal Ḫān établit à Delhi une école où les deux médecines sont enseignées, l'Ayurvedic and Yūnānī Ṭibbiyya College. Le collège, qui a pour but de moderniser la pédagogie de la médecine traditionnelle indienne, est fondé grâce aux contributions de quelques nawāb musulmans et

7 Voir Husain – Bhatnagar – Ali 1998 ; Husain – Bhatnagar – Ali 1999 ; Husain – Bhatnagar 2002 ; Speziale 2010b, p. 436–438.

8 Le *Mujarrabāt-i Ṭibb-i Sikandarī* est publié à Kanpur en 1902 ; la deuxième édition de la traduciton du *Haft aḥbāb* est imprimée à Lahore en 1913.

9 La traduction en ourdou du pandit Pyarelal a été imprimée plusieurs fois à l'époque coloniale.

10 Attewell 2007, p. 147–192.

11 ʿAbd al-Laṭīf s.d., p. 1.

des maharajas hindous de Gwalior, Patiala et Indore[12]. En 1913, l'Ayurved Mahamandal accorde à Ajmal Ḫān un prix en reconnaissance des services rendus à la médecine ayurvédique[13]. La médecine ayurvédique est également intégrée dans les institutions du plus grand État princier musulman de l'époque, celui des Niẓāms de Hyderabad. Sous le dernier Niẓām, Mīr ʿUṯmān ʿAlī Ḫān (r. 1911–1948), une section pour l'Āyurveda est créée au sein du département *yūnānī* de l'État et un financement de 35,000 roupies est attribué à la nouvelle section ayurvédique. Le Niẓām Ayurvedic College et Ṣadr Dawā-ḫāna (dispensaire) de Hyderabad sont intégrés dans le département sanitaire de la ville, et l'État des Niẓāms reconnait officiellement en tout vingt institutions académiques ayurvédiques en Inde[14].

Pourtant, la dernière partie de l'époque coloniale voit l'émergence de facteurs qui affaiblissent progressivement les raisons à la base des interactions entre les écoles médicales avicennienne et ayurvédique. La confrontation et l'interaction avec la science moderne occidentale modifient profondément l'orientation de la traduction et des dynamiques d'hybridation. Les efforts de plusieurs médecins traditionnels, à partir d'Ajmal Ḫān, se concentrent sur l'assimilation de segments du savoir moderne colonial qui, à cette époque, conteste la validité des principes et des méthodes des médecines traditionnelles indiennes[15]. Sur un plan institutionnel et politique, la médecine occidentale, dont le développement est soutenu, soit par le pouvoir colonial, soit par les principautés indiennes, prend la place du savoir étranger dominant qui a été auparavant occupé par la science des musulmans[16]. Les nouvelles formes et les nouvelles priorités des dynamiques d'hybridation marginalisent progressivement la fonction des contacts entre les cultures médicales traditionnelles des musulmans et des hindous, et elles contribuent peu à peu au développement de nouvelles stratégies de compétition réciproque.

Le déclin du rôle et de l'importance de l'interaction entre les deux cultures médicales se réalise donc dans une phase de transformation majeure de leurs identités scientifiques et institutionnelles. D'ailleurs, ce processus de réforme

12 Ces contributions sont mentionnées sur une stèle qui se trouve dans le collège.

13 Attewell 2007, p. 164.

14 Voir *Report on the Administration of H.E.H. the Nizam's Dominions, for the year 1346 Fasli* (*6th October 1936 to 5th October 1937*), p. 143; *Report on the Administration of H.E.H. the Nizam's Dominions, for the year 1351 Fasli* (*6th October 1941 to 5th October 1942*), p. 140–141.

15 Sur les réponses de médecins *yūnānī* à ces critiques, voir Liebeskind 2002.

16 Par exemple, l'État princier des Niẓāms d'Hyderabad destine aux institutions médicales modernes des financements plus importants que ceux assignés au département pour les médecines *yūnānī* et ayurvédique.

conduit à l'exclusion de plusieurs domaines du savoir traditionnel qui deviennent incompatibles avec le paradigme de la science moderne, dont les médecins traditionnels essayent de se rapprocher, comme l'anatomie et la chirurgie, qui sont remplacées par l'enseignement des disciplines modernes correspondantes. La diffusion progressive de l'usage de la dénomination *yūnānī* (grec) par les médecins musulmans et par leurs institutions constitue un autre élément de ce processus de réforme identitaire. L'adjectif *yūnānī* sépare de façon nette l'école gréco-arabe des autres formes de médecine traditionnelle et populaire indiennes, et il souligne l'origine commune avec la science occidentale[17].

La place de ce type de logiques identitaires devient de plus en plus importante dans les nouvelles institutions pour les médecines naturelles crées par l'État indien après l'indépendance. L'un des effets de la partition des Indes a été, de manière logique, le déclin de la pratique de l'Āyurveda dans les régions du Pakistan qui ont connu l'exode de la population hindoue. Cependant, la coexistence des écoles *yūnānī* et ayurvédique qui se réalise dans l'Inde postcoloniale n'a pas non plus favorisé les formes de contact. La République indienne est parmi les pays asiatiques qui, au cours du XXe siècle, ont développé un système de santé basé sur l'intégration des médecines traditionnelles et, de nos jours, elle compte un réseau d'institutions *yūnānī* beaucoup plus étendu que la plupart des États du monde musulman.

Les médecines ayurvédique et *yūnānī* font partie à présent du *Department of Ayurveda, Yoga & Naturopathy, Unani, Siddha and Homoeopathy* (AYUSH), du ministère de la santé indien. Au sein de l'AYUSH, ces deux médecines sont en concurrence, entre elles mais aussi avec les autres médecines alternatives reconnues par l'État, pour l'attribution des financements destinés aux institutions et aux programmes de recherche. Le potentiel de compétition dépend en premier lieu de la capacité à rendre compatible, autant que faire se peut, les méthodes et la présentation des résultats avec les critères de la recherche scientifique internationale. À l'intérieur de l'AYUSH, le rapport de force entre les deux traditions se retrouve évidemment renversé par rapport à l'époque pré-coloniale, comme cela transparaît par la place assigné à la médecine Unani (la forme anglicisée de *yūnānī*) dans le nom du département, qui se retrouve non seulement derrière l'Āyurveda mais aussi après le yoga et la naturopathie.

Ces tendances sont également bien visibles dans le domaine de l'instruction. L'expérience de l'Ayurvedic and Yūnānī Ṭibbiyya College d'Ajmal Ḫān, qui essaie de tenir ouvert le dialogue pédagogique entre les deux écoles, n'a pas

17 Voir Speziale 2005.

d'influence sur les modèles qui s'affirment après l'indépendance. Ni la médecine ayurvédique, ni le persan, ne font partie du cursus d'études en médecine *yūnānī*, le BUMS (*Bachelor of Unani Medicine and Surgery*). La grande majorité des étudiants et des médecins *yūnānī* aujourd'hui en Inde ne connaissant pas le persan et n'ont donc pas accès aux sources médicales dans cette langue. Déjà, à partir de l'époque coloniale, comme le montre le cas du Niẓāmiyya ṭibbī kālij de Hyderabad, c'est l'arabe, et non le persan, qui prend la place de deuxième langue musulmane d'enseignement des écoles *yūnānī*[18]. La stratégie éditoriale des institutions *yūnānī* soutient ce type de discours. Le *Central Council for Research in Unani Medicine* (CCRUM) de Delhi, la plus importante institution *yūnānī* au sein de l'AYUSH, a lancé un programme pour la traduction en ourdou des ouvrages anciens de la tradition. Aucune de ces versions ourdoues ne concerne un texte persan sur l'Āyurveda et la majorité d'entre elles sont des traductions de sources médicales arabes.

L'image officielle de la médecine *yūnānī* promue par ces institutions conserve donc très peu de traces des siècles de contact avec la rivale ayurvédique. L'histoire des rapports entre ces deux cultures dans le monde indien n'est pas uniquement un phénomène oublié par l'histoire des sciences, elle est d'abord un élément qui n'a pas trouvé sa place dans la réforme identitaire moderne et postcoloniale des deux traditions médicales. La construction de l'identité *yūnānī* est une opération qui contribue à détacher la tradition avicennienne de son héritage indo-persan, pour la rapprocher du modèle idéal de la tradition gréco-arabe. Dans le contexte actuel, ne pas être assimilé à la culture ayurvédique, constitue un choix stratégique et obligatoire des institutions *yūnānī*. Lorsque j'ai eu l'occasion de m'entretenir avec des membres d'un centre de recherche *yūnānī* à propos de mon projet sur l'histoire des études persanes sur l'Āyurveda, j'ai pu constater que ce type de discours est perçu aujourd'hui comme une menace, au motif qu'« il peut être utilisé par les médecins ayurvédiques qui affirment que la médecine *yūnānī* n'est autre qu'une dérivation de l'Āyurveda », une question qui est liée à celle de l'origine de la doctrine des humeurs : grecque ou indienne ? La question de la recherche des origines, qui remonte aux études de l'époque coloniale, demeure encore aujourd'hui un élément sensible du débat sur l'identité des principes de base des médecines traditionnelles indiennes.

La pharmacologie a toujours constitué la sphère privilégiée des contacts et des pratiques d'intégration du savoir local opérés par les médecins musulmans et elle représente encore de nos jours la branche de la culture *yūnānī* qui a

18 Speziale 2012a, p. 181–182.

gardé le plus l'héritage de ces pratiques. Cela est visible à différentes échelles. Certains médecins *yūnānī* qui ont encore de petites pharmacies traditionnelles, associées à leurs cabinets privés, produisent des remèdes qui puisent leurs origines, ou leur forme actuelle, dans les interactions avec le monde indien. Le Hamdard, l'une des entreprises *yūnānī* les plus anciennes et importantes pour la préparation des médicaments à grande échelle, produit et commercialise le *chyawanprash*, une préparation ayurvédique populaire dont la vente globale sur la marché indien, en 2010, a été estimée à quatre cent *crores* de roupies, soit plus de quarante millions d'euros[19]. Sur le plan institutionnel, la recherche sur la pharmacopée indienne constitue aujourd'hui un domaine prioritaire et sensible, qui engendre de nouvelles formes d'appropriation et de compétition, comme les projets menés par le CCRUM et par d'autres centres de recherche, dont le but est la standardisation chimique des remèdes de la pharmacopée *yūnānī*. Des programmes équivalents sont conduits par les autres sections de l'AYUSH. L'inclusion officielle d'un remède dans la pharmacopée dépend désormais de façon essentielle de la capacité à identifier et à formaliser les propriétés du médicament selon les modalités de la science moderne.

Dans cet ouvrage, on a essayé de déconstruire cette représentation actuelle des médecines *yūnānī* et ayurvédique comme deux entités complètement séparées et imperméables, idée qui s'est affirmée avec leur réforme identitaire moderne et postcoloniale. Les études pluriséculaires par les médecins musulmans des remèdes de la culture ayurvédique, et la façon dont les hindous s'approprient l'univers scientifique persan, constituent des phénomènes exemplaires de transformation du bagage cognitif d'élites savantes, associables justement à l'interaction entre deux traditions scientifiques asiatiques, à l'époque prémoderne. Par la suite, c'est au cours d'un autre processus de changement majeur, déterminé à nouveau par l'interaction avec un savoir étranger, que le rôle joué par les rapports entre les deux écoles perd progressivement en importance. Enfin, les rapports entre les deux groupes de savants, qui restent encore assez vivaces jusqu'à l'époque coloniale, sont déstructurés par les réformes opérées après l'indépendance. Ces réformes promeuvent de nouvelles logiques d'appropriation et d'hybridation identitaire pour les deux écoles – comme le fait de s'auto-représenter et d'être considérées comme des médecines alternatives mais scientifiques – et elles encouragent des stratégies permettant de rivaliser sur le marché globalisé des médecines « naturelles » et « holistiques ».

---

19 Voir Malviya 2011.

Bibliographie

A Sources primaires

ʿAbd Allāh ibn Ṣafī : *Tarjuma-yi Sālōtar*, ms. Hyderabad, Salar Jung Library, pers. *bayṭār* 7 ; ms. London, British Library, add. 14,057.

ʿAbd al-Fattāḥ, Sayyid Ḫwāja ʿAbd Allāh Tamkīn : *Bustān-i afrūz*, ms. Lahore, Kitābḫāna-yi ʿumūmī-yi Panjab, 240/2.

ʿAbd al-Laṭīf, Ḥakīm : s.d., *Hamārī ṭibb men hindūon kā sājhā*, Aligarh, National Printers Company – Muslim Yūnīwersitī Press.

Abū al-Fatḥ, Čištī (Ḫayrī ?) : *Mirʾāt al-ḥukamāʾ-i Awrang-šāhī*, ms. Londres, Wellcome Trust Library, pers. 31.

Abū al-Fatḥ, Čištī (Ḫayrī ?) : *Dār al- šifāʾ-i Awrang-šāhī*, ms. New Delhi, Jāmiʿa Hamdard, pers. 1973.

Abū al-Fażl ʿAllāmī : 1872–1877, *Āʾīn-i Akbarī*, 2 vols., H. Blochmann, éd., Calcutta (vol. 1 1872, vol. 2 1877) ; traduction anglaise : *The Ā-īn-i Akbarī*, 3 vols., H. Blochmann – H.S. Jarrett – J. Sarkar, éds., Calcutta, 1873–1894, reimpression : New Delhi, Low Price Publications, 2001.

Abū al-Fażl ʿAllāmī : 2000, *Akbar-nāma*, traduction anglaise : *The Akbarnama of Abuʾl Fazl*, 3 vols., H. Beveridge, éd., Calcutta, The Asiatic Society, (1re éd. 1897–1921).

Aḥmad ʿAlī Ḫān : *Ṭibb-i bēdik*, ms. Aligarh, Mawlānā Āzād Library, Subḥ. 616/21.

Aḥmad ibn Arslān : *Maqālīd al-kunūz*, ms. Londres, British Library, India Office, 2362/3.

Aithappā, wālid-i Canpā : *Kitāb-i baḥrī wa barrī*, ms. Edinburgh, Edinburgh University Library, 257.

Akbarābādī, Muḥammad Mahdī ibn Muḥammad Jaʿfar ibn Muḥammad Ḥasan : *Mufradāt-i adwiya-yi hindiya*, ms. Aligarh, Mawlānā Āzād Library, Sub. 61043/11.

ʿAlī Muḥammad ibn Ismāʿil Aṣawālī Aṣīlī : *Ṭibb-i šifāʾ-i Maḥmūd-šāhī* (traduction persane du *Aṣṭāṅgahṛdayasaṃhitā*), ms. Hyderabad, Andhra Pradesh Oriental Manuscript Library and Research Institute, *ṭibb* 181.

Amān Allāh Ḫān : *Dastūr al-hunūd*, ms. New Delhi, Jāmiʿa Hamdard, 9864 ; ms. Hyderabad, Salar Jung Library, pers. *ṭibb* 91.

Amān Allāh Ḫān : *Ganj-i bād-āward*, ms. New Delhi, Jāmiʿa Hamdard, 1979, 1883 ; ms. New Delhi, Central Council for Research in Unani Medicine, 43 ; ms. Rampur, Kitābḫāna-yi Rażā, pers. 1460.

Amīr Ḫusraw : 1368/1949, *Nuh sipihr*, Muḥammad Waḥīd Mirzā, éd., Calcutta ; traduction anglaise : *India as Seen by Amir Khusrau (in 1318)*, R. Nath – F. Gwaliari, éds., Jaipur, Historical Research Documentation Programme, 1981.

Ānand Rām : *Rāḥat al-Faras*, ms. Londres, British Library, Or. 5762.

Arzānī, Muḥammad Akbar : *Ṭibb-i hindī*, ms. Aligarh, Mawlānā Āzād Library, pers. 353.

Arzānī, Muḥammad Akbar: *Mīzān al-ṭibb*, ms. University of Michigan, n. K239, disponible sur Hathi Trust Digital Library; édition: 1268/1851, Kanpur.

Arzānī, Muḥammad Akbar: 1277/1860, *Qarābādīn-i Qādirī*, Maṭba'-i Muḥammadī, s.l.

'Aṭā' Allāh Rašīdī: 1813, *Tarjama-yi Bīj ganit* (traduction persane du *Bījagaṇita*), traduction anglaise: *Bija Ganita: or The Algebra of the Hindus*, E. Strachey, éd., London.

Awrangzeb: 1908, *Ruqa'āt-i 'Ālamgīrī*, traduction anglaise: *Ruka' at-i-Alamgiri or Letters of Aurungzebe*, J.H. Bilimoria, éd., London – Bombay.

A'ẓam Ḫān, Muḥammad: 1996, *Qarābādīn-i A'ẓam*; traduction ourdoue: *Maḫzan al-mujarrabāt. Tarjama-yi Qarābādīn-i A'ẓam*, Mawlawī 'Aẓamat 'Alī Lakhnawī, éd., New Delhi, Aijaz Publishing House.

Bābur: 1998, *Bābur-nāma*; traduction anglaise: *Bābur-nāma* (*Memoirs of Bābur*), A.S. Beveridge, éd., New Delhi, Munshiram Manoharlal (1re éd. London, 1921).

Bačhū Lāl Tamkīn: *Mujarrabāt-i Bačhū Lāl*, ms. Hyderabad, Andhra Pradesh Oriental Manuscript Library and Research Institute, 270, 2 vols.

Badā'ūnī, 'Abd al-Qādir: 1986, *Muntaḫab al-tawārīḫ*, traduction anglaise: *Muntakhabu-t-tawārīkh*, 3 vols., G.S.A. Ranking – W.H. Lowe – T.W. Haig, éds., New Delhi, Renaissance (1re éd. Calcutta 1895–1899).

Baranī, Żiyā' al-Dīn: 1860, *Tārīḫ-i Fīrūz-šāhī*, Calcutta.

Bhagavant Dās Brahman: *Dawā al-'ilal*, ms. Paris, Bibliothèque nationale de France, supplément persan 1167.

Bhuwa Ḫān, Miyān ibn Ḫawāṣṣ Ḫān: *Ma'dan al- šifā'-i Sikandar-šāhī*, ms. Cambridge, Cambridge University Library, pers. Gg 2.12; ms. Copenhague, Det Kongelige Bibliotek, pers. XXI; édition: Lucknow, Nawal Kišor, 1294/1877; traduction ourdoue: *Mujarrabāt-i Ṭibb-i Sikandarī*, Šayḫ Muḥammad 'Aẓīm Allāh, éd., Kanpur, 1902.

Bīnā ibn Ḥasan, *Ḫulāṣa-yi Bīnā*: ms. Londres, Wellcome Trust Library, pers. 601; ms. New Delhi, Jamia Millia University, Zakir Husayn Library, pers. A 14 (microfilm: New Delhi, Noor Microfilm Center, n. 0617).

Bīrūnī, Abū Rayḥān Muḥammad ibn Aḥmad: 1973, *Kitāb al-ṣaydana*, édition du texte arabe et traduction anglaise: *Al-Biruni's Book on Pharmacy and Materia Medica*, Hakim Mohammed Said, éd., Karachi, Hamdard.

Buḫārī, Abū Bakr Rabī' ibn Aḥmad al-Aḫawainī: 1344/1965–1966, *Hidāyat al-muta'allimīn*, Machhad, Čāpḫāna-yi Dānišgāh-i Mašhad.

Cakrapāṇidatta: 2014, *Cikitsāsaṃgraha*, édition du texte sanskrit et traduction anglaise: *Cakradatta* (*Cikitsāsaṃgraha*) *of Cakrapāṇidatta*, P. Rao, éd., Varanasi, Chaukhambha Orientalia.

Čand, Tārā – Jalālī Nā'īnī, M.R., éd.: 1963, *Ūpānīshād – Sirr-i akbar*, 2 vols., Téhéran.

Caraka: 2011, *Carakasaṃhitā*, traduction francaise: *Caraka-Saṃhitā. Traité d'Āyurveda. Volume 1 Le Livre des Principes* (*Sūtrasthāna*) *& Le livre du corps* (*Śārīrasthāna*), Michel Angot, éd., Paris, Les Belles Lettres.

Darwīš Muḥammad: *Ṭibb-i Awrang-šāhī*, ms. Londres, Wellcome Trust Library, pers. 202/c; ms. Rampur, Kitābḫāna-yi Rażā, pers. 1338.

Dayā Nāth : *Tarjuma-yi Pākāvalī*, ms. Hyderabad, Andhra Pradesh Oriental Manuscript Library and Research Institute, 449.

De Silva, José : *Mufradāt-i hindī*, ms. Aligarh, Ibn Sina Academy of Medieval Medicine and Sciences, *ṭibb* 86.

Faras-nāma : adaptation persane du *Śālihotra* réalisée pour ʿAbd Allāh Ḫān Bahādur Fīrūz-Jang, ms. Paris, Bibliothèque nationale de France, supplément persan 1554 ; édition du texte persan : *The Faras-nāma of Hāshimī*, D.C. Phillott, éd., Calcutta, Asiatic Society, 1910 ; traduction anglaise : *A treatise on horses, entitled Saloter, or, a Complete System of Indian farriery, in two parts : The First, containing a particular Description of the different Colours and Marks of horses &c. The Second, a Description of all the Disorders they are subject to, &c. Compiled originally by a society of learned pundits, in the Shanscrit language : translated thence into Persian* […] *by Abdallah Khan Firoze Jung* […] *which is now translated into English, by Joseph Earles*, Joseph Earles, éd., Calcutta, George Gordon, 1788.

Farhang-i adwiya-yi hindiya : mss. Londres, Wellcome Trust Library, pers. 555.

Fārūqī, Muʿīn al-Dīn Rahbar : 1420/1999, *Islāmī ṭibb šāhānah sar-parastiyūn men*, Hyderabad (1re éd. 1356/1937).

Fażl Allāh : *Qiyāfa-šināsī*, ms. Lahore, Kitābḫāna-yi ʿumūmī-i Panjab, 8.

Fīl-nāma : ms. Londres, Wellcome Trust Library, pers. 429.

Firišta, Muḥammad Qāsim Hindūšāh : *Dastūr al-aṭibbāʾ*, ms. Téhéran, Kitābḫāna-yi Majlis, pers. 5521/1 ; ms. Téhéran Kitābḫāna-yi Malik, pers. 4497 ; ms. Copenhague, Det Kongelige Bibliotek, pers. XXII ; ms. Rampur, Kitābḫāna-yi Rażā, pers. 3520.

Firišta, Muḥammad Qāsim Hindūšāh : 1290/1874, *Gulšan-i Ibrāhīmī* (*Tārīḫ-i Firišta*), 2 vols., Kanpur, Nawal Kišor.

Fīrūz al-Dīn, Hakīm, Muḥammad : 1913, *Rumūz al-aṭibbāʾ*, 2 vols., Lahore.

Gōpāl : *Ṭibb-i Gōpāl-šāhī*, ms. Hyderabad, Salar Jung Library, pers. *ṭibb* 160.

Ġulām ʿAlī Ḫān, Rāyaq : 1950, *Jāmiʿ al-ašyāʾ*, Hakim Abdul Qadir Ahmad, éd., Madras, Government Oriental Manuscripts Library.

Ġulām Ḥusayn Ḫān : 1891, *Tārīḫ-i gulzār-i aṣafiyya*, Hyderabad.

Ġulām Imām : *Muʿālajāt-i nabawī*, ms. Hyderabad, Salar Jung Library, pers. *ṭibb* 239 ; ms. Rampur, Kitābḫāna-yi Rażā, pers. 1440.

Haft aḥbāb : ms. Leyde, Universiteitsbibliotheek, Or. 22.768 ; ms. Londres, Wellcome Trust Library, pers. 611.

Ḥakīm Ġulām Gīlānī, Dāktor Šams al-Aṭibbāʾ : 1912, *Tārīḫ al-aṭibbāʾ*, s.l.

Ḫān, ʿAlī Muḥammad : 1930, *Ḫātima-yi Mirʾāt-i Aḥmadi*, S. Nawāb ʿAlī, éd., Calcutta.

Hārīta : 1974, *Hārītasaṃhitā*, édition du texte sanskrit et traduction française : *La Hārītasaṃhitā. Texte médical sanskrit*, Alix Raison, éd., Pondichéry, Institut Français d'Indologie.

Ḥarrānī, Muḥammad al-Ḥasan Ibn ʿAlī : 1404/1984, *Tuḥaf al-ʿuqūl*, al-Našr al-islāmiyya, Qumm.

Ḥasanī, ʿAbd al-Ḥayy ibn Faẖr al-Dīn: 1977, *Hindustān islāmī ʿahd men*, traduction anglaise: *India during Muslim rule*, Mohiuddin Ahmad, éd., Lucknow, Academy of Islamic Research and Publications.

Ḥasanī, ʿAbd al-Ḥayy ibn Faẖr al-Dīn: 1399/1979, *Nuzhat al-ẖawāṭir wa bahjat al-masāmiʿ wa al-nawāẓir*, Hyderabad, Dāʾirat al-Maʿārif, vol. 7 (2e éd.).

Ḥasanī, ʿAbd al-Ḥayy ibn Faẖr al-Dīn: 1411/1990, *Nuzhat al-ẖawāṭir wa bahjat al-masāmiʿ wa al-nawāẓir*, Hyderabad, Dāʾirat al-Maʿārif, vol. 5 (3e éd.).

Hāšimī, Zayn al-ʿĀbidīn ibn Abū al-Ḥusayn (ou al-Ḥasan) Karbalāʾī: *Faras-nāma*, ms. Londres, British Library, 2250.

Ḥaydar Miṣrī: *Muʿālajāt-i hindī*, ms. Hyderabad, Andhra Pradesh Oriental Manuscript Library and Research Institute, pers. 339.

Hidāyat Allāh, ibn Muḥammad Muḥsin Quraišī al-Hāšimī al-Jaʿfarī: *Farhang-i ʿajāʾib-i al-ḥaqāʾiq-i Awrang-šahī*, ms. Calcutta, The Asiatic Society, D 254.

Ibn abī Uṣaybiʿa: 1992, *ʿUyūn al-anbāʾ fī ṭabaqāt al-aṭibbāʾ*, traduction ourdoue, 2 vols., New Delhi, Central Council for Reserach in Unani Medicine.

Ibn al-Nadīm: 1970, *al-Fihrist*, traduction anglaise: *The Fihrist of al-Nadīm*, 2 vols., B. Dodge, éd., New York, Columbia University Press.

Ibn al-Qifṭī: 1903, *Tārīẖ al-ḥukamāʾ*, Julius Lippert, éd., Leipzig.

Ibn Šahrāšūb, Muḥammad ibn ʿAlī: 1379/1960, *Manāqib āl Abū Ṭālib*, 4 vols., Qumm.

Ibn Sīnā: 1408/1987, *al-Qānūn fī al-ṭibb*, New Delhi, Institute of History of Medicine and Medical Research, vol. 2.

Ibn Sīnā: 1417/1996, *al-Qānūn fī al-ṭibb*, New Delhi, Institute of History of Medicine and Medical Research, vol. 5.

Ibn Sīnā: attribué à Ibn Sīnā, *Dastūr al-ʿamal ba-qawl aṭibbāʾ-i hindī*, ms. Londres, British Library, India Office, 2362/4, ff. 90b–94a.

Ibn Sīnā: attribué à Ibn Sīnā, 2001, *Mujarrabāt-i Bū ʿAlī Sīnā al-maʿrūf Tuḥfa al-ʿāšiqīn*; traduction ourdoue: New Delhi, Faisal Brothers.

Jahāngīr: 1978, *Tūzuk-i Jahāngīrī*, traduction anglaise: The *Tūzuk-i-Jahāngīrī or Memoirs of Jahāngīr*, 2 vols., A. Rogers – H. Beveridge, éds., New Delhi, Munshiram, (1re éd. Londres, 1909–1914).

Jalālī Nāʾīnī, Muḥammad Riżā, éd.: 1956, *Muntaẖabāt-i āṯār-i Muhammad ibn Šāhjahān Qādirī Dārā Šikōh*, Téhéran, Kitābfurūši Iqbāl.

Jalālī Nāʾīnī, Muḥammad Riżā, éd.: 1980, *Āb-i zindagī: Bhagawad Gītā. Surūd-i ilāhī*, Téhéran, Ṭahūrī (1359š.).

Jalālī Nāʾīnī – Čand, Tārā, éd.: 1961, *Sirr-i akbar: Ūpānīšād*, 2 vols., Téhéran, Intišārāt-i ʿilmī.

Jalālī Nāʾīnī – Shukla, Narayan Shankar, éd.: 1979–1981, *Mahābhārat, buzurgtarīn manẓūma-i kuhna-i mawjūd-i jahān*, 4 vols., Téhéran, Ṭahūrī.

Jawziyya, Ibn Qayyim: 1994, *al-Ṭibb al-nabawī*, traduction française: *La médecine prophétique*, S.Y. Abou Azar, éd., Beirut, 1994.

Karma-bipāka: ms. Cambridge, Cambridge University Library, Eton 153.

Kāẓim, Munšī Muḥammad : 1868, *ʿĀlamgīr-nāma*, Ḫādim Ḥusayn – ʿAbd al-Ḥayy, éds., Calcutta.

Kursī-nāma-yi mahāwat-girī: ms. Hyderabad, Salar Jung Library, pers. *bayṭārī* 20 ; ms. Aligarh, Mawlānā Āzād Library, Subḥ. 616/4.

Ladhamal ibn Bhairav : *Baḥr al-fawāʾid*, ms. Londres, Wellcome Trust Library, pers. 88 ; ms. Copenhague, Det Kongelige Bibliotek, pers. XXVI.

Laʿl Chand Kaḥḥāl : *Kuḥl al-abṣār*, ms. Hyderabad, Andhra Pradesh Oriental Manuscript Library and Research Institute, 324.

Māʾ al-ḥayāt : ms. Hyderabad, Andhra Pradesh Oriental Manuscript Library and Research Institute, pers. 340.

Mādhava : 1987, *Mādhavanidāna*, edition du texte sanskrit et traduction anglaise : *Mādhava Nidānam (Roga Viniścaya) of Mādhavakara. A treatise on Āyurveda : text with English translation, critical introduction and appendices*, K.R. Srikanta Murthy, éd., Varanasi, Chaukhambha Orientalia.

Mādhava : 2012, *Mādhavacikitsā*, edition du texte sanskrit et traduction anglaise : *Madhava Chikitsa*, M.S. Krishnamurthy, éd., Varanasi, Chaukhambha Orientalia.

Miqrāż al-amrāż : ms. Montréal, Library of McGill University, OL 7785/30.

Mīr Ḥaydar ʿAlī Dihlawī : *Šifāʾ al-nās*, ms. Londres, Wellcome Trust Library, pers. 289.

Mīr Muʾmin Ḥusaynī, Tunakābunī : 1376š./1997, *Tuḥfa al-Muʾminīn* (*Tuḥfa-yi ḥakīm Muʾmin*), s.l.

Mufaṣṣal-i hindiya : ms. Hyderabad, Salar Jung Library, pers. *ṭibb* 250.

Muḥammad : *Ṭalab-i šifāʾ-i kāmil*, ms. Berlin, Staatsbibliothek, Sprenger 1664, 1665.

Muḥammad Jamīl, walad-i ʿAbd al-Wahhāb : *Ḥadīqa al-šifāʾ* (traduction du *Śārṅgadharasaṃhitā*), ms. Londres, Wellcome Trust Library, pers. 603.

Muḥammad Naṣīr : 1298/1881, *Farhang-i Naṣīriyya. Ḥall-i Maḫzan al-adwiya*, Kampur, Nawal Kišor.

Muḥammad Nāṣir, Ḥakīm Ẓafar al-Dīn : 1944, *Tīr ba-hadaf*, Hyderabad, Maktaba-yi Ḥakīm-i Dakan (1re éd. 1941).

Muḥammad Qulī, ʿJāmīʾ : *Laḏḏat al-nisāʾ*, ms. Londres, British Library, add. 17,489.

Muḥammad Šarf al-Dīn, ibn Qāżī Šams al-Dīn : *Mufradāt-i hindī*, ms. Aligarh, Ibn Sina Academy of Medieval Medicine and Sciences ; ms. Hyderabad, Andhra Pradesh Oriental Manuscript Library and Research Institute, pers. *ṭibb* 157.

Muḥī al-Dīn Qādirī : 1992, *Gul-dasta-yi tajalliyāt*, Hyderabad.

Muqarrab Ḫān : *ʿAyn al- šifāʾ*, ms. Hyderabad, Andhra Pradesh Oriental Manuscript Library and Research Institute, 354.

Murād ʿAlī ibn Sayyid ʿAbd al-ʿAzīz : *Ṭibb-i murād al- šifāʾ*, ms. Londres, Wellcome Trust Library, pers. 526.

Muštāqī, Rizq Allāh : 1422/2002, *Wāqiʿāt-i Muštāqī*, I.H. Ṣiddīqī – W.H. Ṣiddīqī, éds., Rampur, Raza Library ; traduction anglaise : *Waqiʿat-e-Mushtaqui of Shaikh Rizq Ullah*

Mushtaqui (*A Source of Information on the Life and Conditions in Pre-Mughal India*), Iqtidar Husain Siddiqui, éd., New Delhi, Indian Council for Historical Research – Northern Book Centre, 1993.

Nāgawrī, Šihāb al-Dīn ibn ʿAbd al-Karīm: *Šifā' al-maraż*, ms. Téhéran, Kitābẖāna-yi Majlis, 14404; ms. Rampur, Kitābẖāna-yi Rażā, pers. 5968; ms. Copenhague, Det Kongelige Bibliotek, pers. XXIII; éditions (avec le titre de *Ṭibb-i Šihābī*): Kanpur 1272/1855–1856; Bombay 1295/1878–1879.

Nāgawrī, Šihāb al-Dīn ibn ʿAbd al-Karīm: *Farhang-i Šifā' al-maraż*, ms. Téhéran, Kitābẖāna-yi Majlis, 14404; ms. Copenhague, Det Kongelige Bibliotek, pers. XXIII.

Nawāz Ḫān: 1999, *Ma'āṯir al-umarā'*, traduction anglaise: *The Maāthir-ul-umarā*, 2 vols., H. Beveridge – B. Prashad, éds., New Delhi, Low Price Publications (1re éd. Calcutta, 1941–1952).

Niẓām al-Dīn Aḥmad: 1996, *Ṭabaqāt-i Akbarī*, traduction anglaise: *The Ṭabaqāt-i-Akbarī*, B. De, éd., Calcutta, The Asiatic Society, vol. 2 (1re éd. 1936).

Nūr al-Dīn Šīrāzī, Muḥammad ʿAbd Allāh: *ʿIlājāt-i Dārā Šikōhī*, ms. Téhéran, Kitābẖāna-yi Majlis, pers. 6224; ms. Paris, Bibliothèque nationale de France, supplément persan 342, 342B, 342A.

Nūr al-Dīn Šīrāzī, Muḥammad ʿAbd Allāh: *Alfāż al-adwiya*, ms. Londres, Wellcome Trust Library, pers. 202/a.

Pratāp Rām: *Nusẖajāt*, ms. Hyderabad, Andhra Pradesh Oriental Manuscript Library and Research Institute, 470.

Pyarelal, Pandit, éd.: 1970, *Amrtsāgar-i urdū*, Lucknow, Nawal Kišor.

Qāsim ibn Quṭb ibn Yaʿqūb Ḥakīm: [*Kitāb-i*] *Sulaymān-šāhī*, ms. Londres, Wellcome Trust Library, pers. 368; ms. Hyderabad, Andhra Pradesh Oriental Manuscript Library and Research Institute, pers. 329.

Qurrat al-mulk: ms. Londres, British Library, Or. 1697/ii.

Riżā ʿAlī Ḫān: 1353/1935, *Taḏkira al-hind*, 2 vols., Hyderabad.

Saʿd Akbar, ibn Awliyā ibn Ḥasan Ḥakīm: *Fīl-nāma wa šikār-nāma-yi Šāh-Jahāndat*, ms. Hyderabad, Salar Jung Library, *bayṭār* 21.

Saʿd Allāh Niẓām Zanjānī: *Tajribāt al-mujarrabāt-i Ġiyāṯ-i šāhī*, ms. Hyderabad, Salar Jung Library, pers. *ṭibb* 31.

Šāh Ahl Allāh: *Takmila-yi hindī*, ms. Hyderabad, Andhra Pradesh Oriental Manuscript Library and Research Institute, pers. 403 et 167a; ms. Rampur, Kitābẖāna-yi Rażā, pers. 1526b; réimpression fac-simile d'un manuscrit non précisé: Mu'assisa-yi Muṭālaʿāt-i Tārīẖ-i Piziškī, Ṭibb-i Islāmī wa Mukammil, Dānišgāh-i ʿUlūm-i Piziškī-yi Irān, 1384/2005, Téhéran.

Šāh Ahl Allāh: *Takmila al-yūnānī*, mss. Hyderabad, Andhra Pradesh Oriental Manuscript Library and Research Institute, pers. 167b.

Šarīf Ḫān, Ḥakīm Muḥammad: 1280/1863, *Ta'līf-i Šarīfī*, Delhi; traduction anglaise: *The Taleef Shereef or Indian Materia Medica*, George Playfair, éd., Calcutta, The Medical and Physical Society of Calcutta, 1833.

Śārṅgadhara : 2003, édition du texte sanskrit et traduction anglaise : *Śārṅgadhara-saṃhitā. A treatise on Ayurveda*, K.R. Srikantha Murthy, éd., Varanasi, Chaukhambha Orientalia, Jaikrishnadas Ayurveda Series 58.

Sarwānī, ʿAbbās Ḫān : 1865, *Tuḥfa-yi Akbar-šāhī*, traduction française : *Un chapitre de l'histoire de l'Inde musulmane ou Chronique de Scher Schah, Sultan de Delhi*, G. de Tassy, éd., Paris.

Sayyid Aḥmad : *Kuḥl al-čašm-i ṭabībān* (traduction persane du *Cikitsāñjana* de Vidyāpati), ms. Venise, Biblioteca Nazionale Marciana, Or. CXLIX.

Ṣiddīqī al-Jāʾisī : *Anīs al-aṭibbāʾ*, ms. Paris, Bibliothèque nationale de France, supplément persan 1088.

Šifāʾ-i Ḥaydarābādī, Ḥakīm : 1952, *Taḏkira-yi aṭibbāʾ-i ʿahd-i ʿuṯmānī*, Maqṣūd ʿAlī Ḫān, éd., Hyderabad.

Skinner, James : *Tašrīḥ al-aqwām*, ms. Londres, British Library, add. 27, 255.

Suśruta : 1907–1916, *Suśrutasaṃhitā*, traduction anglaise : *An English Translation of the Sushruta Samhita. Based on original Sanskrit Text*, 3 vols., Kaviraj K.L. Bhishagratna, éd., Calcutta.

Ṭabarī, ʿAlī ibn Sahl Rabban : 1996, édition du texte arabe et traduction ourdoue : *Firdaws al-ḥikma*, 2 vols., Ḥakīm Rašīd Ašraf Nadwī, éd., Lahore.

Tābiʿ Muḥammad, ibn Muftī Šayḫ Muḥammad Saʿīd : 1298/1881, *Mīzān al-adwiya*, Kampur, Nawal Kišor.

Vāgbhaṭa : 1999, *Aṣṭāṅgahṛdayasaṃhitā*, édition du texte sanskrit et traduction anglaise : *Aṣṭāṅga Hṛdaya of Vāgbhaṭa*, 3 vols., Text and English translation by a board of scholars, New Delhi, Sri Satguru Publications.

Vaṅgasena : 2014, *Vaṅgasenasaṃhitā*, édition du texte sanskrit et traduction anglaise : *Vaṅgasena Saṃhitā or Cikitsāsāra saṃgraha of Vaṅgasena*, 2 vols., Nirmal Saxena, éd., Varanasi, Chowkhambha Sanskrit Series Office.

Vraja Mōhana : 1867, *Maḫzan al-ʿulūm*, s.l.

Wajudī Šāh, Ḥusayn : *Fālnāma*, ms. Hyderabad, bibliothèque de la *dargāh* de Yūsufhayn.

Walī Allāh, Šāh Muḥaddiṯ Dihlawī : s.d., *al-Qawl al-jamīl*, traduction ourdoue : *Šifāʾ al-ʿalīl*, Mawlawī Ḫurram ʿAlī, éd., New Delhi.

Walī Gīlānī, Ḥakīm : 1393š/2014–2015, *Sitta-yi żarūriyya*, N. Gurjī – R. Muʿīnī – N. Riżāʾīpūr, Intišārātī-i ṭibb-i sunnati-i Īrān.

Yamanī, Niẓām al-Dīn : 1423/2002, *Laṭāʾif-i Ašrafī*, traduction ourdou : *Laṭāʾif-i Ašrafī*, Šams Barelwī, éd., New Delhi (version en ligne : http://www.ashrafi.org, dernier accès 22 novembre 2017).

Yūsuf ibn Muḥammad : *Qaṣīda dar luġāt-i hindī*, ms. Téhéran, Kitābḫāna-yi Dānišgāh, 2569/3.

Żiyāʾ Muḥammad, Masʿūd Rašīd Zangī ʿUmar Ġaznawī : *Majmūʿa-yi Żiyāʾī*, ms. Hyderabad, Andhra Pradesh Oriental Manuscript Library and Research Institute, *ṭibb* 344 ; ms. New Delhi, Jāmiʿa Hamdard, 11963.

B Documents et publications officielles

Adam, William : 1838, *Third Report on the State of Education in Bengal ; Including Some Account of the State of Education in Behar*, Calcutta, Bengal Military Orphan Press.

Adam, William – Long, J. : 1868, *Adam's Reports on Vernacular Education in Bengal and Behar*, Calcutta.

Datta, Kalikinkar, éd. : 1962, *Some Firmans, Sanads, and Parwanas* (*1587–1802*), Patna.

Gazetter of the Multan District 1923–1924 : 1926, compiled by Sir Edward Maclagan, Lahore.

Goswamy, B.N. – Grewal, J.S. : 1967, *The Mughals and the Jogis of Jakhbar : Some Madad-i-Maʿāsh and Other Documents*, Simla, Indian Institute for Advanced Studies.

Khan, Yusuf Husain, éd. : 1958, *Selected Documents of Aurangzeb's Reign*, Hyderabad, Central Records Office.

Reid, Henry Stewart : 1852, *Report on the Indigenous Education and Vernacular Schools* [...] *for 1850–1851*, Agra, Secundra Orphan Press.

Report on the Administration of H.E.H. the Nizam's Dominions, for the year 1346 Fasli (*6th October 1936 to 5th October 1937*), Hyderabad, 1939.

Report on the Administration of H.E.H. the Nizam's Dominions, for the year 1351 Fasli (*6th October 1941 to 5th October 1942*), Hyderabad, 1945.

Thornton, Reginald : 1850, *Memoir on the Statistics on the Indigenous Education within the North Western Provinces of the Bengal Presidency*, Calcutta, Baptist Mission Press.

C Autres ouvrages et articles

Abbas, I. : 1988, « Barmakids », *Encyclopaedia Iranica*, III, 8, p. 806–809 (version en ligne : http://www.iranicaonline.org/articles/barmakids, dernier accès 1 juillet 2014).

ʿAbd Allāh, Sayyid : 1992, *Adabiyāt-i fārsī men hindūon kā ḥiṣṣa*, Anjuman-i Taraqqī-i urdū, New Delhi.

Abdul Bari : 2002, « Ḥakīm Muḥammad Akbar Arzānī », *Studies in History of Medicine and Science*, XVIII, 1, p. 1–15.

Abdul Bari : 2003, « Dastūr al-Hunūd : A Persian Ṭibbī Manuscript », *Studies in History of Medicine and Science*, XIX, 1–2, p. 53–60.

Abdullah, Mohammed : 2009, *A Descriptive Catalogue of Persian Manuscripts in the Third Collection of the Asiatic Society, Kolkata*, M. Firzo, éd., Calcutta, The Asiatic Society.

Afkhami, Amir Arsalan : 2004, « Humoralism », *Encyclopaedia Iranica*, XII, 6, p. 566–570 (version en ligne : http://www.iranicaonline.org/articles/humoralism-1, dernier accès 1 juillet 2014).

Afšār, Īraj : 1999, « Faras-nāma », *Encyclopaedia Iranica* (version en ligne : http://www.iranicaonline.org/articles/faras-nama, dernier accès 28 avril 2014).

Ahmad, Imtiaz, éd. : 1984, *Ritual and Religion among Muslims in India*, New Delhi, Manohar.

Ahmad, Nazir : 1961, « Bérúní Kitáb-aṣ-Ṣaydana and its Persian translation », *Indo-Iranica*, XIV, 3, p. 5–24.

Ahmed, Asad Q. : 2011, « Systematic Growth in Sustained Error : Dynamism of Post-Classical Rationalism », in : Asad Q. Ahmed – Behnam Sadeghi – Michael Bonner, éds., *The Islamic Scholarly Tradition : Studies in History, Law, and Thought in Honor of Professor Michael Allan Cook*, Leiden – Boston, E.J. Brill, p. 343–378.

Ahmed, Asad Q. : 2013, « Post-Classical Philosophical Commentaries/Glosses : Innovation in the Margins », *Oriens*, 41, p. 317–348.

Ahmed, Manan : 2008, « The Many Histories of Muhammad B. Qasim : Narrating the Muslim Conquest of Sindh », PhD, University of Chicago, Departemennt of South Asian Languages and Civilisations.

Ainslie, Whitelaw : 1826, *Materia Indica, or, some account of those articles which are employed by the hindoos and other eastern nations, in their medicine, arts, and agriculture*, 2 vols., London.

Alam, Muzaffar : 1989, « Competition and Co-existence : Indo-Islamic Interaction in Medieval North India », *Itinerario*, 13, 1, p. 37–60.

Alam, Muzaffar : 1998, « The Pursuit of Persian : Language in Mughal Politics », *Modern Asian Studies*, 32, p. 317–349.

Alam, Muzaffar : 2003, « The Culture and Politics of Persian in Precolonial Hindustan », in : S. Pollock, éd., *Literary Cultures in History : Reconstructions from South Asia*, Berkeley, University of California Press, p. 131–198.

Alam, Muzaffar : 2009, « The Mughals, the Sufi Shaikhs and the Formation of the Akbari Dispensation », *Modern Asian Studies*, 43, 1, p. 135–174.

Alam, Muzaffar : 2012, « Strategy and imagination in a Mughal Sufi story of creation », *Indian Economic Social History Review*, 49, 2, p. 151–195.

Alam, Muzaffar – Delvoye, Nalini Françoise – Gaborieau, Marc, éds. : 2000, *The making of Indo-Persian culture : Indian and French Studies*, New Delhi, Manohar.

Alam, Muzaffar – Subrahmanyam, Sanjay : 2004, « The Making of a *Munshī* », *Comparative Studies of South Asia, Africa and the Middle East*, 24/2, p. 61–72.

Algar, Hamid : 1993, « Dakanī, Sayyid Mīr ʿAbd al-Ḥamīd Maʿṣūm ʿAlīšāh », *Encyclopaedia Iranica*, VI, 6, p. 606–608, (version en ligne : http://www.iranicaonline.org/articles/dakani-sayyed-mir-abd-al-hamid-masum-alisah-ca, dernier accès 1 juillet 2014).

Ali, M. Athar : 1992, « Translations of Sanskrit Works at Akbar's Court », *Social Scientist*, 20, 9–10, p. 38–45.

Ali, Momin : 1988, « Mukhzan-e-Ayurveda (Ghar ka Vaidya or Hakim). A work on Ayurveda in Urdu », *Bulletin of the Indian Insitute of History of Medicine*, XVIII, 2, p. 87–90.

Ansari, S.M. Razaullah : 2005, « Hindus' Scientific Contributions in Indo-Persian », *Indian Journal of History of Science*, 40, 2, p. 205–221.

Arnold, David : 1993, *Colonizing the Body. State Medicine and Epidemic Disease in Nineteenth-Century India*, Berkeley – Los Angeles, University of California Press.

Arnold, David : 2000, *Science, Technology and Medicine in Colonial India*, Cambridge, Cambridge University Press.

Ashraf, Muhammad Mawlana : 1991, *A concise descriptive catalogue of Persian Manuscripts in the Salar Jung Museum and Library*, Hyderabad, vol. X.

Askari, S.H. : 1957, « Medicines and Hospitals in Muslim India », *Journal of Bihar Research Society*, 43, p. 7–21.

Assayag, Jackie : 1995, *Au confluent des deux rivières. Musulmans et hindous dans le sud de l'Inde*, Paris, Presses de l'École française d'Extrême-Orient.

Attewell, Guy : 2007, *Refiguring Unani Tibb. Plural Healing in Late Colonial India*, New Delhi, Orient Longman.

Azmi, Altaf A. : 2004, *History of Unani Medicine in India*, New Delhi, Hamdard.

Baffioni Carmela : 1984, « Pensiero greco e pensiero islamico : fonti storiche e problemi metodologici », in : *L'Islam e la trasmissione della cultura classica*, Testi del III Colloquio medievale (Palermo, 19–20 marzo 1984), *Scrinium* 5 (quaderni ed estratti di *Schede Medievali*), p. 25–41.

Baker, Mona : 2001, *Routledge Encyclopedia of Translation Studies*, London – New York, Routledge, en collaboration avec Kirsten Malmkjær (1re éd. 1998).

Banerjee, Jamini Mohan : 1967, *History of Firuz Shah Tughluq*, New Delhi, Munshiram Manoharlal.

Barzgar : 1380/2001, « Darwīš Muḥammad Īminābādī », in : Ḥasan Anūša éd., *Dānišnāma-yi adab-i fārsī*, Téhéran, Mu'assisa-yi Farhangī wa Intišārātī-i Dānišnāma, Wizārat-i Farhang wa Iršād-i Islāmī, Muʿāwanat-i Umūr-i Farhangī, 4, 2, p. 1166–1167.

Basham, A.L. : 1998, « The Practice of Medicine in Ancient and Medieval India », in : C. Leslie, éd., *Asian Medical Systems*, New Delhi, Motilal Banarsidass, p. 18–43 (1re éd. Berkeley, 1977).

Bassnett, Susan : 1980, *Translations Studies*, London, Methuen (3e éd. London, Routledge, 2002).

Bassnett, Susan – Lefevere, André, éds. : 1990, *Translation, History, and Culture*, London, Pinter.

Bassnett, Susan – Lefevere, André, éds. : 1998, *Constructing cultures. Essays on Literary Translation*, Clevedon, Multilingual Matters.

Bassnett, Susan – Trivedi, Harish : 1999, *Post-colonial Translation : Theory and Practice*, London – New York, Routledge.

Bausani, Alessandro : 1968, *Le letterature del Pakistan e dell'Afghanistan*, Firenze – Milano, Sansoni – Accademia.

Bausani, Alessandro: 1970, *Le letterature del sud-est asiatico*, Firenze – Milano, Sansoni – Accademia.

Bausani, Alessandro: 1973, « L'Islam in India: tipologia di un contatto religioso », Roma, Accademia Nazionale dei Lincei.

Bayly, Christopher: 1998, *Rulers, Townsmen and Bazaars: North Indian Society in the Age of British Expansion, 1770–1870*, Cambridge, Cambridge University Press.

Behl, Aditya: 2002, « Premodern Negotiations: Translating between Persian and Hindavi », in: R.B. Nair, éd., *Translation, Text and Theory. The Paradigm of India*, New Delhi, Sage Publications, p. 89–100.

Benveniste, Emile: 1945, « La doctrine médicale des indo-européens », *Revue d'histoire des religions*, 130, p. 5–12.

Beveridge, H.: 1902, « An Unknown Work by Albīrūnī », *Journal of the Royal Asiatic Society*, 34, p. 333–335.

Blochet, Edgar: 1912, *Catalogue des manuscrits persans de la Bibliothèque Nationale*, Paris, vol. II.

Blochet, Edgar: 1934, *Catalogue des manuscrits persans de la Bibliothèque Nationale*, Paris, vol. IV.

Boivin, Michel: 2012, « Murshid Mulan Shah (1883–1962): A Sufi itinerary from Sehwan Sharif in Pakistan to Haridwar in India », in: D. Giordani, éd., *Faith and Practice in South-Asian Sufism, Oriente Moderno*, XCII, 2, p. 289–310.

Bouillier, Véronique: 2010, « *Dialogue entre les Nāth yogis et l'islam* », in: D. Hermann – F. Speziale, éds., *Muslim Cultures in the Indo-Iranian World during the Early-Modern and Modern Periods*, Berlin, Institut Français de Recherche en Iran – Klaus Schwarz Verlag, p. 565–583.

Bouillier, Véronique – Khan, Dominique-Sila: 2009, « Hajji Ratan or Baba Ratan's Multiple Identities », *Journal of Indian Philosophy*, 37, p. 559–595.

Browne, Edward G.: 1896, *A Catalogue of the Persian Manuscripts in the Library of the University of Cambridge*, Cambridge.

Calmard, Jean: 2004, « Clément Huart », *Encyclopaedia Iranica*, XII, 5, p. 550–551.

Calza, Gian Carlo, éd.: 2012, *Akbar il Grande Imperatore dell'India*, Milano, Sikra – Fondazione Roma (catalogue de l'exposition *Akbar il Grande Imperatore dell'India*, Rome, Palazzo Sciarra, octobre 2012 – févier 2013).

Čāndpūrī, Ḥakīm Sayyid ʿAlī Kawṯar: 1960, *Aṭibbāʾ-i ʿahd-i muġliyya*, Karachi (éd. or. 1955).

Čāndpūrī, Ḥakīm Sayyid ʿAlī Kawṯar: 1979, « Ḥakīm ʿAzīz al-Dīn. Foreign Minister of the Sikh Kingdom », *Studies in History of Medicine*, III, 3, p. 178–180.

Casari, Mario – Speziale, Fabrizio: 2001, « La scienza islamica in India », in: *Cina, India, Americhe. Storia della Scienza*, II, Rome, Istituto della Enciclopedia Italiana, p. 908–926.

Cavaliere, Stefania: 2010, *Moonlight of the Emperor Jahangir's Glory. Critical Edition and*

English Translation of the Jahāṁgīra Jasa Candrikā *by Keśavadāsa*, Naples, Università degli Studi di Napoli l'Orientale, *Series Minor*, LXXIII.

Charles, Michael B. : 1998, « Elephant ii. In the Sasanian Army », *Encyclopaedia Iranica* (version en ligne : http://www.iranicaonline.org/articles/elephant-ii-sasanian-army, dernier accès 5 mai 2014).

Chaudhuri, Jatindra Bimal : 1942, *Muslim Patronage to Sanskritic Learning*, Calcutta.

Chaudhuri, Sukanta : 1999, *Translation and Understanding*, New Delhi, Oxford University Press.

Cole, Juan : 1988, *Roots of North Indian Shīʿism in Iran and Iraq. Religion and State in Awadh, 1722–1859*, Berkeley – Los Angeles, University of California Press.

Cole, Juan : 1993, « Conversion iii. To Imami Shiʿism in India », *Encyclopaedia Iranica*, VI, 3, p. 232–234 (version en ligne : http://www.iranicaonline.org/articles/conversion-iii, dernier accès 5 mai 2014).

Cole, Juan : 2002, « Iranian Culture and South Asia, 1500–1900 » in : N.R. Keddi – R. Matthee, éds., *Iran and the Surrounding World. Interactions in Culture and Cultural Politics*, Seattle – London, University of Washington Press, p. 15–35.

Comba, Antonella : 1994 « L'enseignement médical en Inde. Une méthode d'exposition (*tantra-yukti*) : l'*adhikaraṇa* ou spécification du sujet », in : Nalini Balbir, éd., *Genres littéraires en Inde*, Paris, Presses de la Sorbonne Nouvelle, p. 151–164.

Comba, Antonella : 2001, « La medicina āyurvedica », in : *Cina, India, Americhe. Storia della Scienza*, II, Rome, Istituto della Enciclopedia Italiana, p. 832–856.

Cordier, Palmyr : 1903, « Introduction à l'étude des traités médicaux sanscrits inclus dans le Tanjur tibétain », *Bulletin de l'Ecole française d'Extrême-Orient*, 3, p. 604–629.

Coslovi, Franco : 1980, « Sull' "indianità" dell'Islam indiano : il problema storiografico e la definizione di umma », *Annali della Facoltà di Lingue e Letterature straniere di Ca' Foscari*, 19, 3, p. 43–58.

Coslovi, Franco : 1991, « La genesi dei gruppi dei *mulkī* e dei *ghayr-mulkī* nel Deccan bahmanide : il ruolo di Sulṭān Aḥmad Walī Bahmanī », in : B. Scarcia Amoretti, éd., *Sguardi sulla cultura sciita nel Deccan / Glances on Shi'ite Deccan Culture, Rivista di Studi Orientali*, 64, 1–2 (1990), p. 97–121.

Dahnhardt, Thomas : 2002, *Change and Continuity in Indian Sūfīsm : A Naqshbandi-Mujaddidī Branch in the Hindu Environment*, New Delhi, D.K. Printworld.

Dallapiccola, Anna Libera – Zingel-Avé Lallemant, Stephanie, éds. : 1993, *Islam and Indian regions*, 2 vols., Stuttgart, Franz Steiner Verlag.

Das, Samantak : 2002, « Multiple Identities : Notes Towards a Sociology of Translation », in : R.B. Nair, éd., *Translation, Text and Theory. The Paradigm of India*, New Delhi, Sage Publications, p. 35–45.

Deák, Dušan : 2010, « Śahādat or Śahā Datta ? Locating the Mysterious Fakir in the Marathi texts », in : D. Hermann – F. Speziale, éds., *Muslim Cultures in the Indo-*

Iranian World during the Early-Modern and Modern Periods, Berlin, Institut Français de Recherche en Iran – Klaus Schwarz Verlag, p. 501–532.

De Blois, François: 1998, «Elephant i. In the Near East», *Encyclopaedia Iranica*, VIII, 4, p. 360 (version en ligne: http://www.iranicaonline.org/articles/elephant-, dernier accès 5 mai 2014).

Delvoye, Nalini Francoise, éd.: 1994, *Confluence of cultures: French contributions to Indo-Persian studies*, New Delhi, Manohar.

Desai, Ziyauddin A.: 2003, «The Major Dargahs of Ahmadabad», in: Christian W. Troll, éd., *Muslim Shrines in India. Their Character, History and Significance*, New Delhi, Oxford University Press, p. 76–97(1re éd. 1989)

De Valence, Françoise, 2000: *Médecins de fortune et d'infortune*, Paris, Maisonneuve et Larose.

D'Hubert, Thibaut: 2013, «Bayān-i ʿibādat-i mukh-hā ba-nām-i Takādībā», in: Fabrizio Speziale – Carl W. Ernst, éds., *Perso-Indica. An Analytical Survey of Persian Works on Indian Learned Traditions* (version en ligne: http://perso-indica.net/work/treatises_on_indic_religions/bayan-i_ibadat-i_muh-ha_ba-nam-i_takadi-ba, dernier accès 10 avril 2017).

Dietrich, A.: 2013, «Halīladj», *Encyclopaedia of Islam, Second Edition*, Brill Online (version en ligne: http://referenceworks.brillonline.com/entries/encyclopaedia-of-islam-2/haliladj-SIM_8591, dernier acèss 27 juin 2013).

Dietz, Fridericus Reinholdus: 1833, *Analecta Medica ex Libris Mss. Primum Edidit*, Lipsia.

Digby, Simon: 1970, «Encounters with Jogīs in Indian Sūfī Hagiography», Seminar on Aspects of Religion in South Asia, School of Oriental and African Studies, London, 27th January 1970, inédit.

Digby, Simon: 1971, *War-horse and Elephant in the Delhi Sultanate: A Study of Military Supplies*, Oxford, Orient Monographs.

Digby, Simon: 1975, «ʿAbd al Quddus Gangohi (1456–1537): The Personality and Attitudes of a Medieval Indian Sufi», in: *Medieval India, a Miscellany*, vol. 3, Aligarh, Aligarh Muslim University, p. 1–66.

Djebbar, Ahmed: 2001, *Une histoire de la science arabe*, Paris, Éditions du Seuil.

Dols, Michael W.: 1987, «The Origins of the Islamic Hospital: Myth and Reality», *Bulletin of the History of Medicine*, 61, 3, p. 367–390.

D'Onofrio, Svevo: 2010, «A Persian Commentary to the Upaniṣads: Dārā Šikōh's *Sirr-i Akbar*», in: D. Hermann – F. Speziale, éds., *Muslim Cultures in the Indo-Iranian World during the Early-Modern and Modern Periods*, Berlin, Institut Français de Recherche en Iran – Klaus Schwarz Verlag, p. 533–562.

D'Onofrio Svevo – Speziale, Fabrizio, éds.: 2011, *La congiunzione dei due oceani* (Majmaʿ al-baḥrayn), Milan, Adelphi.

Eaton, Richard M.: 2002, «Temple Desecration and Indo-Muslim States», in: David

Gilmartin – Bruce B. Lawrence, éds., *Beyond Turk and Hindu: Rethinking Religious Identities in Islamicate South Asia*, New Delhi, India Research Press, p. 246–281.

Elgood, Cyril: 1962, « Tibb-ul-Nabbi or the Medicine of the Prophet, being a translation of two works of the same name. The Ṭibb-ul-Nabbi of Al-Suyúṭí. The Ṭibb-ul-Nabbi of Maḥmúd ibn Mohamed al-C̲h̲ag̲h̲hayni », *Osiris*, 14, p. 33–191.

Elgood, Cyril: 1970, *Safavid Medical Practice*, London, Luzac & Co.

Elliot, Sir H.M. – Dowson, John: 1867–1877, *The History of India, as told by its own historians*, 8 vols., London, Trübner and Co.

Endress, Gerhard – Gutas, Dimitri: 1992–2015, *A Greek and Arabic Lexicon* (GALEX)*: Materials for a Dictionary of Medieval Translations from Greek into Arabic*, vols. 1–12, Leiden, E.J. Brill.

« English Translation of the 41st Chapter of the Majmoo-a-Zia-e »: 1964, *Bulletin of the Indian Insitute of History of Medicine*, II, 2, p. 87–101.

Ernst, Carl W.: 1996, « Sufism and Yoga according to Muhammad Ghawth », *Sufi*, 29 (Spring 1996), p. 9–13.

Ernst, Carl W.: 2003a, « Muslim Studies of Hinduism ? A Reconsideration of Arabic and Persian Translation from Indian Languages », *Iranian Studies*, 36, 2, p. 173–195.

Ernst, Carl W.: 2003b, « The islamization of Yoga in the *Amrtakunda* translations », *Journal of the Royal Asiatic Society*, Series 3, 13, 2, p. 199–226.

Ernst, Carl W.: 2005: « Situating Sufism and Yoga », *Journal of the Royal Asiatic Society*, Series 3, 15, 1, p. 15–43.

Ernst, Carl W.: 2008, « Accounts of Yogis in Arabic and Persian Historical and Travel Texts », *Jerusalem Studies in Arabic and Islam*, 33, p. 409–426.

Ernst, Carl W.: 2010, « Fayzi's Illuminationist Interpretation of Vedanta: *The Shariq al-Maʿrifa* », *Comparative Studies of South Asia, Africa and the Middle East*, 30/3, p. 156–164.

Ethé, Hermann: 1903, *Catalogue of Persian Manuscripts in the Library of the India Office*, Oxford, Oxford University Press, vol. 1.

Fallahzadeh, Mehrdad – Hassanabadi, Mahmoud, éds.: 2012, *Shams al-aṣvāt. The Sun of Songs by Ras Baras*, Studia Iranica Upsaliensia, Uppsala Universitet, Uppsala.

Fallahzadeh, Mehrdad: 2013, « Šams al-aṣwāt », in: Fabrizio Speziale – Carl W. Ernst, éds., *Perso-Indica. An Analytical Survey of Persian Works on Indian Learned Traditions* (version en http://perso-indica.net/work/music/sams_al-aswat, dernier accès 10 avril 2017).

Farooqi, A.H.: 1985, « Ṭibb-i S̲h̲ahābī. A Rare Medical Treatises of the Tughlaq Period », *Studies in History of Medicine and Science*, IX, 1–2, p. 35–42.

Fihrist-i nusḫahā-yi ḫaṭṭī-yi fārsī-yi kitābḫāna-yi ʿumūmī-i Hardayāl: 1388/1999, New Delhi.

Filliozat, Jean: 1964, *The Classic Doctrine of Indian Medicine*. New Delhi, Munshiram (éd. or.: *La doctrine classique de la médecine indienne. Ses origines et ses parallèles grecs*, Paris, Imprimerie nationale, 1949).

Filliozat, Jean: 1979, éd., *Yogaśataka, texte médical attribué à Nāgārjuna*, Pondichéry, Institut Français d'Indologie.

Flatt, Emma: 2011, «The Authorship and Significance of the Nujūm al-ʿulūm: A Sixteenth-Century Astrological Encyclopedia from Bijapur», *Journal of the American Oriental Society*, 131, 2, p. 223–244.

Flood, Finbarr B.: 2009, *Objects of Translation: Material Culture and Medieval "Hindu-Muslim" Encounter*, Princeton – Oxford, Princeton University Press.

Floor, Willem: 2004, *Public Health in Qajar Iran*, Washington, Mage.

Fonahn, A.: 1910, *Zur Quellenkunde der Persischen Medizin*, Leipzig.

Franke, Heike: 2005, «Die persischen Übersetzungen des Laghuyogavāsiṣṭha», in: J. Hanneder, éd., *The Mokṣopāya, Yogavāsiṣṭha and Related Texts*, Aachen, p. 113–129.

Franke, Heike: 2011, «Akbar's *Yogavāsiṣṭha* in the Chester Beatty Library», *Zeitschriften der Deutschen Morgenländischen Gesellschaft*, 161, p. 359–375.

Friedmann, Yohanan: 1975, «Medieval Muslim Views of Indian Religions», *Journal of the American Oriental Society*, 95, 2, p. 214–221.

Friedmann, Yohanan: 1986, «Islamic Thought in Relation to the Indian Context», in: M. Gaborieau, éd., *Islam et société en Asie du Sud*, Paris, collection *Puruṣārtha*, 9, Éditions de l'École des hautes études en sciences sociales, p. 79–91.

Friedmann, Yohanan: 2000, *Shaykh Aḥmad Sirhindī. An Outline of His Thought and a Study of His Image in the Eyes of Posterity*, New Delhi, Oxford University Press (1re éd. 1971).

Gaborieau, Marc: 1985, «From Al-Beruni to Jinnah: Idiom, Ritual and Ideology of the Hindu-Muslim Confrontation», *Anthropology Today*, 1, 3, p. 7–14.

Gaborieau, Marc: 1986, «Les ordres mystiques dans le sous-continent indien, Un point de vue ethnologique», in: Alexandre Popovic – Gilles Veinstein, *Les ordres mystiques dans l'Islam*, Paris, Éditions de l'École des hautes études en sciences sociales, p. 105–134.

Gaborieau, Marc: 1994, «Late Persian, Early Urdu: The Case of 'Wahhabi' Literature (1818–1857)», in: F. Delvoye, éd., *Confluence of Culture: French Contributions to Indo-Persian Studies*, New Delhi, Manohar, p. 170–196.

Gaborieau, Marc: 2000, «Muslim Saints, Faquirs and Pilgrims in 1831 according to Garcin de Tassy», in: J. Malik, éd., *Perspectives of Mutual Encounters in South Asian History 1760–1860*, Leyden, E.J. Brill, p. 128–156.

Gaborieau, Marc: 2002, «Incomparables ou vrais jumeaux? Les renonçants dans l'hindouisme et dans l'Islam», *Annales. Histoire, Sciences Sociales*, 57, 1, p. 71–92.

Gaborieau, Marc: 2007, *Un autre islam. Inde, Pakistan, Bangladesh*, Paris, Albin Michel.

Gaborieau, Marc: 2010, «Wahhabisme et modernisme: généalogie du réformisme religieux en Inde (1803–1914)», in: D. Hermann – F. Speziale, éds., *Muslim Cultures in the Indo-Iranian World during the Early-Modern and Modern Periods*, Berlin, Institut Français de Recherche en Iran – Klaus Schwarz Verlag, p. 275–299.

Gacek, Adam: 2005, *Persian Manuscripts in the Libraries of McGill University: Brief Union Catalogue*, Montréal, McGill University Libraries.

Gandhi, Supriya: 2011, «Mughal Self-Fashioning, Indic Self-Realization: Dara Shikoh and Persian Textual Cultures in Early Modern South Asia», PhD, Harvard University.

Gandhi, Supriya: 2014, «The Prince and the *Muvaḥḥid*: Dārā Shikoh and Mughal Engagements with Vedānta», in: Vasudha Dalmia – Munis D. Faruqui, éds., *Religious Interactions in Mughal India*, New Delhi, Oxford University Press, p. 65–101.

Ganeri, Jonardon: 2011, *The Lost Age of Reason: Philosophy in Early Modern India 1450–1700*, Oxford, Oxford University Press.

Gangadharan, N.: 1982, «The state of Ayurveda in the Eighteenth and Nineteenth Centuries», *Indian Journal of History of Science*, 17, 1, p. 154–163.

Gannagé, Emma: 2011, «Médecine et philosophie à Damas à l'aube du XIIIème siècle: un tournant post-avicennien ? », *Oriens* 39, p. 227–256.

Garcin de Tassy, Joseph Héliodore: 1831, *Mémoire sur les particularités de la religion musulmane dans l'Inde, d'après les ouvrages hindoustani*, Paris (2e édition 1869).

Gentzler, Edwin: 2001, *Contemporary Translation Theories*, Clevedon, Multilingual Matters (Second revised edition).

Ghani, Muhammad ʿAbduʾl: 1929, *A History of Persian Language & Literature at the Mughal Court. Part 1 Bābur*, Allahabad, The Indian Press.

Ghori, Ahmad Khan Shabbir – Siddiqi, Tazeemuddin – Ali, S.A.: s.d., *A Catalogue of Arabic and Persian Medical Manuscripts in the Library of Institute of History of Medicine and Medical Research*, New Delhi.

Gilmartin, David – Lawrence, Bruce B., éds.: 2002, *Beyond Turk and Hindu: Rethinking Religious Identities in Islamicate South Asia*, New Delhi, India Research Press.

Gommans, Jos: 1994, «The Horse Trade in Eighteenth-Century South Asia», *Journal of the Economic and Social History of the Orient*, 37, 3, p. 228–250.

Gommans, Jos: 1995, *Rise of the Indo-Afghan Empire, c. 1710–1780*, Leiden – New York, E.J. Brill.

Gorekar, N.S.: 1970, *Indo-Iran Relations. Cultural Aspects*, Bombay, Sindhu Publications.

Gruendler, Beatrice – Marlow, Louise, éds.: 2004, *Writers and Rulers: Perspectives on Their Relationship from Abbasid to Safavid Times*, Wiesbaden, Reichert Verlag.

Gutas, Dimitri: 2002, *Pensiero greco e cultura araba*, Torino, Einaudi (éd. or.: *Greek Thought, Arabic Culture: the Graeco-Arabic translation movement in Baghdad and early ʿAbbasid society*, London – New York, Routledge, 1998).

Haas, E.: 1876, «Über die Ursprünge der indischen Medizin mit besonderen Bezug auf Susruta», *Zeitschrift des Deutschen Morgenländischen Gesellschaft*, 30, p. 617–670.

Habibullah, A.B.M.: 1938, «Medieval Indo-Persian Literature relating to Hindu Science and Philosophy, 1000–1800 A.D.», *Indian Historical Quarterly*, XIV, 1, p. 167–181.

Hadi, Nabi : 2001, *History of Indo-Persian Literature*, New Delhi, Iran Cutural House.

Haidar, Mansurah : 2007, « Les ouvrages médicaux à l'époque médiévale en Inde et en Asie Centrale », *Diogène*, 218, 2, p. 28–51.

Haider, Najaf : 2011, « Translating Texts and Straddling Worlds. Intercultural Communication in Mughal India », in : I. Alam – S.E. Hussain, éds., *The Varied Facets of History. Essays in Honour of Aniruddha Ray*, New Delhi, p. 115–124

Haider, Syed Jalaluddin : 1981, « Munshi Nawal Kishore (1836–1895). Mirror of Urdu Printing in British India », *Libri*, 31, 3, p. 227–237.

Hakala, Walter N. : 2015, « On Equal Terms : The Equivocal Origins of an Early Mughal Indo Persian Vocabulary », *Journal of The Royal Asiatic Society*, 25, 2, p. 209–227.

Hambly, Gavin R.G. : 1999, « Ferešta, Tārīḵ-e », *Encyclopaedia Iranica*, IX, 5, p. 533–534.

Hameed, Abdul : s.d., *Unpublished Arabic and Persian books on Greco-arab medicine written in India from 634/1236 to the end of 19th century*, New Delhi, Institute of History of Medicine and Medical Research.

Hameed, Abdul : 1986, *Exchanges between India and Central Asia in the field of Medicine*, New Delhi, Institute of History of Medicine and Medical Research.

Ḥaqq, Maḥfūẓ, éd. : 1929, *Majmaʿ-ul-Baḥrain or The Mingling of the two Oceans*, Calcutta, The Asiatic Society, *Bibliotheca Indica*, 246.

Harrison, Mark : 2006, « Medicine and Orientalism : Perspectives on Europe's Encounter with Indian Medical Systems », in : B. Pati – M. Harrison, éds., *Health, Medicine and Empire. Perspectives in Colonial India*, New Delhi, Orient Longman, p. 37–87 (1re éd. 2001).

Hermann, Denis – Speziale, Fabrizio, éds. : 2010, *Muslim Cultures in the Indo-Iranian World during the Early-Modern and Modern Periods*, Berlin, Institut Français de Recherche en Iran – Klaus Schwarz Verlag.

Hermans, Theo, éd. : 2002, *Crosscultural Transgressions. Research Models in Translation Studies II : Historical and Ideological Issues*, Manchester – Northampton, St. Jerome Publishing.

Huart, Clément – Massignon, Louis : 1926, « Les entretiens de Lahore [entre le prince impérial Dârâ Shikûh et l'ascète hindou Baba Laʿl Das] », *Journal Asiatique*, 209, p. 285–334.

Huff, Toby E. : 1993, *The Rise of Early Modern Science. Islam, China and the West*, Cambridge, Cambridge University Press.

Hukk, Mohammed Ashraful – Ethé, Hermann – Robertson, Edward : 1925, *A descriptive Catalogue of the Arabic and Persian Manuscripts in Edinburgh University Library*, Hertford.

Husain, S.A. – Bhatnagar, V.K. – Ali, M. : 1998, « Ayurvedic Literature in Urdu », *Bulletin of the Indian Institute of History of Medicine*, XXVIII, 2, p. 151–158.

Husain, S.A. – Bhatnagar, V.K. – Ali, M. : 1999, « Ayurvedic Literature in Urdu. Part II », *Bulletin of the Indian Institute of History of Medicine*, XXIX, 2, p. 149–154.

Husain, S.A. – Bhatnagar, V.K.: 2002, «Ayurvedic Literature in Urdu. Part III», *Bulletin of the Indian Institute of History of Medicine*, XXXII, 2, p. 109–119.

Husain, S.A. – Prasad, P.V.V. – Narayan, A.: 2003, «Moalejat-e-hindi: a Compilation of Ayurvedic Formulations Tested by Nizam III of Hyderabad», *Bulletin of Indian Institute of History of Medicine*, XXXIII, 1, p. 93–111.

Iqbal, Muzaffar: 2002, *Islam and Science*, Aldershot, Ashgate

Ishrat, Amrit Lal: s.d., *A Descriptive Catalogue of the Persian Manuscripts in the Banaras Hindu University Library*, Varanasi, Banaras Hindu University.

Ivanow, Wladimir: 1926, *Concise descriptive catalogue of Persian Manuscripts in the Curzon Collection, Asiatic Society of Bengal*, Calcutta.

Ivanow, Wladimir: 1985, *Concise descriptive catalogue of Persian Manuscripts in the Collection of the Asiatic Society of Bengal*, Calcutta (1re éd. 1924).

Jalali, Farrukh Ali – Ansari, Razaullah: 1985, «Persiann Translation of Varāhamihira's Bṛhatsaṃitā», *Studies in History of Medicine and Science*, IX, 3–4, p. 161–169.

Kahl, Oliver: 2015, *The Sanskrit, Syriac and Persian Sources in the Comprehensive Book of Rhazes*, Leiden – Boston, E.J. Brill.

Karimi-Hakkak, Ahmad: 2001, «Persian Tradition», in: M. Baker, éd., *Routledge Encyclopedia of Translation Studies*, London – New York, Routledge, p. 513–521.

Kaur, Kuldip: 1990, *Madrasa education in India. A study of its past and present*, Chandigarh, Centre for Research in Rural and Industrial Development.

Keshavarz, Fatemeh: 1986, *A Descriptive and Analytical Catalogue of Persian Manuscripts in the Library of the Wellcome Institute for the History of Medicine*, London, The Wellcome Institute for the History of Medicine.

Keshavmurthy, Prashant: 2013, «Tuḥfa al-hind», in: Fabrizio Speziale – Carl W. Ernst, éds., *Perso-Indica. An Analytical Survey of Persian Works on Indian Learned Traditions* (version en ligne: http://perso-indica.net/work/treatises_of_mixed_contents/tuhfat_al-hind-1, dernier accès 10 avril 2017).

Khaleghi-Motlagh, Djalal: 1989, «Borzūya», *Encyclopaedia Iranica*, IV, 4, p. 381–382.

Khan, Saleem M.A.: 1997, *Early Muslim Perception of India and Hinduism*, New Delhi, Jamia Hamdard – South Asian Publishers.

Khan, Yusuf Husain: 1928, «*Ḥauḍ al-ḥayāt*, la version arabe de l'Amratkund», *Journal Asiatique*, 213, p. 291–344.

Khan, Yusuf Husain: 1929, *L'Inde mystique au moyen âge: hindous et musulmans*, Paris, Maisonneuve.

Kinra, Rajeev: 2008, «Secretary-Poets in Mughal India and the Ethos of Persian: The Case of Chandar Bhan 'Brahman'», PhD, University of Chicago, Department of South Asian Languages and Civilizations.

Kinra, Rajeev: 2015, *Writing Self, Writing Empire: Chandar Bhan Brahman and the Cultural World of the Indo-Persian State Secretary*, Oakland, University of California Press.

Klebs, Arnold C. : 1938, *Incunabula scientifica et medica*, Bruges, Saint Catherine Press.

Kokan, Yousuf : 1974, *Arabic and Persian in Carnatic, 1710–1960*, Madras.

Kozah, Mario : 2015, *The Birth of Indology as an Islamic Science*, Leiden – Boston, E.J. Brill.

Kugle, Scott : 2014, « ʿAlawī, Wajīh al-Dīn », *Encyclopaedia of Islam, Three*, G. Krämer – D. Matringe – J. Nawas – E. Rowson, Brill Online (version en ligne : http://dx.doi.org/10.1163/1573-3912_ei3_COM_23669, dernier accès 24 novembre 2017).

Kulkarni, E.D., éd : 1953, *Śālihotra of Bhoja*, Poona, Deccan College, Sources of Indo-Aryan Lexicography.

Langermann, Tzvi Y. : 2018, « The Chapter on *Rasāyana* (Medications for Rejuvenation) in *Miʿrāj al-duʿā*ʾ, a Shiʿite Text from the 12th/18th Century », *Intellectual History of the Islamicate World*, 6, p. 144–183.

Law, Narendra Nath : 1916, *Promotion of Learning in India during Muhammadan Rule*, Calcutta, Longmans, Greens and Co.

Lawrence, B. Bruce : 1978, *Notes from a Distant Flute. The Extant Literatyre of pre-Mughal Indian Sufism*, Téhéran, Imperial Iranian Academy of Philosophy.

Lawrence, B. Bruce : 1980, « Healing rituals among North Indian chishti saints of the Delhi sultanate period », *Studies in History of Medicine*, IV, 2, p. 119–134.

Levi Della Vida, Giorgio : 1960, « Andrea Alpago », *Dizionario Biografico degli Italiani*, vol. 2, Rome, Istituto dell'enciclopedia italiana, (version en ligne : http://www.treccani.it/enciclopedia/andrea-alpago_(Dizionario-Biografico)/, dernier accès 1 juillet 2014)

Liebeskind, Claudia : 2002, « Arguing Science. Unani tibb, hakims and biomedicine in India, 1900–1950 », in : Waltraud Ernst, éd., *Plural Medicine, Tradition and Modernity, 1800–2000*, London, Routledge, p. 58–75.

Losty, Jeremiah P. – Roy, Malini, éds. : 2012, *Mughal India. Art, Culture, Empire. Manuscripts and Paintings in the British Library*, London, The British Library.

Malviya, Sagar : 2011, « SRK, Dhoni, Ravi Kishan do wonders for chyawanprash », *The Economic Times*, 26 janvier 2011 (version en ligne : http://articles.economictimes.indiatimes.com/2011-01-26/news/28429729_1_chyawanprash-market-sona-chandi-chyawanprash-ravi-kishan, dernier accès 24 novembre 2017).

Manucci, Nicolò : 1989, *Storia do Mogor*, traduction anglaise : *Moghul India 1653–1708 or Storia do Mogor*, 4 vols., W. Irvine, éd., New Delhi, Atlantic Publishers.

Marshall, Dara Nusserwanji : 1967, *Mughals in India. A Bibliographical Survey*, London, Asia Publishing House, vol. I.

Martin, Anna : 2012, « A Study on the Translation Methods Used in the Indo-Persian Translation Literature of the Mughal Period (16th–18th century) », intervention présentée au colloque : *The 1st Perso-Indica Conference : Translating and Writing Indic Learning in Persian*, Paris, Université Sorbonne nouvelle, 30/05/2012, inédit.

Massignon, L. – Kassim, A.M. : 1926, « Un essai de bloc islamo-hindou au XVIIe siècle.

L'humanisme mystique du prince Dara», *Revue du Monde Musulman*, 63, p. 1–14.

Mavroudi, Maria: 2014 «Greek Language and Education under Early Islam», in: B. Sadeghi – A.Q. Ahmed – A. Silverstein – R. Hoyland, éds., *Islamic Cultures, Islamic Contexts. Essays in Honor of Professor Patricia Crone*, Leiden, E.J. Brill, p. 295–342.

Mavroudi, Maria: 2015 «Translations from Greek into Latin and Arabic during the Middle Ages: Searching for the Classical Tradition», *Speculum*, 90, 1, p. 28–59.

Mazars Guy: 1995, *La médecine indienne*, Paris, Presses Universitaires de France.

Meadows, Monica: 2013, «The Horse: Conspicuous Consumption of Embodied Masculinity in South Asia, 1600–1850», PhD, University of Washington.

Mehren, August Ferdinand Michael von: 1857, *Codices orientales Bibliothecæ regiæ Havniensis jussu et auspiciis regis Daniæ augustissimi Christiani Octavi enumerati et descripti. Pars III, Codices persici, turcici, hindustanici*, Copenhague.

Meulenbeld, Jan, G.: 1974, *The Mādhavanidana and its chief commentary: chapters 1–10, introduction, translation and notes*, Leiden, E.J. Brill.

Meulenbeld, Jan, G.: 1991, «The constraints of theory in the evolution of nosological classification. A study on the position of blood in Indian medicine (Ayurveda)», in: Jan G. Meulenbeld, éd., *Medical Literature from India, Sri Lanka, and Tibet*, Leiden – New York, E.J. Brill, p. 91–103.

Meulenbeld, Jan, G.: 1999–2002, *A History of Indian Medical Literature*, 3 vols. Groningen, Egbert Forsten (vols. Ia et Ib 1999; vols. IIa et IIb 2000; vol. III 2002).

Meulenbeld, Jan, G.: 2012a, «Mahādevadeva's *Hikmatprakāśa*. A Sanskrit treatise on Yūnānī medicine. Part I: text and commentary of Section I with an annotated English translation», *eJournal of Indian Medicine*, 5, 2, p. 93–133.

Meulenbeld, Jan, G.: 2012b, «Mahādevadeva's *Hikmatprakāśa*. A Sanskrit treatise on Yūnānī medicine. Part II: text and commentary of selected verses from Section II with an annotated English translation», *eJournal of Indian Medicine*, 5, 2, p. 135–294.

Meulenbeld, Jan, G.: 2013, «Mahādevadeva's *Hikmatprakāśa*. A Sanskrit treatise on Yūnānī medicine. Part III: text and commentary of selected verses from Section III with an annotated English translation», *eJournal of Indian Medicine*, 6, 2, p. 91–188.

Milanetti, Giorgio: 2012, «Religione e religioni alla corte di Akbar», in: G.C. Calza, éd., *Akbar il Grande Imperatore dell'India*, Milano, Sikra – Fondazione Roma, p. 53–59.

Moaveni, Azadeh: 2008, «Should a Pious Muslim Practice Yoga? », *Time*, 30/10/2008 (version en ligne: http://content.time.com/time/world/article/0,8599,1862306,00.html, dernier accès 22 octobre 2013).

Moore, William James: 1861, *A Manual of the Diseases of India*, London.

Mublī, M., *et al.*: 2012, «Ḥakīm Yūsufī wa Riyaż al-adwiya», *Journal of Islamic and Iranian Traditional Medicine*, 3, 3, p. 377–381.

Mujtabā'ī, Fatḥullāh, Fathullah : 1976, « Muntakhab-i Jug Basasht or Selections from the Yoga-Vāsiṣṭha Attributed to Mīr Abu'l-Qāsim Findiriskī », Ph.D. dissertation, Harvard University.

Mujtabā'ī, Faṭhullāh, Fathullah : 2008, *Hindu-Muslim Cultural Relations*, Téhéran, Iranian Institute of Philosophy, 2e éd. (1re éd. New Delhi, 1978).

Mukherjee, Sujit : 2002, « Personal Commitment : The Craft Not Sullen Art of Translation », in : R.B. Nair, éd., *Translation, Text and Theory. The Paradigm of India*, New Delhi, Sage Publications, p. 25–34.

Mukhopadhayaya, Girindranath B. : 2003, *History of Indian Medicine*, 3 vols., New Delhi, Munshiram Manoharlal (1re éd. Calcutta, 1922–1929).

Munzawī, Aḥmad : 1362 š./1983, *Fihrist-i muštarak-i nusḫahā-yi ḫaṭṭī-yi fārsī-yi Pākistān*, Islamabad, Iran Pakistan Institute of Persian Studies, vol. 1.

Munzawī, Aḥmad : 1382 š./2003, *Fihristwāra-i kitābhā-yi fārsī*, Téhéran, vol. 5.

Naaz, Farah : 2001, « Indo–Iranian relations 1947–2000 », *Strategic Analysis*, 24, 10, p. 1911–1926.

Nadwī, Sayyid Sulaymān : 1993, *'Arab wa hind ke ta'alluqāt*, 2e éd. (recueil des conferences présentés en 1939 par Sulaymān Nadwī à l'Indian Academy de Allahabad).

Nair, Rukmini Bhaya, éd. : 2002, *Translation, Text and Theory. The Paradigm of India*, New Delhi, Sage Publication.

Nallino, Carlo Alfonso : 1922, « Tracce di opere greche giunte agli arabi per trafila pehlevica », in : T.W. Arnold – R. Nicholson, éds., *A Volume of Oriental Studies Presented to Edward G. Browne*, Cambridge, Cambridge University Press, p. 345–363.

Naushahi, Arif : 1998, « Timtāl-i ašyā' wa azhār al-adwiya », in : Ž. Vesel – H. Beikbaghban – B. Thierry de Crussol des Epesse, éds., *La science dans le monde iranien à l'époque islamique*, Téhéran, Institut Français de Recherche en Iran, p. 279–289.

Nossov, Konstantin : 2008, *War Elephants*, Oxford, Osprey Publishing.

Okada, Amina, éd. : 1989, *Miniatures de l'Inde impériale : les peintres de la cour d'Akbar (1556–1605)*, Paris (catalogue de l'exposition, Musée national des arts asiatiques Guimet, 27 avril–10 juillet 1989).

Osrini, Francesca, éd. : 2010, *Before the Divide : Hindi and Urdu Literary Culture*, New Delhi, Orient BlackSwan.

Orthmann, Eva : 2005, « Circular Motions : Private Pleasure and Public Prognostication in the Nativities of the Mughal Emperor Akbar », in : G. Oestmann – H.D. Rutkin – K. von Stuckrad, éds., *Horoscopes and Public Spheres : Essays on the History of Astrology*, Berlin-New York, De Gruyter, p. 101–114.

Orthmann, Eva : 2017, « *Tarjuma-yi kitāb-i Barāhī* », in : Fabrizio Speziale – Carl W. Ernst, éds., *Perso-Indica. An Analytical Survey of Persian Works on Indian Learned Traditions* (version en ligne : http://www.perso-indica.net/work/treatises_of_mixed_contents/tarjuma-yi_kitab-i_barahi, dernier accès 10 avril 2017).

Paci, Francesca : 2013, « A tutto yoga nella Repubblica degli ayatollah », *La Stampa*,

21/10/2013 (version en ligne : http://www.lastampa.it/2013/10/21/esteri/a-tutto-yoga-nella-repubblica-degli-ayatollah-VP8maMnCtpDtyvQ6BNsX8I/pagina.html, dernier accès 22/10/2013).

Pasha, Azeez M. : 1964, « On Madanu-l-Shifa Tibbe-Sikander Shahi (Sikander Shah Mine of Medicine) », *Bulletin of the Department of History of Medicine*, II, 4, p. 227–233.

Pasha, Azeez M. : 1966, *Union catalogue of Arabic and Persian Medical Manuscripts in the Library of Hyderabad*, Hyderabad.

Pasha, Azeez M. : 1971, « English Translation of Maden-ush-Shifa Tibbe Sikender Shahi », *Bulletin of the Institute of History of Medicine*, I, 3–4, p. 127–134.

Pasha, Azeez M. : 1972, « Maden-ush-Shifa Tibbe Sikender Shahi (Translation from Persian) », *Bulletin of the Institute of History of Medicine*, II, 1, p. 17–22.

Patkar, M.M. : 1938, « Mughal Patronage to Sanskrit Learning », *Poona Orientalist*, 3, p. 164–175.

Pellò, Stefano : 2008, « Hindu Persian Poets », *Encyclopaedia Iranica* (version en ligne : http://www.iranicaonline.org/articles/hindu-persian-poets, dernier accès 1 juillet 2014).

Pellò, Stefano : 2012, *Ṭūṭiyān-i Hind. Specchi identitari e proiezioni cosmopolite indo-persiane (1680–1856)*, Firenze, Società Editrice Fiorentina.

Pellò, Stefano : 2014, « Drowned in the Sea of Mercy. The Textual Identification of Hindu Persian Poets from Shi'i Lucknow in the Taẕkira of Bhagwan Das Hindi », in : Vasudha Dalmia – Munis D. Faruqui, éds., *Religious Interactions in Mughal India*, New Delhi, Oxford University Press, p. 135–158.

Perho, Irmeli : 1995, « The Prophet's Medicine. A Creation of the Muslim Traditionalist Scholars », *Studia Orientalia*, 74.

Pertsch, Wilhelm : 1888, *Verzeichniss der Persischen Handschriften der königlichen Bibliothek zu Berlin*, Berlin.

Piemontese, Angelo Michele : 1989, *Catalogo dei manoscritti persiani conservati nelle biblioteche d'Italia*, Roma, Istituto Poligrafico e Zecca dello Stato.

Pingree, David : 1978, « Islamic Astronomy in Sanskrit », *Journal for the History of Arabic Science*, 2, p. 315–330.

Pingree, David : 1987, « Was Any Scientific Work in India Regarded as "Classic" ? », Paper presented at the meeting of the Association for Asian Studies, Boston, 12 April 1987.

Pingree, David : 1992, « Hellenophilia versus the History of Science », *Isis*, 83, 4, p. 554–563

Pingree, David : 1996, « Indian Reception of Muslim Versions of Ptolemaic Astronomy », in : F.J. Ragep – S.P. Ragep – S.J. Livesey, éds., *Tradition, Transmission, Transformation*, Leiden, E.J. Brill.

Pingree, David : 1997, « Tajika : Persian Astrology in Sanskrit », in : *From Astral Omens to Astrology : From Babylon to Bikaner*, Rome, Istituto Italiano per L'Africa e L'Oriente (Serie Orientale LXXVIII), p. 79–90.

Pingree, David : 2000, « Sanskrit Translations of Arabic and Persian Astronomical Texts at the Court of Jayasimha of Jayapura », *Suhayl*, 1, p. 101–106.

Pingree, David : 2001a, « I professionisti della scienza e la loro formazione », *Cina, India, Americhe. Storia della Scienza*, II, Rome, Istituto della Enciclopedia Italiana, p. 690–707.

Pingree, David : 2001b, « Divinazione e astrologia », *Cina, India, Americhe. Storia della Scienza*, II, Rome, Istituto della Enciclopedia Italiana, p. 813–820.

Pingree, David : 2003, « The Logic of Non-Western Science : Mathematical Discoveries in Medieval India », *Daedalus*, 132, 4, p. 45–53

Pinto, Desiderio : 1995, *Piri-muridi Relationship : a Study of the Nizamuddin Dargah*, New Delhi Manohar.

Platts, John Thompson : 1884, *A dictionary of Urdu, classical Hindi, and English*, London, W.H. Allen & Co.

Pollock, Sheldon : 1985, « The Theory of Practice and the Practice of Theory in Indian Intellectual History », *Journal of the American Oriental Society*, 105, 3, p. 499–519.

Pollock, Sheldon : 1998a, « The Cosmopolitan Vernacular », *The Journal of Asian Studies*, 57, 1, p. 6–37.

Pollock, Sheldon : 1998b, « India in the Vernacular Millennium : Literary Culture and Polity, 1000–1500 », *Daedalus*, 127, 3, p. 41–74.

Pollock, Sheldon : 2001, « New Intellectuals in seventeenth-century India », *The Indian Economic and Social History Review* 38, 1, p. 3–31.

Preckel, Claudia : 2012, « Healing the People and the Prince : Hospitals Ḥakīms and Doctors in Bhopal » in : Fabrizio Speziale, éd., *Hospitals in Iran and India, 1500–1950s*, Leiden – Boston, E.J. Brill – Institut Français de Recherche en Iran, p. 191–214.

Price, David : 1832, « Extracts from the Mualiját Dárá-Shekohí ; selected and translated by Major David Price », *Transactions of the Royal Asiatic Society*, III, 1, p. 32–56.

Quraishi, Salim al-Din : 1991, *Catalogue of the Urdu Books in the India Office Library (1800–1920)*. London (1re éd. 1982).

Raghunathan, K. – Sharma, P.V. : 1967, « History of Ayurvedic Nighantus », *Journal of Research in Indian Medicine*, 2, 1, p. 117–129.

Rahman A., et al. : 1982, *Science and Technology in Medieval India. A Bibliography of Source Materials in Sanskrit, Arabic and Persian*, New Delhi, Indian National Science Academy.

Rezavi, Syed Ali Nadeem : 2004, « An Aristocratic Surgeon of Mughal India : Muqarrab K͟hān », in : I. Habib, éd., *Medieval India 1. Researches in the History of India 1200–1750*, New Delhi, Oxford University Press, p. 154–167 (1re éd. 1992).

Ricci, Ronit : 2011, *Islam Translated : Literature, Conversion, and the Arabic Cosmopolis of South and Southeast Asia*, Chicago, University of Chicago Press.

Richter-Bernburg, Lutz : 1978, *Persian Medical Manuscripts at the University of Calofornia, Los Angeles. A Descriptive Catalogue*, Malibu, Undena Publications.

Richter-Bernburg, Lutz : 1989, « Bād », *Encyclopaedia Iranica*, III, 4, p. 350–351.

Rieu, Charles : 1879, *Catalogue of the Persian Manuscripts in the British Museum*, London, vol. 1.

Rieu, Charles : 1881, *Catalogue of the Persian Manuscripts in the British Museum*, London, vol. 2.

Rieu, Charles : 1883, *Catalogue of the Persian Manuscripts in the British Museum*, London, vol. 3.

Rizvi, Saiyid Athar Abbas : 1980, *Shāh Walī-Allāh and his times : a study of eighteenth century Islam, politics and society in India*, Canberra, Maʿrifat Publishing House.

Rizvi, Saiyid Athar Abbas : 1982, *Shāh ʿAbd al-ʾAzīz : Puritanism, Sectarian Polemics, and Jihād*, Canberra, Maʿrifat Publishing House.

Rizvi, Saiyid Athar Abbas : 1986–1992, *A History of Sufism in India*, 2 vols., New Delhi, Munshiram.

Robinson, Francis : 2002, *The ʿUlama of Farangi Mahall and Islamic Culture in South Asia*, Lahore, Ferozsons.

Robinson, Francis : 2003, *Islam and Muslim History in South Asia*, New Delhi, Oxford University Press.

Romani, Francesca Romana : 2002, « Sull'origine del modello islamico di ospedale », *Medicina nei secoli*, 14, 1, p. 69–99.

Rosu, Arion : 1978, *Les conceptions psychologiques dans les textes médicaux indiens*, Paris, Institut de Civilisation indienne – E. de Boccard.

Rosu, Arion : 1978, « Études Āyurvédiques – Le *trivarga* dans l'Āyurveda », *Indologica Taurinensia*, 6, p. 255–260.

Rosu, Arion : 1987, « Études Āyurvédiques III ; Les carrés magiques dans la médecine indienne », in : J. Meulenbeld – D. Wujastyk, éds., *Studies on Indian Medical History*, Groningen, Egbert Forsten, p. 103–112.

Rosu, Arion : 1996, « La médecine en Inde jusqu'à la conquête musulmane (fin du XIIe siècle) », in : *La médecine au temps des califes : à l'ombre d'Avicenne*, Paris, p. 31–35 (catalogue de l'exposition présentée à l'Institut du Monde arabe, Paris, 18 novembre 1996–2 mars 1997).

Ruska, J. – Pellat, Ch. – Bosworth, C.E. – Meredith-Owens, G.M. : 2012, « Fīl », *Encyclopaedia of Islam, Second Edition*, P. Bearman – T. Bianquis – C.E. Bosworth – E. van Donzel – W.P. Heinrichs, Brill Online (version en ligne : http://dx.doi.org/10.1163/1573-3912_islam_COM_0220, dernier accès 5 mai 2014).

Ruymbeke, Christine von : 2012, « Murder in the Forest. Celebrating Rewritings and Misreadings of the *Kalila-Dimna* Tale of the Lion and the Hare », *Studia Iranica*, 41, 2, p. 203–254.

Sachau, E. – Ethé, H. : 1889, *Catalogue of the Persian, Turkish, Hindūstānī, and Pushtū Manuscripts in the Bodleian Library*. Oxford, vol. 1.

Saksena, Ram Babu : s.d., *European and Indo-European poets of Urdu and Persian*, Lahore.

Saliba, George: 1999, « Seeking the origins of Modern Science? », *Bulletin of the Royal Institute for Inter-Faith Studies*, 1, 2, p. 139–152.

Saliba, George: 2002, « Flying Goats and Other Obsessions: A Response to Toby Huff's 'Reply' », *Bulletin of the Royal Institute for Inter-Faith Studies*, 4, 2, p. 129–141;

Saliba, George: 2007, *Islamic Science and the Making of the European Renaissance*, Cambridge, MIT Press.

Sarkar, Jagadish Narayan: 1985, *Hindu-Muslim Relations in Bengal (Medieval Period)*, New Delhi, Idarah-i Adabiyat-i – Delli.

Sarma, Sreeramula Rajeswara: 1989, éd., *Yantraprakāra of Sawai Jai Singh*, Supplement to *Studies in History of Medicine and Science*, 10–11 (1986–1987).

Sarma, Sreeramula Rajeswara: 1996, « Sanskrit Manuals for Learning Persian », in: Azarmi Dukht Safavi, éd., *Adab Shenasi*, Aligarh, p. 1–12.

Sarma, Sreeramula Rajeswara: 1998, « Translation of Scientific Texts into Sanskrit under Sawai Jai Singh », *Sri Venkateswara University Oriental Journal*, 41, p. 67–87.

Sarma, Sreeramula Rajeswara: 1999, « Yantraraja: the Astrolabe in Sanskrit », *Indian Journal of History of Science*, 34, p. 145–158.

Sarma, Sreeramula Rajeswara: 2000, « Jyotisarāja at the Mughal Court », in: *K.V. Sarma Felicitation Volume*, Chennai, p. 363–371.

Sarma, Sreeramula Rajeswara: 2002, « From Yāvanī to Samskrtam: Sanskrit Writings inspired by Persian Works », *Studies in the History of Indian Thought*, Kyoto, 14, p. 71–88.

Sarmadee, Shahab: 1978, éd., *Ghunyat-ul-Munya: The Earliest Known Persian Work on Indian Music*, Aligarh – New Delhi, Centre of Advanced Study – Asia Publishing House.

Sarmadee, Shahab: 1999, éd., *Lehjāt-e-Sikandershāhi*, New Delhi, Indian Council of Historical Research – Northern Book Centre.

Sarvari, A.Q.: 1985, « Maharaja Ranbir Singh and his Oriental Translation Bureau », in: K.L. Kalla, éd., *The Literary Heritage of Kashmir*, New Delhi, Mittal, p. 74–87.

Sastry, J.L.N.: 2010, éd., *Illustrated Madanapālanighaṇṭu*, Varanasi, Chaukhambha Orientalia.

Šāyegān, Dāriyūš: 1979, *Les relations de l'hindouisme et du soufisme d'après le* Majmaʿ al-bahrayn *de Dârâ Shokûh*, Paris, Éditions de la différence.

Šāyegān, Dāriyūš: 2003–2004, *Āʾīn-i hindū wa ʿirfān-i islāmī (bar asās-i Majmaʿ al-baḥrayn-i Dārā Šukūh)*, Tehran, Našr wa pažūhiš-i Farzān Rūz.

Schmitz, Barbara – Desai, Ziyauddin: 2006, *Mughal and Persian Paintings and Illustrated Manuscripts in The Raza Library*, Rampur – New Delhi.

Schulte, Rainer – Biguenet, John: 1992, *Theories of Translation. An Anthology of Essays from Druden to Derrida*, Chicago – London, University of Chicago Press.

Servan-Schreiber, Catherine: 1995, « Entre la caste et la secte: un *kissa* du répertoire des Bhartrhari Jogi musulmans de la région de Gorakhpur », in: M.L. Reiniche – H. Stern,

Les ruses du salut dans le monde indien, Paris, *Puruṣārtha*, 17, Éditions de l'École des hautes études en sciences sociales, p. 25–41.

Servan-Schreiber, Catherine : 1999, *Chanteurs itinérants en Inde du Nord*, Paris, L'Harmattan.

Sezgin, Fuat : 1970, *Geschichte der Arabischen Schrifttums*, Leiden, band III.

Sharif, Ja'far – Herklots, G.A. : 1832, *Islam in India or the Qānūn-i islām*, W. Crooke, éd., New Delhi, Atlantic Publishers.

Shastri, Ajay Mitra : 1969, *India as seen in Bṛhatsaṁhitā of Varāhamihira*, New Delhi, Motilal Banarsidass.

Shcheglova, Olimpiada P. : 2009, « Lithography ii. India » *Encyclopaedia Iranica* (version en ligne : http://www.iranicaonline.org/articles/lithography-ii-in-india, dernier accès 25 avril 2014).

Shea, David – Troyer, Anthony, éds. : 1901, *The Dabistan or School of Manners*, New York – London, M. Walter Dunne Publisher.

Shefer-Mossensohn, M. – Abou Hershkovitz, K. : 2013, « Early Muslim Medicine and the Indian Context : A Reinterpretation », *Medieval Encounters*, 19, p. 274–299.

Siddiqui, I.H. : 2013, « Mi'ān Bhu'ā », *Encyclopaedia of Islam, Second Edition*, Brill Online (version en ligne : http://referenceworks.brillonline.com/entries/encyclopaedia-of-islam-2/mian-bhua-SIM_5177, derniers acces 27 juin 2013).

Siddiqi, Muhammad Zubayr : 1959, *Studies in Arabic and Persian Medical Literature*, Calcutta, Calcutta University.

Siddiqi, Tazimuddin : 1978, « Ūnānī Medicine in India during the Delhi Sultanate », *Studies in History of Medicine*, II, 3, p. 183–189.

Siddiqi, Tazimuddin : 1982, « The Khwājgān Family of Theologians and Physicians », *Studies in History of Medicine*, VI, 1, p. 1–36.

Ṣiddīqī, Wiqār : 1417/1996, *Fihrist-i nusḫahhā-yi ḫattī-yi fārsī-yi kitābḫāna-yi Raẓā*, Rampur, vol. 1.

Speziale, Fabrizio : 2005, « Linguistic strategies of de-Islamisation and Colonial science : Indo-Muslim physicians and the yûnânî denomination », *International Institute for Asian Studies Newsletter*, 37, p. 18.

Speziale, Fabrizio : 2006, « De zeven vrienden. Een Indo-Perzische verhandeling over alchemie », in : P. Hoftijzer – K. van Ommen – G. Warnar – J.J. Witkam, éds., *Bronnen van kennis. Wetenschap, kunst en cultuur in de collecties van de Leidse Universiteitsbibliotheek*, Leiden, Primavera Pers, p. 23–31.

Speziale, Fabrizio : 2007, « Istruzioni sullo dhikr nei centri sottili in alcuni trattati in urdu sulla via mistica », *Mediaeval Sophia*, 1, 2007, p. 137–155.

Speziale, Fabrizio : 2009a, « Introduzione », in : F. Speziale – G. Giurini, éds., *Il trattato aureo sulla medicina attribuito all'imām 'Alī al-Riḍā*, Palerme, Officina di Studi Medievali, p. 9–58.

Speziale, Fabrizio : 2009b, « Indo Muslim physicians », *Encyclopaedia Iranica* (version en ligne : http://www.iranicaonline.org/articles/india-xxxiii-indo-muslim-physicians, dernier accès 1 juillet 2014).

Speziale, Fabrizio : 2009c, « Muslim or Greek ? Past and Present of Yunani Medicine in the Deccan », in : Rais Akhtar – Nilofar Izhar, éds., *Global Medical Geography. In Honour of Prof. Yola Verhasselt*, Jaipur-New Delhi, Rawat Publication, 2009, p. 305–332.

Speziale, Fabrizio : 2010a, *Soufisme, religion et médecine en Islam indien*, Paris, Karthala.

Speziale, Fabrizio : 2010b, « Les traités persans sur les sciences indiennes : médecine, zoologie, alchimie », in : Denis Hermann – Fabrizio Speziale, éds., *Muslim Cultures in the Indo-Iranian World during the Early-Modern and Modern Periods*, Berlin, Institut Français de Recherche en Iran – Klaus Schwarz Verlag, p. 403–447.

Speziale, Fabrizio : 2010c, « The Encounter of Medical Traditions in Nūr al-Dīn Šīrāzī's *ʿIlājāt-i Dārā Šikōhī* », *eJournal of Indian Medicine*, III, 2, p. 53–67.

Speziale, Fabrizio : 2010d, « Amāni », *Encyclopaedia Iranica* (version en ligne : http://www.iranicaonline.org/articles/amani-physician, dernier accès 1 juillet 2014).

Speziale, Fabrizio : 2011, « Arzāni », *Encyclopaedia Iranica* (version en ligne : http://www.iranicaonline.org/articles/mohammad-akbar-arzani, dernier accès 1 juillet 2014)

Speziale, Fabrizio : 2012a, « Tradition et réforme du *dār al- šifāʾ* au Deccan » in : Fabrizio Speziale, éd., *Hospitals in Iran and India, 1500–1950s*, Leiden – Boston, E.J. Brill – Institut Français de Recherche en Iran, p. 159–189.

Speziale, Fabrizio : 2012b, « Hinduism and Islam : Medieval and Premodern Period », in : Knut A. Jacobsen, éd., *Brill's Encyclopaedia of Hinduism*, vol. IV, Leiden, E.J. Brill, p. 521–529.

Speziale, Fabrizio : 2012c, « Introduction », in : Fabrizio Speziale, éd., *Hospitals in Iran and India, 1500–1950s*, Leiden – Boston, E.J. Brill – Institut Français de Recherche en Iran, p. 1–26.

Speziale, Fabrizio : 2013, « Majmūʿa-yi Šamsī », in : Fabrizio Speziale – Carl W. Ernst, éds., *Perso-Indica. An Analytical Survey of Persian Works on Indian Learned Traditions* (version en ligne : http://perso-indica.net/work/medicine/majmua-yi_samsi, dernier accès 10 avril 2017).

Speziale, Fabrizio : 2014a, « The Persian translation of the *tridoṣa* : lexical analogies and conceptual incongruities », *Asiatische Studien*, 68, 3, p. 783–796.

Speziale, Fabrizio : 2014b, « A 14th Century Revision of the Avicennian and Ayurvedic Humoral Pathology : The Hybrid Model by Šihāb al-Dīn Nāgawrī », *Oriens*, 42, 3–4, p. 514–532.

Speziale, Fabrizio – Giurini Giorgio, éds. : 2009, *Il trattato aureo sulla medicina attribuito all'imām ʿAlī al-Riḍā*, Palerme, Officina di Studi Medievali.

Stewart, Charles : 1809, *A Descriptive Catalogue of the Oriental Library of the late Tipoo, Sultan of Mysore*, Cambridge, University Press.

Stewart, Tony K.: 2001, « In Search of Equivalence: Conceiving Muslim-Hindu Encounter through Translation Theory », *History of Religions*, 40, 3, p. 260–287.

Stewart, Tony K.: 2002, « Alternate Structure of Authority: Satya Pīr on the Frontiers of Bengal », in: David Gilmartin – Bruce B. Lawrence, éds., *Beyond Turk and Hindu: Rethinking Religious Identities in Islamicate South Asia*, New Delhi, India Research Press, p. 21–54.

Storey, C.A.: 1971, *Persian Literature. A Bio-bibliographical Survey*, London, vol. II, pt. 2E.

Storey, C.A.: 1977, *Persian Literature. A Bio-bibliographical Survay*, London, vol. II, pt. 3.

Storey, C.A.: 1984, *Persian Literature. A Bio-bibliographical Survay*, Leiden, vol. III, pt. 1.

Subbarayappa, B.V. – Pingree, D.: 2001, « Astronomia », in: *Cina, India, Americhe. Storia della Scienza*, II, Rome, Istituto della Enciclopedia Italiana, p. 790–813.

Sufi, G.M.D.: 1941, *Al-Minhāj: Being the Evolution of the Curriculum in the Muslim Educational Institutions of India*, Lahore.

Takanori, Kusuba – Pingree, David, éds.: 2002, *Arabic astronomy in Sanskrit. Al-Birjandī on Tadhkira II, chapter 11 and its Sanskrit translation*, Leiden.

Talbot, Cynthia: 1995, « Inscribing the Other, Inscribing the Self: Hindu-Muslim Identities in Pre-Colonial India », *Comparative Studies in Society and History*, 37, 4, p. 692–722.

Thapar, Romila: 2004, *Somanatha: The Many Voices of a History*, New Delhi, Penguin Books India.

Titley, Norah M., éd.: 2005, *The Niʿmatnāma manuscript of the sultans of Mandu. The Sultan's book of delights*, London – New York, Routledge Curzon.

Titus, Murray T.: 1979, *Indian Islam*, New Delhi (1re édition, 1930).

Torri, Michelguglielmo: 2000, *Storia dell'India*, Bari, Laterza.

Truschke, Audrey: 2011, « The Mughal *Book of War*: A Persian Translation of the Sanskrit *Mahabharata* », *Comparative Studies of South Asia, Africa and the Middle East*, 31, 2, p. 506–520.

Truschke, Audrey: 2012, « Cosmopolitan Encounters: Sanskrit and Persian at the Mughal Court », PhD, Columbia University, Graduate School of Arts and Sciences.

Ullmann, Manfred: 1995, *La médecine islamique*, Paris, Presses Universitaires de France (éd. or. *Islamic Medicine*, 1978)

Uṯmānī, Abū al-Fayż: 1984, *Fārsī zabān wa adab ke liye ġayr-i muslim ḥażarāt kī ḫidmāt*, Tonk, Arabic and Persian Research Institute.

Van Bladel, Kevin: 2011, « The Bactrian Background of the Barmakids », in: A. Akasoy – C. Burnett – R. Yoeli-Tlalim, éds., *Islam and Tibet Interactions along the Musk Routes*, London, Ashgate, p. 43–88.

Vanzan, Anna: 1995, « Physicians and ʿUlama, Unani Medicine and Islamic Revival in British India », *Hamdard Medicus*, 38/3, 1995, p. 5–13.

Venuti, Lawrence: 1995, *The Translator's Invisibility: A History of Translation*, London, Routledge.

Venuti, Lawrence : 2000, éds., *The Translation Studies Reader*, London – New York, Routledge.

Verma, R.L. : 1970, « The Growth of Greco-Arabian Medicine in medieval India », *Indian Journal of History of Science*, 5, 2, p. 347–363.

Verma, R.L. : 1980, « Medical Trends in Kashmir during Zain-ul-Abidin's reign », *Indian Journal of History of Science*, 15, 1, p. 71–78.

Verma, R.L. : 1992, « Indo-Arab Relations in Medical Sciences » in : P.V. Sharma, éd., *History of Medicine in India*, New Delhi, Indian National Science Academy, p. 465–484.

Viré, F. : 2012, « Faras », *Encyclopédie de l'Islam*, Brill Online (version en ligne : http://dx.doi.org/10.1163/1573-3912_islam_SIM_2273, dernier accès 25 avril 2014)

Vogel, Claus : 1965, *Vāgbhaṭa's Aṣṭāṅgahṛdayasaṃhitā. The first Five Chapters of its Tibetan Version. Edited and Rendered into English along with the Original Sanskrit*, Wiesbaden.

Waring, Edward John : 1868, *Pharmacopoeia of India. Prepared Under the Authority of Her Majesty's Secretary of State for India in Council*, London, W.H. Allen.

Waseem, Mohammad : 2003, *On Becoming an Indian Muslim : French Essays on Aspects of Syncretism*, New Delhi, Oxford University Press.

White, David Gordon : 1996, *The Alchemical Body. Siddha Traditions in Medieval India*, Chicago – London, The University of Chicago Press.

Wickersheimer, Ernest : 1979, *Dictionnaire biographique des médecins en France au Moyen Age*, Genève, Libraire Droz – Centre de recherches d'histoire et de philologie, vol. 2 (1re éd. 1936).

Wise, Thomas Alexander : 1860, *Commentary on the Hindu System of Medicine*. London (1re éd. Calcutta, 1845).

Wujastyk, Dominik : 1998, *The Roots of Ayurveda : Selections from Sanskrit Medical Writings*, New Delhi, Penguin Books India.

Wujastyk, Dominik : 2003, « Indian Medical Thought on the Eve of Colonialism », *International Institute for Asian Studies Newsletter*, 31, p. 21.

Wujastyk, Dominik : 2005, « Change and Creativity in Early Modern Indian Medical Thought », *Journal of Indian Philosophy*, 33, 1, p. 95118.

Yule, Henry – Burnell, A.C. : 1903, *Hobson-Jobson : A glossary of colloquial Anglo-Indian words and phrases, and of kindred terms, etymological, historical, geographical and discursive*, New edition by William Crooke, London (1re éd. 1886).

Zahoori, M. : 1964, « On Tibb-a-Shifa Mohammad Shahi – Persian version of Ashtanga Hridaya », *Bulletin of the Department of History of Medicine*, II, 3, p. 165–168.

Ẓill al-Raḥmān, Sayyid Ḥakīm : 1986–1987, « Ṭibb-i Fīroz Shāhī by Shāh Qulī, Introduction and Edited Text », *Studies in History of Medicine and Science*, X–XI, p. 1–79.

Ẓill al-Raḥmān, Sayyid Ḥakīm : 1995, *Dillī awr ṭibb-i yūnānī*, New Delhi, Urdu Academy.

Ẓill al-Raḥmān, Sayyid Ḥakīm : 1383š./2004, *Qānūn-i Ibn Sīnā, šārḥān wa mutarjamān-i ān*, traduction persane : ʿAbd al-Qādir Hāšemī, éd., Téhéran.

Ẓill al-Raḥmān, Sayyid Ḥakīm : 1392/2013, « Dastūr al-aṭibbāʾ », in : *Dānišnāma-yi zabān wa adab-i fārsī dar šibh-qārra*, Téhéran, p. 339–340.

Zimmermann, Francis : 1978, « From classic texts to learned practice. Methodological remarks on the study of Indian médicine », *Social Science and Medicine*, 12, p. 97–103.

Zimmermann, Francis : 1979, « Diseases of the wind in Ayurvedic medicine (An ethnolinguistic approach to nosology and therapeutics) », *Bulletin of the Society for the Social History of Medicine*, 24, p. 26–27.

Zimmermann, Francis : 1980, « *Ṛtu-satmya* : The seasonal cycle and the principle of appropriateness », *Social Science and Medicine*, 14, p. 99–106.

Zimmermann, Francis : 1981, « Les aspects médicaux du Yâvanajâtaka, traité sanskrit d'astrologie », *Sudhoffs Archiv*, 65, 3, p. 299–305.

Zimmermann, Francis : 1989, « Terminological problems in the process of editing and translating Sanskrit medical texts », in : Paul U. Unschuld, éd., *Approaches to Traditional Chinese Medical Literature*, Dordrecht, Kluwer, p. 141–151.

Zysk, Kenneth G. : 1991, *Asceticism and Healing in Ancient India : Medicine in the Buddhist Monastery*. New York, Oxford University Press.

Index

Printed in the United States
By Bookmasters